国家卫生和计划生育委员会"十二五"规划教材
全国中等卫生职业教育教材

供护理、助产专业用 第2版

护理技术综合实训

主　编　黄惠清　高晓梅

副主编　寇桂香　肖秀英

编　者（以姓氏笔画为序）

王　敏（聊城职业技术学院）

孙　伟（黑龙江护理高等专科学校）

李　芳（珠海市卫生学校）（兼秘书）

肖秀英（珠海市人民医院）

肖继红（江门中医药学校）

陈美静（福建省福清卫生学校）

周雅馨（太原市卫生学校）

高晓梅（河南理工大学）

黄惠清（珠海市卫生学校）

寇桂香（甘肃省卫生职业学院）

U0284849

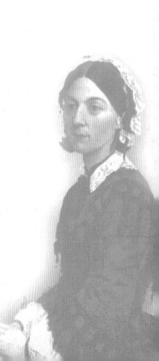

人民卫生出版社

图书在版编目（CIP）数据

护理技术综合实训 / 黄惠清，高晓梅主编 . —2 版 . —北京：人民卫生出版社，2015

ISBN 978-7-117-20723-2

Ⅰ. ①护… Ⅱ. ①黄… ②高… Ⅲ. ①护理学 – 中等专业学校 – 教材 Ⅳ. ①R47

中国版本图书馆 CIP 数据核字（2015）第 101687 号

人卫社官网	www.pmph.com	出版物查询，在线购书
人卫医学网	www.ipmph.com	医学考试辅导，医学数据库服务，医学教育资源，大众健康资讯

护理技术综合实训
第 2 版

主　　编：黄惠清　高晓梅
出版发行：人民卫生出版社（中继线 010-59780011）
地　　址：北京市朝阳区潘家园南里 19 号
邮　　编：100021
E - mail：pmph @ pmph.com
购书热线：010-59787592　010-59787584　010-65264830
印　　刷：人卫印务（北京）有限公司
经　　销：新华书店
开　　本：787×1092　1/16　印张：20
字　　数：499 千字
版　　次：2008 年 1 月第 1 版　2015 年 7 月第 2 版
　　　　　2022 年 8 月第 2 版第 13 次印刷（总第 30 次印刷）
标准书号：ISBN 978-7-117-20723-2/R・20724
定　　价：49.00 元

打击盗版举报电话：010-59787491　E-mail：WQ @ pmph.com
（凡属印装质量问题请与本社市场营销中心联系退换）

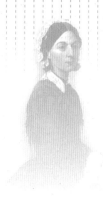

出 版 说 明

为全面贯彻党的十八大和十八届三中、四中全会精神,依据《国务院关于加快发展现代职业教育的决定》要求,更好地服务于现代卫生职业教育快速发展的需要,适应卫生事业改革发展对医药卫生职业人才的需求,贯彻《医药卫生中长期人才发展规划(2011—2020 年)》《现代职业教育体系建设规划(2014—2020 年)》文件精神,人民卫生出版社在教育部、国家卫生和计划生育委员会的领导和支持下,按照教育部颁布的《中等职业学校专业教学标准(试行)》医药卫生类(第一辑)(简称《标准》),由全国卫生职业教育教学指导委员会(简称卫生行指委)直接指导,经过广泛的调研论证,启动了全国中等卫生职业教育第三轮规划教材修订工作。

本轮规划教材修订的原则:①明确人才培养目标。按照《标准》要求,本轮规划教材坚持立德树人,培养职业素养与专业知识、专业技能并重,德智体美全面发展的技能型卫生专门人才。②强化教材体系建设。紧扣《标准》,各专业设置公共基础课(含公共选修课)、专业技能课(含专业核心课、专业方向课、专业选修课);同时,结合专业岗位与执业资格考试需要,充实完善课程与教材体系,使之更加符合现代职业教育体系发展的需要。在此基础上,组织制订了各专业课程教学大纲并附于教材中,方便教学参考。③贯彻现代职教理念。体现"以就业为导向,以能力为本位,以发展技能为核心"的职教理念。理论知识强调"必需、够用";突出技能培养,提倡"做中学、学中做"的理实一体化思想,在教材中编入实训(实践)指导。④重视传统融合创新。人民卫生出版社医药卫生规划教材经过长时间的实践与积累,其中的优良传统在本轮修订中得到了很好的传承。在广泛调研的基础上,修订教材与新编教材在整体上实现了高度融合与衔接。在教材编写中,产教融合、校企合作理念得到了充分贯彻。⑤突出行业规划特性。本轮修订紧紧依靠卫生行指委,充分发挥行业机构与专家对教材的宏观规划与评审把关作用,体现了国家规划教材一贯的标准性、权威性、规范性。⑥提升服务教学能力。本轮教材修订,在主教材中设置了一系列服务教学的拓展模块;此外,教材立体化建设水平进一步提高,根据专业需要开发了配套教材、网络增值服务等,大量与课程相关的内容围绕教材形成便捷的在线数字化教学资源包,为教师提供教学素材支撑,为学生提供学习资源服务,教材的教学服务能力明显增强。

人民卫生出版社作为国家规划教材出版基地,获得了教育部中等职业教育专业技能课教材选题立项 24 个专业的立项选题资格。本轮首批启动了护理、助产、农村医学、药剂、制药技术专业教材修订,其他中职相关专业教材也将根据《标准》颁布情况陆续启动修订。

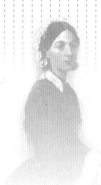

全国卫生职业教育教学指导委员会

全国中等卫生职业教育"十二五"规划教材目录

护理、助产专业

序号	教材名称	版次	课程类别	所供专业	配套教材
1	解剖学基础 *	3	专业核心课	护理、助产	√
2	生理学基础 *	3	专业核心课	护理、助产	
3	药物学基础 *	3	专业核心课	护理、助产	√
4	护理学基础 *	3	专业核心课	护理、助产	√
5	健康评估 *	2	专业核心课	护理、助产	√
6	内科护理 *	3	专业核心课	护理、助产	√
7	外科护理 *	3	专业核心课	护理、助产	√
8	妇产科护理 *	3	专业核心课	护理、助产	√
9	儿科护理 *	3	专业核心课	护理、助产	√
10	老年护理 *	3	老年护理方向	护理、助产	√
11	老年保健	1	老年护理方向	护理、助产	
12	急救护理技术	3	急救护理方向	护理、助产	√
13	重症监护技术	2	急救护理方向	护理、助产	
14	社区护理	3	社区护理方向	护理、助产	√
15	健康教育	1	社区护理方向	护理、助产	
16	解剖学基础 *	3	专业核心课	助产、护理	√
17	生理学基础 *	3	专业核心课	助产、护理	√
18	药物学基础 *	3	专业核心课	助产、护理	√
19	基础护理 *	3	专业核心课	助产、护理	√
20	健康评估 *	2	专业核心课	助产、护理	√
21	母婴护理 *	1	专业核心课	助产、护理	√

序号	教材名称	版次	课程类别	所供专业	配套教材
22	儿童护理 *	1	专业核心课	助产、护理	√
23	成人护理（上册）—内外科护理 *	1	专业核心课	助产、护理	√
24	成人护理（下册）—妇科护理 *	1	专业核心课	助产、护理	√
25	产科学基础 *	3	专业核心课	助产	√
26	助产技术 *	1	专业核心课	助产	√
27	母婴保健	3	母婴保健方向	助产	√
28	遗传与优生	3	母婴保健方向	助产	
29	病理学基础	3	专业技能课	护理、助产	√
30	病原生物与免疫学基础	3	专业技能课	护理、助产	√
31	生物化学基础	3	专业技能课	护理、助产	
32	心理与精神护理	3	专业技能课	护理、助产	
33	护理技术综合实训	2	专业技能课	护理、助产	√
34	护理礼仪	3	专业技能课	护理、助产	
35	人际沟通	3	专业技能课	护理、助产	
36	中医护理	3	专业技能课	护理、助产	
37	五官科护理	3	专业技能课	护理、助产	√
38	营养与膳食	3	专业技能课	护理、助产	
39	护士人文修养	1	专业技能课	护理、助产	
40	护理伦理	1	专业技能课	护理、助产	
41	卫生法律法规	3	专业技能课	护理、助产	
42	护理管理基础	1	专业技能课	护理、助产	

农村医学专业

序号	教材名称	版次	课程类别	配套教材
1	解剖学基础 *	1	专业核心课	
2	生理学基础 *	1	专业核心课	
3	药理学基础 *	1	专业核心课	
4	诊断学基础 *	1	专业核心课	
5	内科疾病防治 *	1	专业核心课	
6	外科疾病防治 *	1	专业核心课	
7	妇产科疾病防治 *	1	专业核心课	
8	儿科疾病防治 *	1	专业核心课	
9	公共卫生学基础 *	1	专业核心课	
10	急救医学基础 *	1	专业核心课	
11	康复医学基础 *	1	专业核心课	
12	病原生物与免疫学基础	1	专业技能课	
13	病理学基础	1	专业技能课	
14	中医药学基础	1	专业技能课	
15	针灸推拿技术	1	专业技能课	
16	常用护理技术	1	专业技能课	
17	农村常用医疗实践技能实训	1	专业技能课	
18	精神病学基础	1	专业技能课	
19	实用卫生法规	1	专业技能课	
20	五官科疾病防治	1	专业技能课	
21	医学心理学基础	1	专业技能课	
22	生物化学基础	1	专业技能课	
23	医学伦理学基础	1	专业技能课	
24	传染病防治	1	专业技能课	

药剂、制药技术专业

序号	教材名称	版次	课程类别	配套教材
1	基础化学 *	1	专业核心课	
2	微生物基础 *	1	专业核心课	
3	实用医学基础 *	1	专业核心课	
4	药事法规 *	1	专业核心课	
5	药物分析技术 *	1	专业核心课	
6	药物制剂技术 *	1	专业技能课	
7	药物化学 *	1	专业技能课	
8	会计基础	1	专业技能课	
9	临床医学概要	1	专业技能课	
10	人体解剖生理学基础	1	专业技能课	
11	天然药物学基础	1	专业技能课	
12	天然药物化学基础	1	专业技能课	
13	药品储存与养护技术	1	专业技能课	
14	中医药基础	1	专业核心课	
15	药店零售与服务技术	1	专业技能课	
16	医药市场营销技术	1	专业技能课	
17	药品调剂技术	1	专业技能课	
18	医院药学概要	1	专业技能课	
19	医药商品基础	1	专业核心课	
20	药理学	1	专业技能课	

注:1. * 为"十二五"职业教育国家规划教材。

2. 全套教材配有网络增值服务。

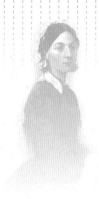

护理专业编写说明

　　根据教育部的统一部署，全国卫生职业教育教学指导委员会组织全国百余所中等卫生职业教育相关院校，进行了全面、深入、细致的护理专业岗位、教育调查研究工作，制订了护理专业教学标准。标准颁布后，全国卫生行指委全力支持人民卫生出版社规划并出版助产专业国家级规划教材。

　　本轮教材的特点是：①体现以学生为主体、"三基五性"的教材建设与服务理念：注重融传授知识、培养能力、提高素质为一体，重视培养学生的创新、获取信息及终身学习的能力，注重对学生人文素质的培养，突出教材的启发性。②满足中等卫生职业教育护理专业的培养目标要求：坚持立德树人，面向医疗、卫生、康复和保健机构等，培养从事临床护理、社区护理和健康保健等工作，德智体美全面发展的技能型卫生专业人才。③有机衔接高职高专护理专业教材：在深入研究人卫版三年制高职高专护理专业规划教材的基础上确定了本轮教材的内容及结构，为建立中高职衔接的立交桥奠定基础。④凸显护理专业的特色：体现对"人"的整体护理观、"以病人为中心"的优质护理指导思想；护理内容按照护理程序进行组织，教材内容与工作岗位需求紧密衔接。⑤把握修订与新编的区别：本轮教材是在"十一五"规划教材基础上的完善，因此继承了上版教材的体系和优点，同时注入了新的教材编写理念、创新教材编写结构、更新陈旧的教材内容。⑥整体优化：本套教材注重不同层次之间，不同教材之间的衔接；同时明确整体规划，要求各教材每章或节设"学习目标""工作情景与任务"模块，章末设"思考题或护考模拟"模块，全书末附该课程的实践指导、教学大纲、参考文献等必要的辅助内容。⑦凸显课程个性：各教材根据课程特点选择性地设置"病案分析""知识窗""课堂讨论""边学边练"等模块，50学时以上课程编写特色鲜明的配套学习辅导教材。⑧立体化建设：全套教材创新性地编制了网络增值服务内容，每本教材可凭封底的唯一识别码进入人卫网教育频道（edu.ipmph.com）得到与该课程相关的大量的图片、教学课件、视频、同步练习、推荐阅读等资源，为学生学习和教师教学提供强有力的支撑。⑨与护士执业资格考试紧密接轨：教材内容涵盖所有执业护士考点，且通过章末护考模拟或配套教材的大量习题帮助学生掌握执业护士考试的考点，提高学习效率和效果。

　　全套教材共29种，供护理、助产专业共用。全套教材将由人民卫生出版社于2015年7月前分两批出版，供全国各中等卫生职业院校使用。

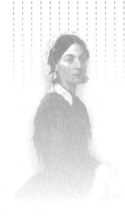

前　言

　　《护理技术综合实训》是全国中等卫生职业教育"十二五"规划教材之一,是在全国中等卫生职业教育卫生部"十一五"规划教材《护理专业技术实训》的基础上修订而成。

　　近几年我国护理专业发展迅速,全国推行"优质护理服务工程"和责任制整体护理服务模式,如管床责任制、小组责任制、层级管理制、床边工作制和床边记录制等护理工作模式,旨在为病人提供全面、全程、连续、有效的护理服务。因此,护理教育也面临新一轮的改革和挑战。

　　本教材突出以岗位胜任力为导向的教学理念,以临床案例、护理工作情景与任务为主线,引导学生运用护理程序的思维模式与工作方法,对病人进行护理评估、明确护理诊断/健康问题、制订护理计划、实施护理操作、给予健康指导并评价护理效果。突出个案护理、重视学生临床思维模式的培养和解决病人实际问题的综合能力训练,并注重学生团队合作完成工作任务的护理职业精神的养成。

　　本教材以临床常见的护理工作任务为框架,设计了9个工作项目和1个综合技能考核项目,主要内容涵盖了基础护理和专科护理的75项常用护理技能。每个工作项目中,设计了2~5个常见的工作情景与任务,让学生通过临床案例分析、小组讨论、拟定护理计划,并通过角色扮演进行护理技能综合实训。每个工作项目最后还提供了1个难度稍大的临床案例,并给予分析指引,让学生能在课外进一步拓展训练。旨在使学生能熟练掌握基础护理与专科护理的常用技术操作,并能紧密结合临床护理工作实际,运用已学专业知识、技能,综合分析、解决实际问题,提高临床护理思维能力和解决实际问题的能力。

　　本教材适用于中等职业学校护理、助产专业学生。编写过程中编委们能深入临床一线,采集来自于临床的真实案例,并与临床专家们反复沟通、互相研讨,力求使教材内容更加贴近临床实际,能与行业标准和就业岗位对接,尽力使教材的深度和教材结构能更适合中职护理、助产专业学生学习。

　　本教材在编写过程中得到各编委所在院校和所在地医院的大力支持,以及编委们的积极努力与通力合作,在此一并谨致真诚感谢。

　　由于编者的水平和时间有限,教材中难免有不成熟和疏漏之处,敬请使用本教材的广大师生、读者和护理同仁不吝赐教和指正,并预致谢意。

黄惠清　高晓梅

2015 年 6 月

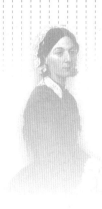

目 录

项目一 病人入院与出院护理

 学习目标

1. 具有严谨的工作态度;具有观察、分析、解决问题的能力及团队合作精神。
2. 熟练掌握暂空床准备、生命体征测量及记录、麻醉床准备和备用床准备等技能。
3. 学会病人入院护理、病人出院护理和病人搬运等技能。

 案例

　　李××,女,22岁。1天前出现无明显诱因的上腹部疼痛,以脐周为主,呈持续性,伴恶心、呕吐,呕吐5次,呕吐物为胃内容物,自服胃药 + 止痛药(具体用药不详),疼痛无缓解,后出现右下腹疼痛,且进行性加重,并伴发热,来医院就诊,急诊科以"急性阑尾炎"收住普外科。发病以来,病人神志清,精神差,未进食,夜间睡眠差,大小便正常,体重无明显变化。入院后查体:T 37.3℃、P 102次 / 分、R 20次 / 分、BP 116/64mmHg,急性面容、痛苦表情、自主体位、查体配合。腹平坦,未见局部肿块,未见胃肠型,右下腹腹肌紧张,压痛、反跳痛均为阳性,肝脾肋下未触及,叩诊鼓音,肠鸣音正常。辅助检查:白细胞 $10.8×10^9$/L,中性粒细胞70.9%,淋巴细胞20.2%,红细胞 $4.47×10^{12}$/L,血小板 $151×10^9$/L,腹部彩超示:阑尾炎征象,盆腔少量积液。

【护理评估】

　　1. 病人1天前出现无明显诱因的上腹部疼痛,以脐周为主,呈持续性,后出现右下腹疼痛,且进行性加重,查体病人呈急性面容,痛苦表情,右下腹腹肌紧张,压痛、反跳痛。

　　2. 病人疼痛加重后出现低热,入院后查体:T 37.3℃、P 102次 / 分、R 20次 / 分,辅助检查:白细胞 $10.8×10^9$/L,中性粒细胞70.9%、淋巴细胞20.2%,考虑病人由于炎症加重引起体温升高。

　　3. 病人由于恶心、呕吐(呕吐5次),伴发热,导致体液大量丧失,且体液得不到及时的补充,提示病人存在体液不足的危险。

　　4. 病人由于疼痛出现精神差、夜间睡眠差,提示病人存在睡眠型态紊乱的问题。

　　5. 若阑尾炎症重、发展快,又未得到及时合理治疗时,炎症可扩散发展为弥漫性腹膜炎、化脓性门静脉炎、腹腔脓肿或感染性休克等。

【护理诊断 / 问题】

1. 疼痛　与阑尾炎症刺激腹膜有关。
2. 体温升高　与阑尾炎症感染有关。

3. 有体液不足的危险　与呕吐、发热导致体液丧失和未进食有关。

4. 睡眠型态紊乱　与疼痛、发热等不适刺激有关。

5. 潜在并发症:弥漫性腹膜炎、化脓性门静脉炎、腹腔脓肿、感染性休克。

【护理计划】

1. 护理目标

(1) 病人疼痛缓解或减轻。

(2) 病人体温逐渐恢复至正常范围。

(3) 病人体液维持平衡,未发生水、电解质和酸碱平衡紊乱。

(4) 病人睡眠状况好转。

(5) 病人未发生并发症或发生并发症得到及时发现和治疗。

2. 护理措施

(1) 术前护理

1) 观察病情:观察病人的精神状态、生命体征、腹部症状和体征的变化、血白细胞计数的变化。

2) 生活护理:协助病人取半坐卧位,指导病人进行有节律地深呼吸,禁食。

3) 对症护理:遵医嘱正确应用抗生素、解痉止痛药、止吐药和退热药等,或采取温水拭浴、冰袋冷敷等降温措施,必要时给予保暖。

4) 心理护理:向病人解释并安慰病人,缓解其紧张、焦虑情绪,使其树立起战胜疾病的信心。

5) 做好手术前常规准备。

(2) 术后护理

1) 观察病情:密切观察病人生命体征、腹部症状和体征、手术切口、引流管及肠蠕动等情况。

2) 生活护理:病人返回病房后,根据麻醉方式安置适当体位,血压平稳后改为半坐卧位。术后早期活动,轻者手术当天即可下床活动;重者应在床上多翻身、活动四肢,待病情稳定后及早下床活动,以促进肠蠕动恢复防止肠粘连,促进血液循环利于腹腔渗出液的吸收,并利于切口愈合。术后 1~2 天禁食,待肠鸣音恢复、肛门排气后进食流质饮食,逐渐过渡到普通饮食。1 周内忌牛奶或豆制品,忌灌肠及应用导泻剂等。

3) 对症护理。

4) 切口和引流的护理:保持切口敷料清洁、干燥、不卷边、不脱落,观察引流液的性质和量,保持引流装置密闭、通畅和完整,避免打折、弯曲,引流装置保持在伤口水平以下,做好标识并固定好。

5) 术后并发症的护理

① 内出血:术后 24 小时内,严密观察脉搏、血压及腹腔引流情况。如病人出现面色苍白、脉速、血压下降或引流出血性液体,应立即将病人平卧,遵医嘱给予静脉快速输液、输血,报告医生并做好手术止血的准备。

② 切口感染:若术后 3~5 天体温升高,切口红、肿、热、痛,应及时报告医生,遵医嘱给予抗生素、理疗等治疗,如已化脓应拆线引流。

③ 腹腔脓肿:如术后 5~7 天,病人体温升高,或下降后又上升,并有腹胀、腹痛及里急后重等,应及时报告医生,配合处理。

④ 肠瘘:若病人出现发热、腹痛、肠内容物从切口排出。应及时更换伤口敷料,保护切

口周围皮肤(涂氧化锌软膏),并报告医生,及时处理。

(3) 健康指导:嘱病人养成良好的饮食和卫生习惯,防止发生胃肠功能紊乱;鼓励病人早期活动,促进肠蠕动恢复,防止发生肠粘连;做好自我监测,如突然腹痛或不适,应及时就医。

【实施】

一、入院前准备

(一) 情景与任务

1. 情景导入 病人在家属陪同下,于门诊就诊后,医生为其开出住院证明,家属带其到住院处办理入院手续。病区护士接到住院处电话,根据病人情况为其做入院前准备。

2. 工作任务 将备用床改为暂空床。

(二) 操作评估

1. 病人情况 女性病人,急性阑尾炎,精神差,发热,脉速,腹软,右下腹腹肌紧张,压痛、反跳痛。

2. 操作目的 保持病室整洁、美观,准备接收新病人。

3. 项目分析 根据病人性别、病情,选择病室和床位。病床已经铺好了备用床,在备用床的基础上改为暂空床。根据病人病情需要加橡胶单及中单。

(三) 操作计划

1. 评估病室环境、床单位是否整洁、完好。

2. 准备橡胶单和中单各 1 条,加铺在床中部,将备用床改为暂空床。

(四) 操作流程与测评标准

技能 1 暂空床准备

1. 操作流程

操作程序	简要流程	操作要点	图示
护士准备	素质要求	着装整洁、举止端庄	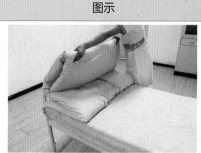
操作评估	病人情况	病人病情、自理程度	
	床上用品	备用床上用品是否洁净、完好	
	操作环境	是否有病人治疗、就餐,病室门的位置	
操作准备	环境准备	清洁安静、温湿度适宜、光线适中,病室内无病人治疗或就餐	图1-1 折叠盖被
	护士准备	洗手,戴口罩	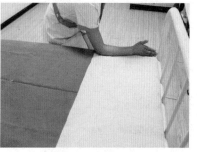
	用物准备	治疗车上层:橡胶单、中单各 1 条,手消毒凝胶	
操作过程	推至床旁	携用物至床旁,放在便于操作处	
	移椅放枕	移开床尾椅至合适位置,枕头放于椅上	
	折叠盖被	将备用床的盖被上端向内折 1/4,然后扇形三折于床尾,各层边缘对齐(图 1-1)	图1-2 橡胶单位置

续表

操作程序	简要流程	操作要点	图示
操作过程	按需铺单	根据病情需要,铺橡胶单于床中部,上缘距床头 45~50cm(相当于肘至指端的距离;图 1-2),再铺中单于橡胶单上,中线和床中线对齐,两单边缘的下垂部分同时拉紧平整地塞入床垫下。转至对侧,同法铺好	
	放置枕头	枕头开口处背向门放回床头	
	椅子归位	还原床尾椅,备好暂空床(图 1-3)	
	洗手整理	洗手,脱口罩	
操作评价	操作过程	动作规范、熟练,符合省时、节力原则	图 1-3 暂空床
	操作效果	床铺实用、耐用、舒适、安全、美观,大单、被套平、整、紧	

2. 操作关键点

(1) 橡胶单与中单位置正确。

(2) 铺床过程中遵循省时、节力原则,铺好的床铺应实用、耐用、舒适、安全、美观。

3. 操作测评标准

项目		分值	考核评价要点	评分等级				得分	存在问题
				I	II	III	IV		
护士准备		4	着装整洁、举止端庄	4	3	2	1		
操作评估		8	病人病情、自理程度	3	2	1	0		
			备用床上用品洁净、完好	2	1	0	0		
			病室内无病人治疗、就餐,病室门的位置	3	2	1	0		
操作准备	环境	4	符合铺床要求	4	3	2	0		
	护士	2	洗手、戴口罩正确	2	1	0	0		
	用物	2	准备齐全、放置合理	2	1	0	0		
操作过程	推至床旁	4	携用物至床旁,放在便于操作处	4	3	2	1		
	移椅放枕	4	移开床尾椅至合适位置	2	1	0	0		
			枕头放于椅上	2	1	0	0		
	折叠盖被	24	盖被折叠方法正确	8	6	4	2		
			盖被折叠手法正确	4	3	2	1		
			各层边缘对齐	8	6	4	2		
			盖被四折均匀平整	4	3	2	1		

续表

项目		分值	考核评价要点	评分等级				得分	存在问题
				I	II	III	IV		
操作过程	按需铺单	22	橡胶单和中单位置正确	8	6	4	2		
			橡胶单、中单的中线与床中线对齐	6	4	2	1		
			铺橡胶单、中单手法正确	4	3	2	1		
			橡胶单、中单两层一并塞入床下	4	3	2	1		
	放置枕头	8	枕头放置正确	4	3	2	1		
			枕头开口朝向正确	4	3	2	1		
	椅子归位	4	床尾椅还原	2	1	0	0		
			搬动时未发出声响	2	1	0	0		
	洗手整理	4	洗手、脱口罩正确	4	3	2	1		
操作评价		10	动作规范、熟练,符合省时、节力原则	4	3	2	1		
			床铺实用、耐用、舒适、安全、美观	2	1	0	0		
			大单、被套、枕套"平、整、紧"	2	1	0	0		
			操作时间不超过2分钟	2	1	0	0		
关键缺陷			操作过程烦琐,盖被折叠不符合要求,橡胶单、中单铺的位置与病情不符等均不及格						
总分		100							

二、入院时护理

(一)情景与任务

1. 情景导入　病人于上午 11 时收住普外科,护士接待病人后,将其安置到病房,并通知主治医师。

2. 工作任务　迎接病人,介绍相关人员及住院环境,首次测量生命体征及体重,指导病人留取常规标本的方法。

(二)操作评估

1. 病人病情　入院诊断为急性阑尾炎,目前采取保守治疗,是否需要手术,还待进一步观察后确定。

2. 操作目的　使病人入院后尽快熟悉住院环境及要求,建立良好护患关系。

3. 项目分析　病人非急危重症,按一般病人完成入院后的初步护理工作。

(三)操作计划

1. 准备迎接新入院病人所需的物品,包括病房内供病人使用的物品、护士站进行登记与测量所需的物品以及治疗车上用于测量生命体征的物品等。

2. 按一般病人入院护理流程完成入院后的初步护理工作。

（四）操作流程与测评标准

技能 2　病人入院护理

1. 操作流程

操作程序	简要流程	操作要点	图示
护士准备	素质要求	着装整洁、举止端庄、语言柔和、表达清晰,对病人温柔有礼貌	
操作评估	病人情况	性别、年龄、意识状态、生命体征、体重、身高、自理能力、身体情况、心理状态及护理问题、对疾病的认知和合作程度	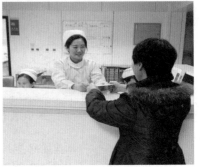 图1-4　迎接病人
	病室情况	病室其他住院病人情况	
	急救物品	根据病情评估是否需备急救物品及药物	
操作准备	环境准备	清洁安静、温湿度适宜、光线适中,病床已改成暂空床	
	护士准备	洗手	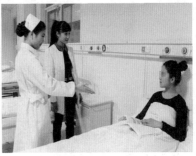
	用物准备	① 病人用品:一次性脸盆、水杯、药杯、便盆以及尿、粪、痰标本容器 ② 护士站备物:病历、入院登记本、床尾卡、一览表卡片、体重计 ③ 治疗车上:体温计及盛放容器、纱布、弯盘、血压计、听诊器、入院评估单、手消毒凝胶	图1-5　介绍病友
操作过程	迎接病人	护士起身迎接病人并做自我介绍(图1-4),测量病人身高、体重后带其到备好的床位	
	介绍安置	向病人介绍主管医生及同病室的病友(图1-5),协助病人卧床休息,按需卫生处置、更衣	
	通知医生	通知主管医生	
	首次测量	携用物至床旁,向病人解释后测量生命体征(图1-6)	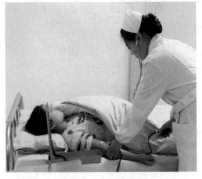
	建立病历	在体温单40~42℃之间填写入院时间,绘制体温、脉搏,记录呼吸、血压、身高、体重	图1-6　首次测量

续表

操作程序	简要流程	操作要点	图示
操作过程	介绍指导	向病人及家属介绍病区环境、有关规章制度、相关设施的使用方法,指导常规标本(尿、粪、痰)的留取方法、时间及注意事项等	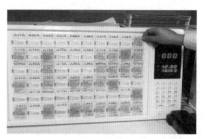
	填写记录	填写入院登记本、一览表卡片(图1-7)、床尾卡等	
	饮食护理	通知病人暂禁食(或按病情准备膳食)	
	入院评估	根据入院护理评估单完成相应的评估	
操作评价	病人感受	感觉安全舒适、温暖、被重视	图1-7 一览表卡片
	操作过程	体现人文关怀,操作熟练	
	操作效果	病人受到热情迎接,相关介绍及指导清晰到位,各项填写正确清晰	

2. 操作关键点

(1) 护士迎接病人热情,与病人交流自然,语言清晰、通俗易懂。

(2) 操作规范、熟练,记录清晰、准确。

3. 操作测评标准

项目		分值	考核评价要点	评分等级				得分	存在问题
				I	II	III	IV		
护士准备		4	仪表着装规范、语言表达清晰、有礼貌	4	3	2	1		
操作评估		7	了解病人情况充分	4	3	2	1		
			了解病室其他病人情况及急救物品正确	3	2	1	0		
操作准备	环境	3	符合要求,病床已改成暂空床	3	2	1	0		
	护士	2	洗手	2	1	0	0		
	用物	4	准备齐全、放置合理	4	3	2	1		
操作过程	迎接病人	8	护士迎接病人热情,自我介绍自然	4	3	2	1		
			测量身高、体重后带其到备好的床位	4	3	2	1		
	介绍安置	12	介绍主管医生	4	3	2	0		
			介绍同病室的病友	4	3	2	0		
			协助卧床休息,按需卫生处置、更衣	4	3	2	1		

续表

项目		分值	考核评价要点	评分等级				得分	存在问题
				I	II	III	IV		
操作过程	通知医生	4	通知主管医生	4	2	0	0		
	首次测量	12	携用物至床旁,向病人解释清晰	4	3	2	1		
			测量生命体征方法正确	4	3	2	1		
			测得数值准确	4	3	2	1		
	建立病历	14	填写入院时间、方法正确	4	3	2	1		
			绘制体温、脉搏符号、位置正确	4	3	2	1		
			记录呼吸、血压、身高、体重方法正确	6	4	2	0		
	介绍指导	14	向病人及家属介绍病区环境、有关规章制度、相关设备的使用方法正确	6	4	2	0		
			指导常规标本留取正确	8	6	4	2		
	填写记录	3	填写各种表格卡片正确	3	2	1	0		
	饮食护理	2	通知病人暂禁食(或按需准备膳食)正确	2	1	0	0		
	入院评估	1	根据入院护理评估单完成相应的评估	1	0	0	0		
操作评价		10	护士热情、有礼貌,语言清晰,解释到位	3	2	1	0		
			体现人文关怀,操作熟练	2	1	0	0		
			病人受到热情迎接,相关介绍及指导清晰到位,各项填写正确清晰	3	2	1	0		
			操作时间不超过10分钟	2	1	0	0		
关键缺陷			护士语言、沟通不自然,未体现人文关怀,解释、介绍不清晰,各项记录填写不正确等均不及格						
总分		100							

技能 3 生命体征测量及记录

1. 操作流程

操作程序	简要流程	操作要点	图示
护士准备	素质要求	着装整洁、举止端庄、语言柔和、表达清晰,对病人温柔有礼貌	
操作评估	病人情况	意识状态,有无影响测量值的因素存在,如30分钟内有无活动、情绪激动、紧张、进食、冷热敷等;对测量生命体征的认识,自理能力及合作程度	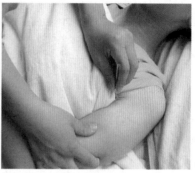
	测量部位	常用测量部位是否有损伤,能否测量	
操作准备	环境准备	病室安静整洁、光线适中	
	护士准备	洗手	
	用物准备	治疗车上层:治疗盘、清洁体温计及容器、纱布、听诊器、血压计、弯盘、记录本、笔、秒表、手消毒凝胶;治疗车下层:医疗废物桶、生活垃圾桶、污物盒(盛放测温后体温计)	图1-8 测量腋温
操作过程	推至床旁	将用物推至床旁,放在便于操作处	
	核对解释	核对病人,向病人解释并取得合作	
	安置卧位	协助病人取舒适卧位	
	测量体温	根据病人情况,选择腋下测量,用纱布或毛巾擦干腋下,检查体温计是否在35℃以下,将体温计水银端放于腋窝深处(图1-8),协助病人屈臂过胸夹紧,保持10分钟	
	测量脉搏	示指、中指、无名指的指端按压在桡动脉上,压力适中,测量脉搏搏动(图1-9),计数30秒,乘以2。如有异常,测量1分钟	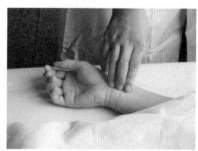
	测量呼吸	保持测脉搏姿势,观察病人胸腹部起伏情况,计数30秒,乘以2。如有异常,测量1分钟	图1-9 测量脉搏
	准确记录	记录所测脉搏、呼吸结果	
	测量血压	脱袖露臂:协助病人脱去一侧衣袖,露出上臂,手掌向上,肘部伸直	

续表

操作程序	简要流程	操作要点	图示
操作过程	缠绕袖带	打开血压计盒盖,开启水银槽开关,取出袖带,将袖带平整地缠于上臂中部,下缘距肘窝 2~3cm,松紧以能插入一指为宜(图 1-10)	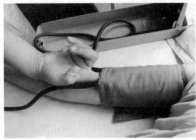
	固定充气	先触摸肱动脉搏动,再用一手固定听诊器胸件于肱动脉搏动最明显处,另一手握加压气球,关闭气门,充气至肱动脉搏动消失再升高 20~30mmHg	图 1-10 缠绕袖带
	缓慢放气	放气速度以水银柱每秒下降 4mmHg 为宜,注意水银柱刻度和肱动脉声音的变化(图 1-11)	
	判断测值	当听诊器中出现第一声搏动声,此时水银柱所指的刻度,即为收缩压,当搏动音突然变弱或消失,此时水银柱所指刻度即为舒张压	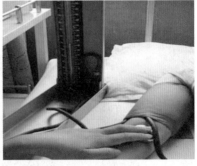
	取带记录	取下袖带,排尽袖带内余气,关紧气门,整理后放入盒内,血压计盒盖右倾 45°,使水银全部流回槽内(图 1-12),关闭水银槽开关,盖上盒盖,放回治疗车,记录测量结果	图 1-11 测量血压
	检测记录	取出体温计,用纱布擦净体温计,看明度数,将体温计放入污物盒内,记录所测数值	
	告知整理	告知病人测量结果,给予解释,协助病人取舒适卧位,整理床单位	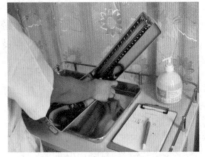
	洗手绘制	洗手,将所测数值绘制在体温单上	
操作评价	病人感受	感觉舒适、安全	
	操作过程	操作熟练,与病人沟通自然,体现人文关怀	图 1-12 关血压计
	操作效果	测量结果准确,记录方法正确,数值解释合理,操作动作轻柔,病人无不适	

2. 操作关键点

(1) 核对方法正确,解释清晰合理。

(2) 病人体位舒适,选择部位符合要求,测血压时肱动脉平腋中线。

(3) 操作规范、熟练,结果准确,记录清晰。

(4) 整个过程中与病人沟通自然到位,体现人文关怀。

3. 操作测评标准

项目		分值	考核评价要点	评分等级				得分	存在问题
				I	II	III	IV		
护士准备		4	仪表着装规范,语言表达清晰,有礼貌	4	3	2	1		
操作评估		7	了解病情充分,无影响测量结果的因素	4	3	2	1		
			选择、观察测量部位正确	3	1	0	0		
操作准备	环境	3	病室安静整洁、光线适中	3	2	1	0		
	护士	2	洗手	2	1	0	0		
	用物	4	准备齐全、放置合理	4	3	2	1		
操作过程	推至床旁	2	将用物推至床旁,放在便于操作处	2	1	0	0		
	核对解释	2	核对正确,解释清楚并取得合作	2	1	0	0		
	安置卧位	2	病人卧位适当	2	1	0	0		
	测量体温	12	检查体温计正确	2	1	0	0		
			选择测量部位合适	4	3	2	1		
			指导并协助病人夹紧体温计正确	4	3	2	1		
			嘱保持 10 分钟	2	1	0	0		
	测量脉搏	6	测量脉搏部位、方法正确	4	3	2	1		
			计数时间准确	2	1	0	0		
	测量呼吸	4	测量呼吸方法正确	2	1	0	0		
			计数时间准确	2	1	0	0		
	准确记录	4	记录脉搏、呼吸数值准确	4	2	0	0		
	脱袖露臂	4	协助病人脱衣袖,露出测量部位正确	4	2	0	0		
	缠绕袖带	8	打开血压计及开启水银槽开关方法正确	2	1	0	0		
			缠绕袖带部位、方法正确,松紧适宜	6	4	2	0		
	固定注气	4	注气速度均匀,测量方法正确	4	2	1	0		

续表

项目		分值	考核评价要点	评分等级				得分	存在问题
				I	II	III	IV		
操作过程	缓慢放气	4	放气速度均匀,目光平视水银柱刻度	4	2	1	0		
	判断测值	2	判断收缩压、舒张压数值准确	2	1	0	0		
	取带记录	5	整理袖带方法正确	1	0	0	0		
			关闭血压计盒盖方法正确	2	1	0	0		
			记录测量结果数值准确,方法正确	2	1	0	0		
	检测记录	3	读取、记录体温正确	3	2	1	0		
	告知整理	4	告知测量结果、解释清楚	2	1	0	0		
			病人卧位舒适,整理床单位正确	2	1	0	0		
	洗手绘制	4	洗手,将所测数值绘制在体温单上	4	2	1	0		
操作评价		10	热情、有礼貌,语言清晰,解释到位	3	2	1	0		
			操作熟练,沟通自然,体现人文关怀	2	1	0	0		
			测量结果准确,记录方法正确,数值解释合理,操作动作轻柔,病人无不适	3	2	1	0		
			操作时间不超过6分钟	2	1	0	0		
关键缺陷			护士语言、沟通不自然,未体现人文关怀,测量、记录方法不正确,测量结果不准确等均不及格						
总分		100							

三、入院后护理

(一) 情景与任务

1. 情景导入 病人入院后,主管医生详细询问病史及查体后初步诊断为"急性阑尾炎"。医嘱:0.9% 氯化钠注射液(NaCl)100ml+ 头孢唑林钠 5.0g/ivgtt,q12h;盐酸左氧氟沙星 0.4g ivgtt qd。用药 2 天后,病情未缓解,体温升至 38.3℃,白细胞 $13.8×10^9$/L,中性粒细胞 86.9%,淋巴细胞 8.2%,拟定手术治疗。医嘱:明日 8:30 在连续硬膜外麻醉下进行阑尾切除术;术前备皮、禁食、禁水。

2. 工作任务 铺麻醉床,将术后病人搬运回床。

(二) 操作评估

1. 病人病情 病人进入手术室在连续硬膜外麻醉下进行了阑尾切除术,手术顺利,出血量少,生命体征平稳,血压 111/64mmHg,术后病人取平卧位 4~6 小时,暂禁饮食,注意观察切口敷料、腹部及肛门排气情况。术后切除标本家属过目后送病检,病理检查结果示:急性化脓性阑尾炎。

2. 操作目的　铺麻醉床便于接收术后病人,平稳搬运病人可保证病人安全,保持血压稳定。

3. 项目分析　根据麻醉方式和手术部位,在铺麻醉床时,分别将橡胶单、中单铺于床中部和床头,盖被纵向折叠于背门一侧,为防止病人头部碰到床栏,枕头横立于床头、开口背门。术后病人用平车运送回病区,病区护士与手术室人员对病人进行交接,可根据病情选择三人或四人搬运法将病人从平车移至病床。

(三) 操作计划

1. 病人送往手术室后,准备麻醉护理盘及抢救用物、输液架及铺床用物等,将病床上的床单、被套、枕套撤下放入污物袋内,将病床重新铺成麻醉床。

2. 病人术后送返病室,与手术室人员一起,采用三人搬运法将病人从平车移至病床。

(四) 操作流程与测评标准

技能 4　麻醉床准备

1. 操作流程

操作程序	简要流程	操作要点	图示
护士准备	素质要求	着装整洁、举止端庄	
操作评估	病人情况	病人诊断、手术部位、麻醉方式	
	病床情况	病床设施是否完好	
	操作环境	是否整洁、通风,病室内是否有病人治疗、就餐,病室门的位置	
操作准备	环境准备	整洁安静、温湿度适宜、光线适中,无病人治疗或就餐	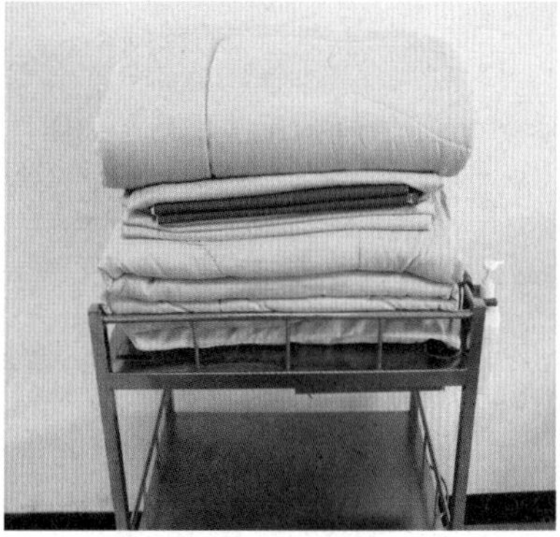
	护士准备	洗手,戴口罩	
	用物准备	治疗车上层:大单、橡胶单、中单各 2 条、被套、枕套,手消毒凝胶(图 1-13);另备:麻醉护理盘、输液架,必要时备负压吸引器、氧气筒、胃肠减压器,冬天按需备热水袋及布套、毛毯	
操作过程	推至床旁	携用物至床旁,放在便于操作处	图 1-13　麻醉床用物
	撤除原物	拆除原有枕套、被套、大单等物放于污物袋	
	再次洗手	再次洗手	
	移开桌椅	移开床旁桌,距床约 20cm,移开床尾椅至合适位置	

13

续表

操作程序	简要流程	操作要点	图示
操作过程	铺单折角	大单平铺于床上,大单中线与床中线对齐,分别铺床头、床尾、床中部(图1-14)	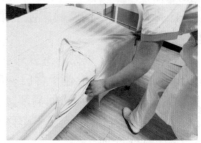图1-14 铺单折角
	铺护床单	根据病人手术部位将2条橡胶单和中单分别铺于床中部(上缘距床头45~50cm)和床头(上缘齐床头)	
	转至对侧	转至对侧,同法铺好大单、橡胶单、中单	
	装套棉胎	被套中线与床中线对齐,被套头端齐床头,平铺于床面,打开被套开口端上层约1/3部分,将S形折叠好的棉胎置于开口处,棉胎上缘向床头牵拉至被套头端,与被套封口平齐,再将棉胎向两侧展开,平铺于被套内,先套好近侧,再套好对侧	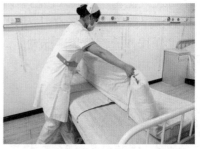图1-15 折叠盖被
	折叠盖被	盖被折成被筒,被尾向内折叠与床尾齐,将盖被纵向三折于一侧床边(图1-15),开口处向门	
	套枕立放	套好枕套,将枕横立于床头,开口背门	
	移桌置椅	移回床旁桌,椅子置于盖被折叠侧(图1-16)	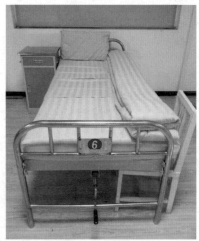图1-16 麻醉床
	妥善安置	将麻醉护理盘置于床旁桌上,输液架置于床尾,其他用物按需妥善安置	
	洗手整理	洗手,脱口罩	
操作评价	操作过程	动作规范、熟练,符合省时、节力原则	
	操作效果	床铺实用、耐用、舒适、安全、美观,大单、被套、枕套平、整、紧	

2. 操作关键点

(1) 备齐用物,摆放有序,提高效率。

(2) 橡胶单、中单要根据病情和手术部位放置。

(3) 盖被折叠与床尾椅置于同一侧,方便搬运病人。

(4) 枕头放置位置、方法正确,防止病人躁动时碰伤头部。

3. 操作测评标准

项目		分值	考核评价要点	评分等级				得分	存在问题
				I	II	III	IV		
护士准备		2	着装整洁、举止端庄	2	1	0	0		
操作评估		6	了解病人情况充分	2	1	0	0		
			病床符合要求	2	1	0	0		
			病室环境适宜操作	2	1	0	0		
操作准备	环境	2	符合操作要求	2	1	0	0		
	护士	2	洗手、戴口罩正确	2	1	0	0		
	用物	4	准备齐全、放置合理	4	3	2	1		
操作过程	推至床旁	2	携用物至床旁,放在便于操作处	2	1	0	0		
	撤除原物	5	拆除各层单方法正确	3	2	1	1		
			污单不拖地,不沾身	2	1	0	0		
	再次洗手	2	再次洗手正确	2	1	0	0		
	移开桌椅	4	移开床旁桌、椅位置合适	4	3	2	1		
	铺单折角	12	铺大单方法、顺序正确	8	6	4	2		
			大单中线与床中线对齐	4	3	2	1		
	铺护床单	10	铺橡胶单和中单位置正确	6	4	2	0		
			铺橡胶单和中单方法正确	4	3	2	1		
	转至对侧	6	对侧铺大单、橡胶单、中单方法正确	6	4	2	1		
	装套棉胎	13	装套棉胎方法正确	4	3	2	1		
			棉胎上缘与被套封口平齐,两侧均匀	3	2	1	0		
			中线与床中线对齐	2	1	0	0		
			被套头端齐床头	2	1	0	0		
			被套内外侧均平整	2	1	0	0		
	折叠盖被	8	折叠盖被正确	4	3	2	0		
			被尾与床尾齐	2	1	0	0		
			开口处向门	2	1	0	0		
	套枕立放	5	套枕套方法正确	3	2	1	0		
			枕头横立于床头	1	0	0	0		
			开口朝向正确	1	0	0	0		

15

续表

项目		分值	考核评价要点	评分等级				得分	存在问题
				I	II	III	IV		
操作过程	移桌置椅	3	床旁桌、床尾椅移位正确	2	1	0	0		
			移动时未发出声响	1	0	0	0		
	妥善安置	2	麻醉护理盘、输液架及其他抢救用品安置妥善	2	1	0	0		
	洗手整理	2	洗手,脱口罩正确	2	1	0	0		
操作评价		10	动作规范、熟练,符合省时、节力原则	2	1	0	0		
			盖被折叠与枕头放置方便搬运病人	4	2	1	0		
			大单、被套、枕套"平、整、紧"	2	1	0	0		
			操作时间不超过8分钟	2	1	0	0		
关键缺陷			操作过程烦琐,大单松散、不平紧,盖被折叠不符合要求,橡胶单、中单铺的位置与病情不符等均不及格						
总分		100							

技能 5 病人搬运

1. 操作流程

操作程序	简要流程	操作要点	图示
护士准备	素质要求	着装整洁、举止端庄	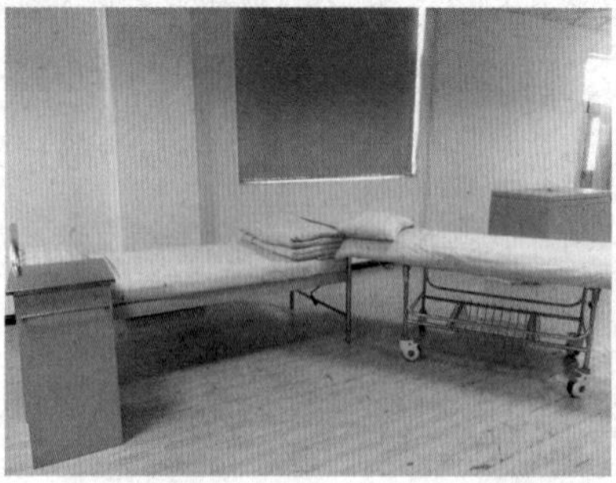
操作评估	病人情况	病人诊断、手术部位、麻醉方式、体重	
	病室情况	盖被折叠的方向,病室门的位置	
	操作环境	平车活动范围是否足够,平车进入房间的方向	
操作准备	环境准备	整洁安静、温湿度适宜、光线适中,已铺好麻醉床备用	
	护士准备	洗手	
	用物准备	平车、中单	
操作过程	迎接核对	与手术室人员核对病人后推平车进病房	
	移开桌椅	移开床旁桌、椅	

图 1-17 平车头与床尾呈钝角

续表

操作程序	简要流程	操作要点	图示
操作过程	放置平车	将平车推至床旁,三人搬运时,平车头与床尾呈钝角(图1-17),如为四人搬运,则将平车与病床纵向紧靠,固定车闸	
	搬移病人	① 三人搬运法:护士三人站于平车的同一侧,将病人双手置于胸腹部,护士甲一手托住病人的头、颈、肩,另一手托住背部,护士乙一手托住病人的腰部,另一手托住臀部,护士丙一手托住病人的腘窝,另一手托住小腿,由一人发出口令,三人合力抬起病人(图1-18),使病人身体向护士侧倾斜,移步将病人平放于床中央 ② 四人搬运法:在病人腰部、臀部下铺中单,护士甲站平车头部,托住病人的头、颈、肩;护士乙站于平车尾部,托住病人的双腿;护士丙、丁分别站于病床及平车两侧,紧握中单,由一人喊口令,四人同时抬起病人(图1-19),将病人轻轻移放于床中央	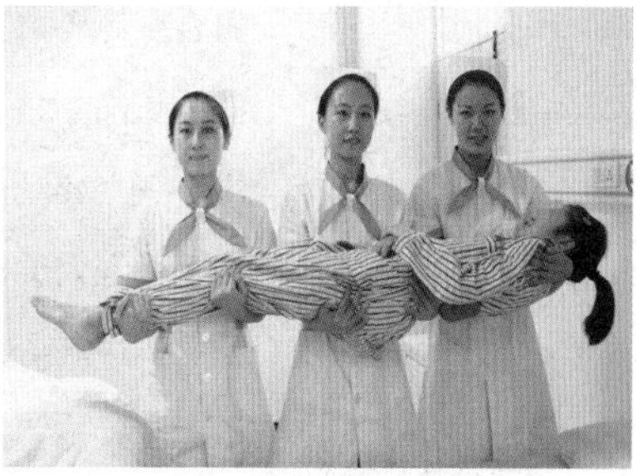 图1-18 三人搬运 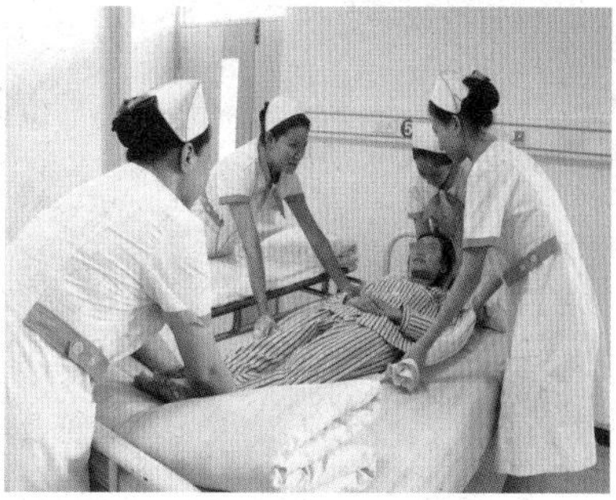 图1-19 四人搬运
	妥善安置	妥善安置输液管及引流管道	
	检查切口	检查手术切口有无出血,敷料是否清洁	
	观察整理	观察病人无异常后,协助病人躺卧舒适,盖好盖被	
	移回桌椅	移回床旁桌椅	
操作评价	操作过程	操作熟练,符合省时、节力原则	
	操作效果	动作协调一致,保证病人安全	

2. 操作关键点

(1) 平车放置位置合适,方便搬运。

(2) 搬移病人时动作协调一致,保证病人安全。

(3) 安置病人后检查输液管及引流管道是否受压、通畅,手术切口有无出血,敷料是否清洁。

(4) 病人卧位符合要求,盖好盖被,注意保暖。

3. 操作测评标准

项目		分值	考核评价要点	评分等级				得分	存在问题
				I	II	III	IV		
护士准备		2	着装整洁、举止端庄	2	1	0	0		
操作评估		8	了解病人情况充分	4	3	2	1		
			了解病室情况正确	2	1	0	0		
			平车进入病房位置足够、方向合理	2	1	0	0		
操作准备	环境	4	符合操作要求,病床已铺成麻醉床	4	3	2	1		
	护士	2	洗手正确	2	1	0	0		
	用物	2	平车、中单准备正确	2	1	0	0		
操作过程	迎接核对	4	与手术室人员核对病人正确	2	1	0	0		
			推平车进病房方法正确	2	1	0	0		
	放置平车	8	平车放置位置正确	6	4	2	1		
			固定车闸	2	1	0	0		
	移开桌椅	4	移开床旁桌、椅正确	2	1	0	0		
			移动时未发出声响	2	1	0	0		
	搬移病人	30	护士站位正确	6	4	2	0		
			托运病人部位正确	9	7	5	3		
			动作协调一致	9	7	5	3		
			放置病人轻稳	6	4	2	0		
	妥善安置	8	检查输液管及引流管道正确	2	1	0	0		
			安置输液管及引流管道妥当	6	4	2	0		
	检查切口	8	检查手术切口及敷料正确	8	6	4	2		
	观察整理	6	观察病人正确	2	1	0	0		
			安置卧位符合要求,盖好盖被	4	2	1	0		
	移回桌椅	4	床旁桌、椅移回到位	2	1	0	0		
			移动时未发出声响	2	1	0	0		
操作评价		10	动作规范、熟练,符合省时、节力原则	2	1	0	0		
			平车与床的角度合适,固定车闸	4	2	1	0		
			动作协调一致	2	1	0	0		
			操作时间不超过4分钟	2	1	0	0		
关键缺陷			操作过程烦琐,平车放置位置不符合要求、车闸固定不牢、搬运时平车移动、动作不协调,病人受到撞击等均不及格						
总分		100							

四、出院护理

(一)情景与任务

1. 情景导入　术后第 7 天,病人神志清,精神佳,饮食正常,未诉特殊不适症状,已于术后第 3 天拔除引流管,切口愈合拆线,主管医生查房后开出临时医嘱:"明日出院",护士遵医嘱通知病人及家属做好出院准备,次日协助病人办理出院手续,并为病人进行出院护理。

2. 工作任务　做好出院护理,将病室、病床及床单元设施消毒后铺成备用床。

(二)操作评估

1. 病人病情　病人系非传染性疾病,痊愈出院。

2. 操作目的　协助病人安全、满意地离开医院,铺备用床准备迎接新病人。

3. 项目分析　病人是年轻人,恢复良好,出院时不需工具运送,病人痊愈出院,病室按一般病人离院后终末消毒方法处理,病床按备用床准备。

(三)操作计划

1. 执行出院医嘱,进行出院护理。

2. 病人离开病室后,对病室进行终末消毒,将病床铺成备用床。

(四)操作流程与测评标准

技能 6　病人出院护理

1. 操作流程

操作程序	简要流程	操作要点	图示
护士准备	素质要求	着装整洁、举止端庄	
操作评估	病人情况	病人离院性质(痊愈、好转、转院、自动离院),是否需要平车(轮椅)护送	
	出院医嘱	是否有出院带药	
操作准备	护士准备	通知病人及家属出院时间,告知病人做好出院准备	
	病人准备	接出院通知后整理私人物品,准备离院	
	用物准备	健康教育指导单、征求病人意见单、出院带药、病人一览表、病历、各种卡片、出院登记本、必要时准备平车或轮椅	图 1-20　健康教育
操作过程	核对询问	病室内完成工作:核对床号、姓名,询问病人是否已做好出院准备,取下床尾卡	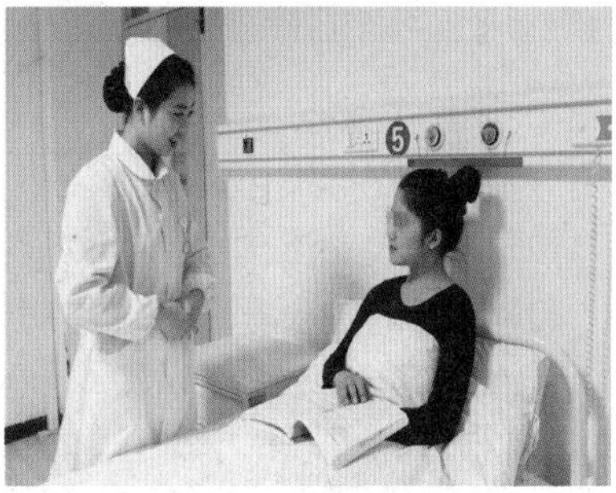
	健康教育	指导病人出院后在饮食、服药、休息、功能锻炼和定期复查等方面的注意事项(图 1-20),必要时将健康指导及延续护理服务资料交给病人	

操作程序	简要流程	操作要点	图示
操作过程	心理护理	鼓励和安慰病人,减轻病人的恐惧和焦虑,增强病人战胜疾病的信心	
	征求意见	将征求意见单交于病人或家属填写	
	注销卡片	护士站完成工作:执行出院医嘱,注销各种卡片(服药卡、治疗卡、饮食卡、护理卡),取下"病人一览表"卡片	
	登记整理	填写体温单上出院时间(图1-21)和出院登记本,填写出院护理记录,按出院病历顺序整理病历、归档保存	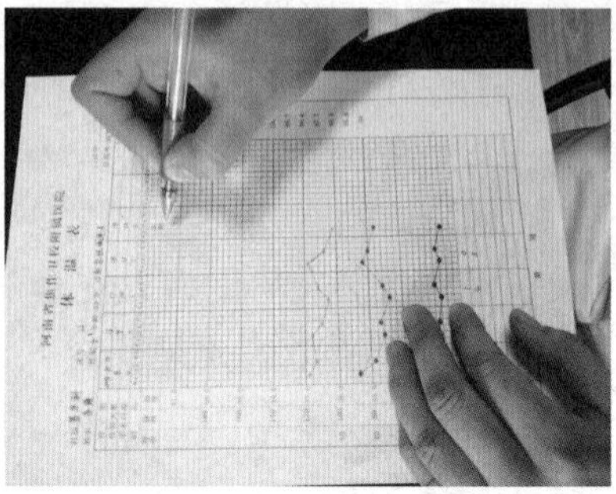 图1-21 填写出院时间
	协助整理	病室内完成工作:协助病人及家属清理用物,收回借用物品放治疗车下层,后续消毒处理	
	护送出院	根据病人情况采用步行方式护送病人出院	
	撤物消毒	撤去病床上的污被服,放入污衣袋,消毒液擦拭病床、床旁桌及床旁椅(图1-22),紫外线灯消毒床上物品	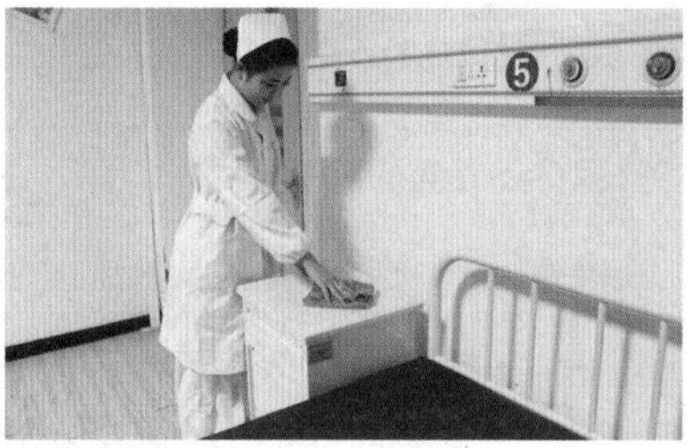
	开窗铺床	开窗通风,准备铺备用床	图1-22 擦拭消毒
操作评价	操作过程	交流自然,体现对病人的人文关怀,健康教育与用药指导与病情相符	
	操作效果	病人及家属满意,程序流畅,无漏项	

2. 操作关键点

(1) 合理安排操作流程。

(2) 与病人交流自然。

(3) 准备的健康教育内容与病情相符。

3. 操作测评标准

项目	分值	考核评价要点	评分等级				得分	存在问题
			I	II	III	IV		
护士准备	4	着装整洁、举止端庄	4	3	2	1		
操作评估	8	了解病人情况充分	5	3	1	0		
		查看出院医嘱全面	3	0	0	0		

续表

项目		分值	考核评价要点	评分等级				得分	存在问题
				Ⅰ	Ⅱ	Ⅲ	Ⅳ		
操作准备	护士	4	通知病人及家属出院时间,告知病人做好出院准备	4	3	2	1		
	病人	2	整理私人物品,装包准备离院	2	1	0	0		
	用物	2	准备齐全、放置合理	2	1	0	0		
操作过程	核对询问	4	核对正确,询问适宜	3	2	1	0		
			取下床尾卡	1	0	0	0		
	健康教育	16	健康教育内容清晰,语言流畅自然	8	6	4	2		
			健康教育内容全面	8	6	4	2		
	心理护理	6	心理护理到位	6	4	2	0		
	征求意见	4	将征求意见单交予病人或家属填写	4	2	0	0		
	注销卡片	12	执行出院医嘱	2	1	0	0		
			注销各种卡片正确	8	6	4	2		
			取下"病人一览表"卡片	2	1	0	0		
	登记整理	12	体温单上出院时间填写正确	4	3	2	1		
			填写出院登记本和出院护理记录正确	4	3	2	1		
			整理病历顺序正确、归档保存	4	3	2	1		
	协助整理	4	协助病人及家属清理用物	3	2	1	0		
			收回借用物品,处理正确	1	0	0	0		
	护送出院	4	护送方法正确	4	3	2	1		
	撤物消毒	6	撤污被服时不拖地,不污染自己的衣物	4	2	1	0		
			消毒方法正确,不漏项	2	1	0	0		
	开窗铺床	2	开窗通风,准备铺备用床	2	1	0	0		
操作评价		10	交流自然,体现对病人的人文关怀	2	1	0	0		
			健康教育与用药指导与病情相符	4	3	2	1		
			病人及家属满意,程序流畅,无漏项	2	1	0	0		
			操作时间不超过10分钟	2	1	0	0		
关键缺陷			操作流程安排不合理,与病人交流不自然、缺乏人文关怀,准备的健康教育内容与病情不相符等均不及格						
总分		100							

21

技能 7　备用床准备

1. 操作流程

操作程序	简要流程	操作要点	图示
护士准备	素质要求	着装整洁、举止端庄	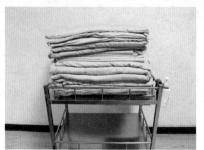
操作评估	病室情况	病室是否已经消毒	
	病床情况	病床是否洁净、完好	
	操作环境	是否整洁、通风,病室门的位置,病室内是否有病人治疗、就餐	
操作准备	环境准备	整洁安静、温湿度适宜、光线适中,病室内无病人治疗或就餐	图1-23　铺备用床用物
	护士准备	洗手,戴口罩	
	用物准备	治疗车上层:床褥、大单、被套、棉胎、枕芯、枕套、手消毒凝胶(图1-23)	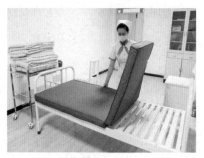
操作过程	推至床旁	携用物至床旁,放在便于操作处	
	移开桌椅	移开床旁桌,距床约20cm,移开床尾椅至合适位置	
	翻转床垫	从床头至床尾翻转床垫(图1-24)	图1-24　翻转床垫
	平铺床褥	将床褥从床头至床尾平铺于床上,与床边缘平齐(图1-25)	
	铺单折角	大单平铺于床上,大单中线与床中线对齐,分别铺床头、床尾、床中部	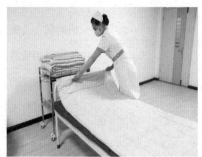
	转至对侧	转至对侧,按床头、床尾、床中部的顺序同法铺好大单	
	装套棉胎	同技能3　麻醉床准备	
	折叠盖被	盖被两边向内折成被筒,被尾向内折叠与床尾齐	
	套枕平放	套好枕套,将枕头平拖至床头,开口背门	图1-25　铺床褥
	桌椅归位	移回床旁桌,床尾椅,铺成备用床(图1-26)	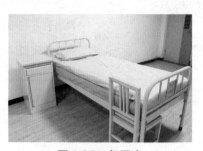
	洗手整理	洗手,脱口罩	
操作评价	操作过程	动作规范、熟练,符合省时、节力原则	
	操作效果	床铺实用、耐用、舒适、安全、美观,大单、被套、枕套平、整、紧	图1-26　备用床

2. 操作关键点

(1) 备齐用物,摆放有序,提高效率。

(2) 铺大单时先铺床头,再床尾,后床中部。

(3) 枕头开口背门。

(4) 大单中线、被套中线与床中线对齐。

(5) 铺床时注意节力原则,防止职业损伤。

3. 操作测评标准

项目		分值	考核评价要点	评分等级				得分	存在问题
				I	II	III	IV		
护士准备		2	着装整洁、举止端庄	2	1	0	0		
操作评估		8	病室内是否已终末消毒	3	2	1	0		
			病床是否洁净、完好	2	1	0	0		
			是否整洁、通风,病室内是否有病人治疗、就餐,病室门的位置	3	2	1	0		
操作准备	环境	4	符合操作要求	4	3	2	1		
	护士	2	洗手、戴口罩正确	2	1	0	0		
	用物	4	准备齐全、放置合理	4	3	2	1		
操作过程	推至床旁	2	携用物至床旁,放在便于操作处	2	1	0	0		
	移开桌椅	6	移开床旁桌、椅位置合适	3	2	1	0		
			移动时未发出声响	3	2	1	0		
	翻转床垫	2	正确翻转床垫	2	1	0	0		
	平铺床褥	4	铺床褥方法正确	2	1	0	0		
			床褥平整,与床边缘平齐	2	1	0	0		
	铺单折角	13	铺大单方法正确	8	6	4	2		
			铺大单顺序正确	3	2	1	0		
			大单中线与床中线对齐	2	1	0	0		
	转至对侧	7	对侧铺大单方法、顺序正确	7	5	3	1		
	装套棉胎	16	装套棉胎方法正确	8	6	4	2		
			棉胎上缘与被套封口平齐,两侧均匀	3	2	1	0		
			中线与床中线对齐	2	1	0	0		
			被套头端齐床头,被套内外侧均平整	3	2	1	0		
	折叠盖被	10	被筒两侧边缘向内折叠与床沿齐	4	3	2	1		
			被尾向内折叠与床尾齐	2	1	0	0		

续表

项目		分值	考核评价要点	评分等级				得分	存在问题
				I	II	III	IV		
操作过程	套枕平放	6	套枕套方法正确	2	1	0	0		
			枕头平拖至床头	2	1	0	0		
			开口朝向正确	2	1	0	0		
	桌椅归位	6	床旁桌、椅移回位置正确	4	3	2	1		
			移动时未发出声响	2	1	0	0		
	洗手整理	2	洗手,脱口罩正确	2	1	0	0		
操作评价		10	动作规范、熟练,符合省时、节力原则	2	1	0	0		
			床铺实用、耐用、舒适、安全、美观	2	1	0	0		
			大单、被套、枕套"平、整、紧"	4	2	1	0		
			操作时间不超过5分钟	2	1	0	0		
关键缺陷			操作过程烦琐,大单松散、不平紧,盖被折叠不符合要求等均不及格						
总分		100							

【评价】

1. 病人疼痛是否缓解或减轻。

2. 病人体温是否逐渐恢复至正常范围。

3. 病人体液是否维持平衡,有无发生水、电解质和酸碱平衡紊乱。

4. 病人睡眠状况是否好转。

5. 病人有无发生并发症或发生并发症是否得到及时发现和治疗。

拓 展 训 练

 案例

　　李××,女,33岁。3小时前车祸致右半身着地,立感右膝部及右骨盆处疼痛剧烈,右下肢活动时疼痛加重,由"120救护车"送至医院急诊,诊断"①骨盆骨折;②右膝关节外伤"收住骨科。病人自发病以来,神志清,精神差,未进食、进水,未解大小便。入院后查体:T 36℃、P 80次/分、R 20次/分、BP 119/88mmHg,神志清楚,检查配合,脊柱生理弯曲存在,无侧弯畸形,各棘突及椎旁无压痛、叩击痛,骨盆挤压试验(+),右股部肿胀,右下肢活动受限,活动时右髋处疼痛加剧明显,右膝关节轻度肿胀,活动时疼痛加重,活动度尚可。X线片提示:右侧骨盆粉碎性骨折。

一、情景与任务

(一) 入院前准备

1. 情景导入　李××,女,33岁,车祸后由急救车直接送入医院诊治,经检查诊断为"骨盆骨折;右膝关节外伤",直接通知骨科医师做好急诊手术准备,急诊医师在开出住院证的同时,将病人送入手术室,在全麻下进行了骨盆骨折切开复位内固定术,同时由家属到住院处办理入院手续,住院处通知骨科病区准备接收新病人。病区护士接到住院处电话后,了解了病人的情况为其做入院前准备。

2. 工作任务　根据病人情况,选择房间及床位,将备用床改为麻醉床。

(二) 入院时护理

1. 情景导入　病人在全麻下进行了骨盆骨折切开复位内固定术,留置负压引流管2根。手术顺利,麻醉满意,由于术中出血,静脉输注红细胞4U及血浆200ml,开通2条静脉通路带回病房。返回病区时,病人尚未清醒,病区护士与手术室人员对病人进行交接后,共同将病人从平车移至病床。

2. 工作任务　按急重症病人进行入院护理,备好急救物品,采用四人搬运法将病人移至病床。

(三) 入院后护理

1. 情景导入　病人入住病房后,给予一级护理,6小时内流质饮食,低流量吸氧、严密心电监护,并给予抗菌消炎、活血化瘀、止痛抗凝等药物治疗,切口负压管引流。

2. 工作任务　护士在执行术后医嘱的同时,进行入院护理评估,完善住院登记,向家属介绍病区环境、有关规章制度以及床单位相关设施的使用方法。

(四) 出院护理

1. 情景导入　术后2周,病人神志清,精神好,生命体征平稳,诉伤口局部疼痛不明显,敷料干燥,已拔除引流管。患肢远端感觉未见异常,活动自如,血运好。主治医师查房后指示:病人可以出院,出院后继续口服活血生骨止痛药,定期伤口换药,嘱病人适度活动,患肢防止外伤及避免下地负重,嘱病人定期复诊(术后4~6周来院复诊拍片),不适随诊。

2. 工作任务　护士接到医嘱后,做好出院前、出院时及出院后护理工作。

二、分析

(一) 指引

1. 病人为多发性骨折,急诊入院,直接入手术室进行急诊手术,病区护士在接到入院通知后,根据病人情况选择房间及床位,将备用床改为麻醉床,由于病人骨盆骨折、右膝关节外伤,回病房时尚未清醒,改麻醉床时,在床头、床中及床尾部分别铺橡胶单和中单,以免床单污染。

2. 由于病人骨盆骨折,术后还带有引流管,所以不便进行体重测量,搬运病人需采取四人搬运法,同时注意引流管的检查和妥善安置。

3. 病人是手术后入住病区,入院护理时的入院登记、入院评估等需在执行术后医嘱的同时进行,病区环境的介绍也主要对病人家属进行。

4. 骨科术后的康复需要较长时间,在病人病情稳定后,可以出院回家进一步康复治疗,在出院时,护士需做好饮食、活动、休息、用药、功能锻炼、复查等方面的指导,同时选择平车护送病人安全离院。

5. 病人出院后,护士对病房进行终末消毒,将病床铺成备用床。

(二) 实践

1. 将全班学生分成若干小组,各小组针对上述案例、情景与任务,进行小组讨论,要求书面列出该病人的主要护理诊断/问题、并初步制订护理计划。

2. 各小组成员分配任务,分别扮演护士、病人、家属、医生等不同角色,进行角色扮演、模拟综合实训。

(高晓梅)

项目二　外伤病人的护理

1. 具有严格的无菌观念、严谨的工作态度;具有严格的查对意识和爱伤观念;具有观察、分析、解决问题的能力及团队合作精神。
2. 熟练掌握卫生洗手、无菌技术基本操作、隔离技术基本操作、破伤风抗毒素过敏试验及脱敏注射(皮内注射、肌内注射)和伤口换药等技能。
3. 学会基本止血与包扎技能。

案例

　　张××,男,53岁,20分钟前在家修理架子车时,不慎将左手夹在架子车轮中,当即出血、疼痛,伤后无昏迷,无恶心、呕吐,自行包扎后急来医院就诊。查体:左手掌桡侧可见约3cm×1cm×1cm大小之"U"形裂伤,创缘不整齐,伤口较深,有污染,出血较多。手指活动时疼痛加剧,触温觉正常,未及明确骨擦感,甲床血运良好。病人神情紧张、烦躁。病人自述于5年前患慢性乙型肝炎,无手术及药物过敏史。诊断:左手掌软组织挫裂伤。给予局麻下左手掌清创缝合术,抗炎,破伤风抗毒素1500IU im,TAT皮试(　　);伤口每3天换药1次,2周后拆线;建议查左手X线片;病情变化随诊。

【护理评估】
　　1. 病人在修理架子车时,误伤左手,出血、疼痛。因手部神经末梢丰富、感觉神经末端的位置表浅,手部创伤常伴有明显疼痛。
　　2. 病人左手掌桡侧可见约3cm×1cm×1cm大小之"U"形裂伤,创缘不整齐,伤口较深、有污染,有可能发生感染。
　　3. 病人受伤后剧烈的疼痛限制了手的活动,可能会导致穿衣、洗浴等自理能力受限。
　　4. 病人受伤后因出血和疼痛引起情绪紧张、烦躁等焦虑症状。
【护理诊断/问题】
　　1. 疼痛　与手部外伤有关。
　　2. 有感染的危险　与皮肤破损、伤口污染有关。
　　3. 穿着/沐浴自理缺陷　与外伤后手活动受限和治疗限制有关。
　　4. 焦虑:紧张、烦躁　与外伤出血、疼痛有关。
【护理计划】
　　1. 护理目标

（1）病人清创手术后 2 天疼痛逐渐缓解。

（2）病人伤口未发生感染。

（3）病人能在家属帮助下穿衣并保持身体清洁卫生，病人及家属了解功能锻炼的重要性、步骤与方法，未出现或少出现手功能障碍。

（4）病人情绪稳定，积极配合治疗。

2. 护理措施

（1）清创缝合术后加压包扎，要注意观察皮肤颜色和温度。患肢抬高，注意保暖，以利静脉回流，防止和减轻肿胀。手部尽快消肿，可减少新生纤维组织的形成，防止关节活动受限。

（2）及时应用破伤风抗毒素和广谱抗生素预防感染，注意有无药物过敏反应。及时更换被渗血污染的敷料，保持敷料清洁干燥，以防细菌孳生引起伤口感染。勤修剪指甲，保持伤口周围皮肤清洁。

（3）病人手外伤手术后往往疼痛仍剧烈，应做好健康教育，提高病人对病情及疼痛的认知，增强对疼痛的耐受，可让其听轻松的音乐、广播等，转移注意力，放松心情，必要时可遵医嘱使用止痛药。

（4）指导家属协助病人完成穿脱衣服、擦浴等清洁卫生活动。术后疼痛、肿胀减轻后，进行患手屈伸活动。在拆除缝线后，进一步加大活动幅度，如握拳、伸指、用手握橡皮圈等。

（5）病人手受伤后，因出血多，疼痛剧烈，情绪焦虑，护士应与其亲切沟通，及时心理疏导，鼓励病人，增强信心，以良好的心态积极配合治疗。

【实施】

一、门诊手术治疗

（一）情景与任务

1. 情景导入　病人外伤就诊后，急诊医生开出医嘱：局麻下清创缝合。

2. 工作任务　急诊科护士接到处置单后，备好清创缝合所需无菌物品，术中配合医生手术，术后为病人止血包扎并做好职业防护。

（二）操作评估

1. 病人病情　左手软组织挫裂伤，伤口出血、有污染。受伤处没有损伤大动脉和神经，无骨折。神志清楚，紧张焦虑。自述 5 年前曾患慢性乙型肝炎。

2. 操作目的　通过卫生洗手和无菌隔离技术达到减少病原微生物数量，防止无菌物品、无菌区域被污染，有效控制感染和交叉感染的发生，保护病人和医护人员；止血包扎可防止伤者失血过多，避免伤口再污染和损伤。

3. 项目分析

（1）操作时环境要清洁、宽敞，特别注意无菌物品和无菌区域的管理，严格遵守无菌原则。

（2）遇到下列情况需要进行卫生洗手：直接接触病人前后；处理清洁、无菌物品之前或处理污染物后；穿脱隔离衣前后，脱手套后；接触不同病人之间或从病人身体的污染部位移动到清洁部位时；接触病人的血液、体液、分泌物、排泄物、黏膜皮肤或伤口敷料后。可采用流动水七步洗手或快速手消毒凝胶手消毒，注意与外科洗手区别。

（3）护理传染性病人时，应根据隔离种类准备用物，穿好隔离，戴手套，按隔离要求处理医疗废物，做好职业防护。

（4）根据病人的损伤部位、伤情和出血量正确选择止血包扎方法。加压包扎止血适用于小动脉、中小静脉或毛细血管出血。包扎时可使用卷轴绷带包扎法，也可用三角巾进行快速包扎。环形绷带包扎法适用于四肢、额部、胸腹部等，粗细相等部位的小伤口；蛇形绷带包扎法适用于临时简单固定敷料或夹板；螺旋形绷带包扎法适用于上臂、大腿、躯干、手指等径围相近的部位，螺旋反折形绷带包扎法适用于周径不相同的前臂、小腿等部位的伤口；"8"字形绷带包扎法适用于屈曲的关节或直径不一致的部位包扎；回返形绷带包扎法适用于头部、指端或截肢残端伤口的包扎。

（三）操作计划

1. 按手术要求准备无菌物品　铺好无菌清创盘，盘内放置无菌换药碗、无菌纱布、无菌棉球、无菌血管钳及镊、无菌溶液和乙醇棉球等用物。

2. 配合医生实施清创缝合术　操作中注意无菌物品摆放合理、有序，配合方法正确，无菌观念强。

3. 术后给予包扎止血　病人左手软组织挫裂伤，无大血管和神经损伤，无骨折，采用加压包扎止血法：环形、螺旋形、"8"字形包扎法。

4. 病人曾患慢性乙型肝炎，严格遵循血液 - 体液隔离原则　操作前后应严格卫生洗手或手消毒；操作时须穿隔离衣，戴手套；操作后按医疗废物管理条例进行垃圾分类处理：接触创面的敷料应装袋焚烧，被伤口分泌物污染的物品、器械须严格按"消毒 - 清洁 - 再消毒"的流程处理，用过的针头、锐器放入防水、防刺并有明显标记的锐器盒内集中焚毁或消毒处理。

（四）操作流程与测评标准

技能 1　卫 生 洗 手

1. 操作流程

操作程序	简要流程	操作要点	图示
护士准备	素质要求	着装整洁、举止端庄	
操作评估	病人病情	疾病种类、有无传染性、手术名称	
	伤口情况	伤口局部状况、有无污染	
操作准备	环境准备	清洁安静，洗手设施齐全	
	护士准备	戴口罩，手部皮肤无破损，修剪指甲	
	用物准备	洗手液或肥皂液或手消毒凝胶、毛巾或纸巾或暖风吹手设备、流动自来水及水池设备、污物桶	图2-1　洗手掌
操作过程	润湿双手	取下手表，润湿双手	
	取洗手液	取适量洗手液或肥皂液于掌心	
	揉搓双手	七步洗手法：每一步骤至少重复 3~5 次，搓洗时间不少于 15 秒：①洗手掌：掌心相对，手指并拢相互揉搓（图2-1）	图2-2　洗背侧指缝

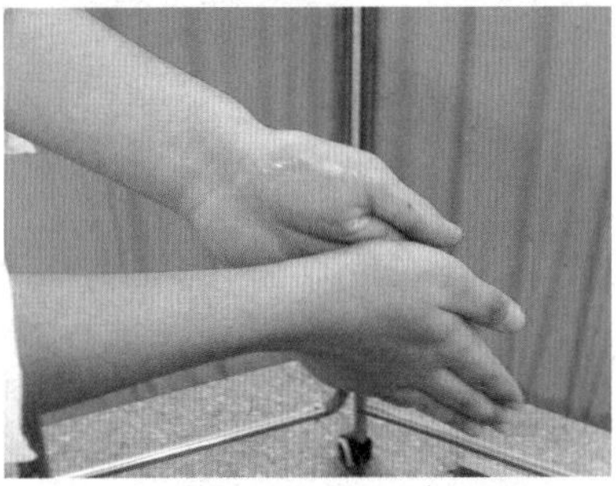

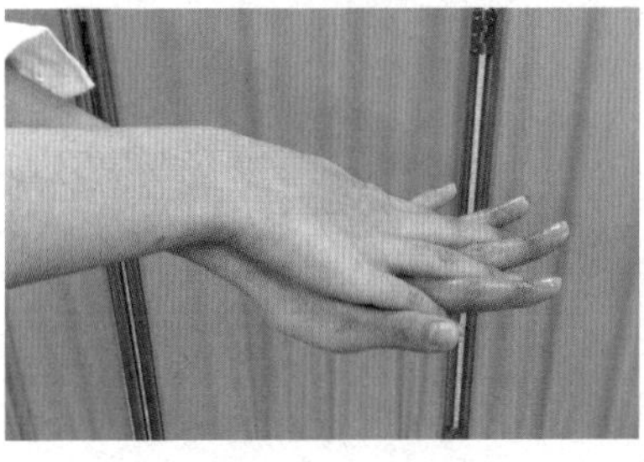

续表

操作程序	简要流程	操作要点	图示
操作过程	揉搓双手	② 洗背侧指缝：手心对手背沿指缝相互揉搓，双手交换进行(图2-2) ③ 洗掌侧指缝：掌心相对，双手交叉沿指缝相互揉搓(图2-3) ④ 洗指背：弯曲各手指关节，半握拳把指背放在另一手掌心旋转揉搓，双手交换进行(图2-4) ⑤ 洗拇指：一手握另一手大拇指旋转揉搓，双手交换进行(图2-5) ⑥ 洗指尖：弯曲各手指关节，把指尖合拢在另一手掌心旋转揉搓，双手交换进行(图2-6) ⑦ 洗手腕、手臂：揉搓手腕、手臂，双手交换进行(图2-7)	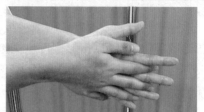 图2-3 洗掌侧指缝 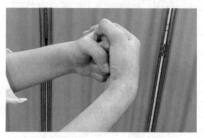 图2-4 洗指背
	流水冲洗	打开水龙头，让流水自腕部流向指尖进行冲洗，洗净后关闭水龙头	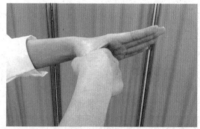 图2-5 洗拇指
	擦干双手	用纸巾或毛巾擦干双手或用干手机烘干	
操作评价	操作效果	洗手方法、步骤正确，清洗彻底、无遗漏，力度、时间足够	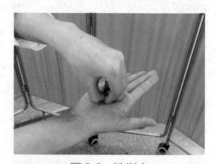 图2-6 洗指尖

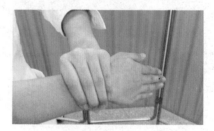

图2-7 洗手腕、手臂

2. 操作关键点

（1）手部不佩戴戒指等饰物，认真清洗指尖、指缝和指关节等易残留污垢部位。洗手时身体勿靠近水池，以免隔离衣污染水池边缘或溅湿工作服。

（2）流水下彻底冲洗，腕部应低于肘部，使污水流向指尖，避免水流入衣袖内。

（3）使用一次性纸巾或干净小毛巾擦干双手，毛巾应一用一消毒。

3. 操作测评标准

项目		分值	考核评价要点	评分等级				得分	存在问题
				I	II	III	IV		
护士准备		2	仪表着装规范	2	1	0	0		
操作评估		8	了解病人疾病及手术情况正确	4	3	2	1		
			观察局部伤口状况正确	4	3	2	1		
操作准备	环境	4	整洁安静，洗手设施齐全	4	3	2	1		
	护士	4	戴口罩正确，手部皮肤无破损、修剪指甲	4	3	2	1		
	用物	4	准备齐全、放置合理	4	3	2	1		
操作过程	润湿双手	6	取下手表、流水润湿双手正确	6	4	2	1		
	取洗手液	6	取洗手液于掌心方法正确，量适中	6	4	2	1		
	揉搓双手	40	七步洗手方法正确	9	7	5	3		
			七步洗手步骤正确	9	7	5	3		
			揉搓力度、时间适宜	9	7	5	3		
			双手交替完成正确	6	4	2	0		
			揉搓彻底、无遗漏	7	5	3	1		
	流水冲洗	10	流水自腕部流向指尖冲洗正确、彻底	8	6	4	2		
			关闭水龙头方法正确	2	1	0	0		
	擦干双手	6	擦手方法正确	4	2	1	0		
			双手擦干	2	1	0	0		
操作评价		10	操作熟练、准确，无污染	6	4	2	1		
			操作时间不超过2分钟	4	3	2	1		
关键缺陷			评估不准确、态度不认真、清洗揉搓不仔细、揉搓时间不足等均不及格						
总分		100							

技能 2 无菌技术基本操作

1. 操作流程

操作程序	简要流程	操作要点	图示
护士准备	素质要求	着装整洁、举止端庄、语言流畅、表达清晰	
操作评估	病人病情	疾病种类、有无传染性、手术名称	
	伤口情况	局部伤口大小、深度、出血量	
	操作环境	操作前有无清扫、操作台是否清洁	
操作准备	环境准备	清洁、宽敞、明亮，操作前 30 分钟停止清扫工作，减少人员走动，操作台清洁干燥	
	护士准备	洗手，戴口罩	
	用物准备	治疗车上层:无菌持物钳、无菌持物镊、无菌巾包、无菌容器及物品、无菌治疗碗包、无菌纱布罐、无菌溶液、无菌手套、消毒液、棉签,手消毒凝胶;治疗车下层:医疗废物桶、生活垃圾桶	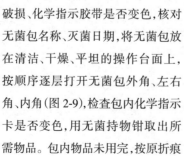图 2-8 使用无菌持物钳(镊)
操作过程	无菌持物钳的使用	检查有效日期及化学指示胶带是否变色,打开放置无菌持物钳的容器盖;手持无菌持物钳上 1/3 处,使钳端闭合,垂直取出,不可触及容器口缘及容器内壁(图 2-8);使用时保持钳端向下,不可倒转向上;用后闭合钳端,垂直放回容器,打开无菌持物钳的轴节,盖上容器盖	图 2-9 打开无菌包
	开无菌包	检查无菌包外标签、包布有无潮湿破损、化学指示胶带是否变色,核对无菌包名称、灭菌日期,将无菌包放在清洁、干燥、平坦的操作台面上,按顺序逐层打开无菌包外角、左右角、内角(图 2-9),检查包内化学指示卡是否变色,用无菌持物钳取出所需物品。包内物品未用完,按原折痕包好,注明开包日期及时间	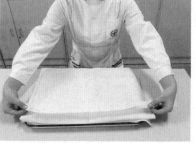图 2-10 铺无菌盘

续表

操作程序	简要流程	操作要点	图示
操作过程	铺无菌盘	将无菌巾双折铺于治疗盘上,上层向远端折成扇形,开口边缘向外,露出无菌面(图2-10);放入无菌物品后,将上层盖上,上下层边缘对齐,将开口处向上折2次,两侧边缘分别向下折1次;注明铺盘日期及时间	
	无菌容器的使用	核对无菌容器名称及有效期,打开无菌容器盖,内面向上放于桌上或内面向下拿在手中(图2-11);用无菌持物钳取出所需物品,立即盖严无菌容器	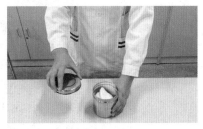图2-11 打开无菌容器
	取无菌溶液	核对瓶签上的药名、剂量、浓度和有效期,检查瓶盖有无松动、瓶身有无裂纹,对光检查溶液有无沉淀、混浊或变色(图2-12);启开瓶盖,消毒瓶盖及瓶口侧面边缘;垫无菌纱布打开瓶盖(图2-13),瓶签贴手掌倒出少量溶液于弯盘内冲洗瓶口,由原处倒出所需溶液于无菌容器内(图2-13);剩余溶液如需再用,盖上瓶盖,消毒瓶口,在瓶签上注明开瓶日期及时间	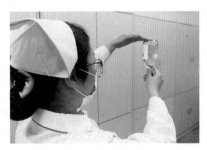图2-12 检查无菌溶液 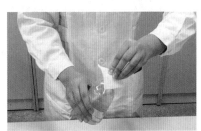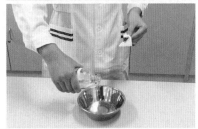图2-13 倒无菌溶液
	戴无菌手套	核对无菌手套袋外的号码、灭菌日期,检查无潮湿、破损;打开手套袋,取出滑石粉包涂擦双手,用后放于治疗车下层(一次性无粉手套无须涂滑石粉);手持手套的翻折部分取出手套(图2-14);一手伸入手套内戴好后,再插入另一手套的翻折面(手套外面),戴好另一手套(图2-14),将手套翻折处套在工作服衣袖外面,调整手套位置;无菌操作毕,洗净手套上的污物,一手捏住另一手套腕部外面,翻转脱下,再将脱下手套的	

续表

操作程序	简要流程	操作要点	图示
操作过程	戴无菌手套	手插入另一手套内,将其往下翻转脱下,弃于医疗废物桶内	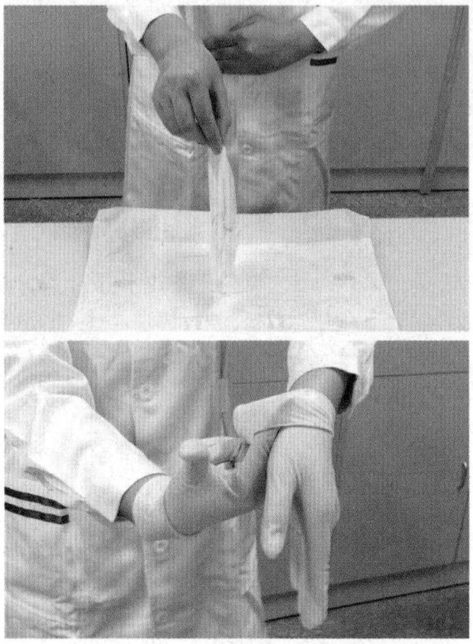
	整理归原	整理操作台,清理用物,垃圾分类处理;洗手,脱口罩	
操作评价	操作效果	操作环境整洁宽敞,无菌观念强,用物摆放合理,操作有序,操作无污染,记录时间准确、内容完整	

图 2-14 戴无菌手套

2. 操作关键点

(1) 严格执行无菌技术原则及查对制度,无菌物品与非无菌物品分开放置,摆放合理。

(2) 正确使用无菌物品:①取放无菌持物钳时,钳端应闭合,不可触及容器内壁;使用时保持钳端向下,如到远处取物,应将无菌容器一同移至无菌物品旁使用。②不能在无菌容器上方翻转容器盖,防止污染容器内物品。③无菌物品一经取出,即使未用,也不可放回容器内。④打开无菌包,手不能触及无菌包布的内面,不可跨越无菌区。⑤倒无菌溶液时,勿使瓶口接触容器口边缘。⑥戴无菌手套时不可强拉,发现手套有破洞应立即更换。

(3) 准确记录无菌物品的有效时间:已打开的无菌包,如未污染有效期为 24 小时;铺好的无菌盘未使用有效期为 4 小时;已打开的无菌溶液,如未污染有效期为 24 小时。

3. 操作测评标准

项目		分值	考核评价要点	评分等级				得分	存在问题
				I	II	III	IV		
护士准备		2	仪表着装规范	2	1	0	0		
操作评估		4	了解病人情况充分、观察伤口情况正确 了解操作环境正确	2 2	1 1	0 0	0 0		
操作准备	环境	3	符合无菌操作要求	3	2	1	0		
	护士	3	洗手、戴口罩正确	3	2	1	0		
	用物	4	准备齐全、放置合理、均在有效期内	4	3	2	1		

续表

项目		分值	考核评价要点	评分等级				得分	存在问题
				I	II	III	IV		
操作过程	无菌持物钳的使用	8	检查无菌持物钳正确	2	1	0	0		
			取放无菌持物钳正确,钳端闭合向下,未触及容器口边缘及容器内壁	4	3	2	1		
			用后立即放回容器,无污染	2	1	0	0		
	开无菌包	13	检查无菌包正确,无遗漏	2	1	0	0		
			逐层顺序打开包布方法正确,无污染	3	2	1	0		
			用无菌持物钳取出无菌物品方法正确	3	2	1	0		
			按原折痕包好无菌包正确,无污染	3	2	1	0		
			注明开包日期和时间正确	2	1	0	0		
	铺无菌盘	13	治疗盘放置合理	1	0	0	0		
			打开无菌巾方法正确,无污染	3	2	1	0		
			扇形折叠无菌巾正确,无跨越无菌区	3	2	1	0		
			无菌物品放置合理,无污染	2	1	0	0		
			覆盖无菌巾、反折边缘方法正确、美观	2	1	0	0		
			注明铺盘日期和时间	2	1	0	0		
	无菌容器的使用	8	核对名称、有效期正确	2	1	0	0		
			打开无菌容器盖方法正确	2	1	0	0		
			取无菌物品方法正确,无污染,无跨越无菌区	2	1	0	0		
			物品取出后立即盖严容器	2	1	0	0		
	取无菌溶液	15	核对、检查无菌溶液正确,无遗漏	3	2	1	0		
			消毒瓶口方法正确	2	1	0	0		
			打开无菌溶液正确	1	0	0	0		
			冲洗瓶口、倾倒溶液方法正确,标签向上	3	2	1	0		
			取出溶液量合适,无污染	2	1	0	0		
			盖瓶盖方法正确,无污染	2	1	0	0		
			注明开瓶日期及时间正确	2	1	0	0		
	戴无菌手套	13	核对、检查无菌手套正确,无遗漏	2	1	0	0		
			取用滑石粉方法正确	1	0	0	0		
			戴无菌手套方法正确,无污染	6	4	3	2		
			脱手套方法正确,无污染	4	3	2	1		
	整理归原	4	用物放置合理、清理用物、垃圾分类处理	2	1	0	0		
			洗手、脱口罩正确	2	1	0	0		
操作评价		10	物品摆放合理	2	1	0	0		
			无菌观念强、无污染、无跨越无菌区	3	2	1	0		
			全过程稳、准、轻、快,用物处理妥当	3	2	1	0		
			操作时间不超过 5 分钟	2	1	0	0		
关键缺陷			查对不认真、无菌观念差、严重污染等均不及格						
总分		100							

技能 3　隔离技术基本操作

1. 操作流程

操作程序	简要流程	操作要点	图示
护士准备	素质要求	着装整洁、举止端庄	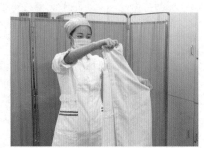
操作评估	病人病情	疾病诊断、隔离种类、意识状态、心理状态、对操作的认知和合作程度	
	伤口情况	局部伤口大小、深度、出血量、污染程度	
操作准备	环境准备	清洁、宽敞,便于操作,隔离单位设施设备符合要求	
	护士准备	戴圆帽,洗手	
	用物准备	口罩、隔离衣及挂衣架、手刷、洗手液,洗手设施、手套	图 2-15　取隔离衣
操作过程	戴上口罩	平展口罩,双手将口罩带子挂于耳后,使口罩完全覆盖住口鼻和下巴	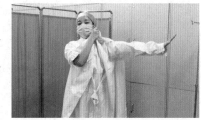
	取表卷袖	取下手表,卷袖过肘	
	穿隔离衣	① 取隔离衣:手持衣领取下隔离衣,清洁面向自己(图 2-15) ② 穿衣袖:一手持衣领,另一手伸入袖内向上轻抖,露出手部(图 2-16),换手持衣领,另一手伸入袖内,依法穿好对侧衣袖	图 2-16　穿衣袖
		③ 系领扣:两手持衣领中央沿边缘向后将衣领扣好(图 2-17) ④ 系袖扣:对齐边缘扣好 ⑤ 系腰带:从腰部自一侧衣缝向下5cm 处将隔离衣后身向前拉,见到衣边则捏住,同法将另一侧衣边捏住,手不可触及衣内面(图 2-18),两侧边缘对齐,在身后向一侧折叠(图 2-19),腰带在背后交叉后回到前面打一活结(按需戴手套,进行护理)	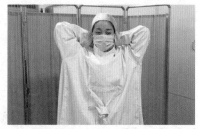 图 2-17　系领扣
	脱隔离衣	① 解腰带:松开腰带,在前面打一活结 ② 解袖扣:解开袖扣,将衣袖向上拉,塞于上臂衣袖内 ③ 手消毒:用手刷蘸消毒液或皂液刷手,顺序:前臂、腕部、手背、手掌、手	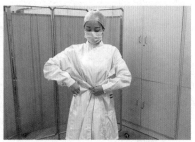 图 2-18　捏衣边

续表

操作程序	简要流程	操作要点	图示
操作过程	脱隔离衣	指、指缝、指甲,每只手刷洗半分钟,用流水冲净,再重复刷洗 1 次,共 2 分钟;亦可用 0.2% 过氧乙酸消毒液浸泡双手 2 分钟;擦干双手 ④ 解领扣:用手由领子中央顺边缘向后将领扣解开 ⑤ 脱衣袖:一手伸入另一侧袖口内,拉下衣袖过手,再用衣袖遮住的手在外边拉下另一衣袖,双臂逐渐退出(图 2-20)	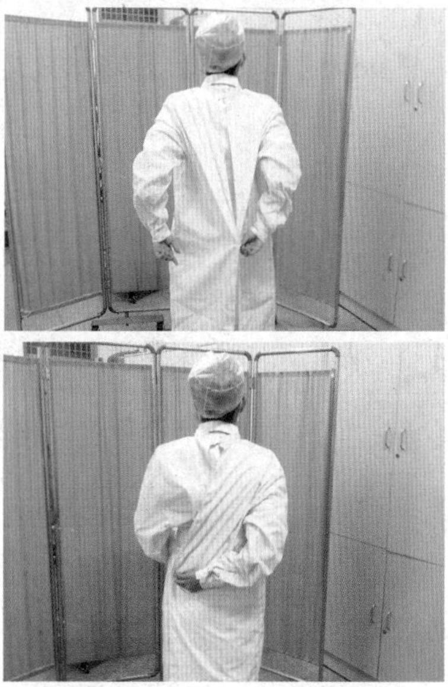
	整理挂衣	衣领直立,将隔离衣两边对齐,清洁面向外挂在衣架上备用;如需更换,则脱下的隔离衣清洁面向外,卷好投入污衣袋内	图 2-19 对齐衣边、身后折叠
	脱下口罩	双手握住口罩的两侧带子,将口罩污染面向内折叠放上衣口袋或弃于医疗垃圾桶内,手不可接触污染面	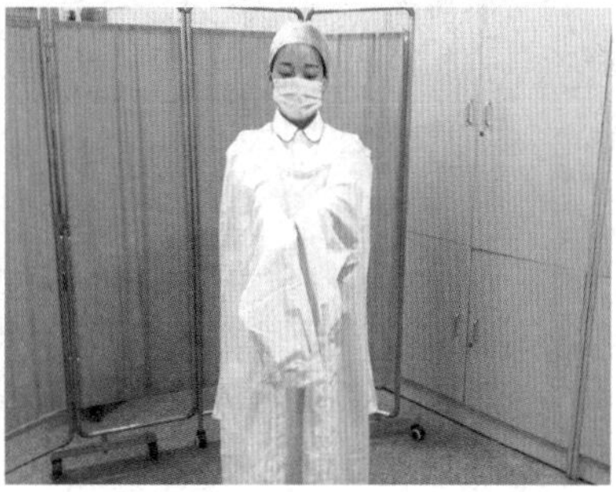
操作评价	操作效果	保持清洁区域和清洁物品未被污染,隔离观念强,操作规范、熟练,用物处理妥当	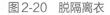 图 2-20 脱隔离衣

2. 操作关键点

(1) 了解病人的诊断、病情及目前采取的隔离种类,对隔离措施的接受、合作程度及心理反应。

(2) 操作前备齐用物,严格遵守消毒隔离原则。一次性口罩使用不超过 4 小时,接触严密隔离的传染病人应立即更换。隔离衣长短要合适,须盖住全部工作服。穿隔离衣后不得进入清洁区。

(3) 脱下的隔离衣挂在半污染区清洁面向外,挂在污染区污染面向外。

3. 操作测评标准

项目		分值	考核评价要点	评分等级				得分	存在问题
				I	II	III	IV		
护士准备		3	仪表着装规范	3	2	1	0		
操作评估		6	了解病人情况充分	3	2	1	0		
			观察伤口情况正确	3	2	1	0		
操作准备	环境	2	符合操作要求	2	1	0	0		
	护士	3	戴圆帽、洗手正确	3	2	1	0		
	用物	4	准备齐全、放置合理、隔离衣大小合适	4	3	2	1		
操作过程	戴上口罩	4	戴口罩方法正确，遮住口鼻和下巴	4	3	2	1		
	取表卷袖	2	取下手表，卷袖过肘正确	2	1	0	0		
	穿隔离衣	30	取隔离衣方法正确、清洁面方向正确	4	3	2	1		
			穿衣袖正确，无污染	6	4	2	1		
			系领扣动作规范，无污染	6	4	2	1		
			系袖口方法正确，无污染	6	4	2	1		
			隔离衣两侧衣边对齐，折叠方向正确	6	4	2	1		
			系腰带方法正确	2	1	0	0		
	脱隔离衣	26	解腰带方法正确，在身前系活结	4	2	1	0		
			解袖扣、塞衣袖方法正确，无污染	4	2	1	0		
			手消毒方法正确，消毒时间适宜	8	6	4	2		
			解领扣方法正确，无污染	4	2	1	0		
			脱衣袖方法正确，动作轻、准，无污染	6	4	2	1		
	整理挂衣	6	挂隔离衣方法正确，符合环境要求	4	2	1	0		
			用物处理恰当	2	1	0	0		
	脱下口罩	4	脱口罩正确，无污染	4	2	1	0		
操作评价		10	隔离观念强，清洁区和清洁物品未被污染	4	3	2	1		
			用物处理妥当	2	1	0	0		
			操作规范、熟练，操作时间不超过 5 分钟	4	3	2	1		
关键缺陷			违反隔离原则、严重污染均不合格						
总分		100							

技能 4　基本止血与包扎技术

1. 操作流程

操作程序	简要流程	操作要点	图示
护士准备	素质要求	着装整洁、举止端庄、语言流畅、表达清晰	
	核对签名	医嘱及执行单,签名	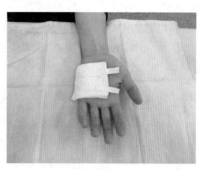
操作评估	病人病情	年龄、意识、生命体征、自理能力、心理状态、对治疗的认知和合作程度	
	伤口局部	伤口大小、深度、出血量、有无神经血管损伤、有无骨折、伤口污染程度	
操作准备	病人准备	了解操作目的、过程、注意事项及配合要点,愿意合作;体位舒适,伤口已清创缝合	图 2-21　覆盖伤口
	环境准备	安静整洁,光线充足,温度适宜,符合无菌操作要求	
	护士准备	洗手、戴口罩,戴手套	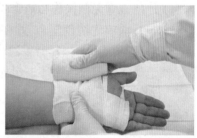
	用物准备	治疗车上层:治疗盘、弯盘、无菌纱布、无菌棉球、消毒液、0.9% 氯化钠注射液、无菌手套、无菌持物镊、剪刀、胶布、手消毒凝胶,必要时备动脉止血带、夹板、三角巾等;治疗车下层:医用废物桶、生活垃圾桶	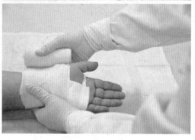
操作过程	核对解释	核对病人,解释并取得合作	
	止血包扎	协助病人取舒适体位,暴露伤口,托扶受伤肢体;取无菌纱布数块,覆盖于手掌损伤处(图 2-21)。用绷带从腕部开始作环形缠绕 2 圈,第 1 圈应斜形缠绕,第 2 圈作环形缠绕时,后 1 圈完全覆盖前 1 圈,将第 1 圈斜出圈外的绷带角折回圈内压住(图 2-22);由拇指与食指处通过,绕过手背经腕部"8"字形加压缠绕,露出手指(图 2-23),包扎关节时绕关节上下"8"字形缠绕	图 2-22　环形包扎
	固定清理	将绷带尾端环形包扎于腕部,避开伤口固定(图 2-24);清理伤口周围皮肤,抬高患肢、促进血液回流,脱手套	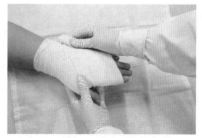 图 2-23　"8"字形包扎

续表

操作程序	简要流程	操作要点	图示
操作过程	观察告知	再次核对,观察伤口包扎松紧是否适宜、伤肢血运是否良好,是否有再出血;询问病人感受,向其交代注意事项	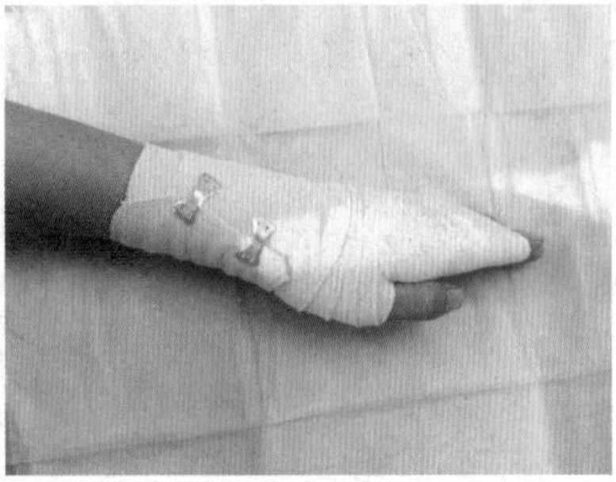
	整理记录	协助病人取舒适体位,整理用物,垃圾分类处理,洗手、脱口罩、记录、签名	
操作评价	病人感受	体位舒适,感觉良好,无不良反应	
	操作效果	止血包扎方法选择正确、及时有效,绷带包扎外观符合要求,绷带缠绕平整、沟通亲切、自然、有效,指导正确	

图2-24 固定

2. 操作关键点

(1) 严格遵守无菌操作和消毒隔离原则,严格执行查对制度,做好职业防护。

(2) 包扎前应先清创缝合,并在伤口上覆盖无菌敷料。包扎时保持病人体位舒适,被包扎肢体应保持功能位。操作时手法轻柔,松紧适宜,避免触及伤口。四肢包扎时应露出指(趾)端,以便于观察末梢血液循环。包扎后抬高患肢以促进静脉回流。

3. 操作测评标准

项目		分值	考核评价要点	评分等级				得分	存在问题
				I	II	III	IV		
护士准备		4	仪表着装规范、语言表达清晰 核对医嘱及执行单正确	2 2	1 1	0 0	0 0		
操作评估		6	了解病人情况充分 观察伤口情况正确	3 3	2 2	1 1	0 0		
操作准备	病人	3	理解、配合,体位舒适,伤口已清创缝合	3	2	1	0		
	环境	2	符合无菌操作要求	2	1	0	0		
	护士	3	洗手、戴口罩、戴手套正确	3	2	1	0		
	用物	4	准备齐全、放置合理	4	3	2	1		
操作过程	核对解释	4	核对病人正确 解释清楚并取得合作	2 2	1 1	0 0	0 0		
	止血包扎	38	病人体位舒适 暴露伤口、托扶受伤肢体正确 覆盖无菌敷料正确 遵循先止血后包扎再固定原则 选择止血包扎方法适宜 包扎方法正确 绷带缠绕松紧适宜,外观符合要求 指(趾)端露出	2 4 2 4 4 9 9 4	1 3 1 3 3 7 7 3	0 2 0 2 2 5 5 2	0 1 0 1 1 3 3 1		

续表

项目		分值	考核评价要点	评分等级				得分	存在问题
				I	II	III	IV		
操作过程	固定清理	10	固定方法、位置正确 清理伤口周围皮肤及时、正确 抬高患肢正确，脱手套正确	4 3 3	3 2 2	2 1 1	1 0 0		
	观察告知	8	再次核对正确 观察、告知正确	2 6	1 4	0 2	0 0		
	整理记录	8	病人体位舒适 整理用物、垃圾分类处理符合要求 洗手、脱口罩、记录正确	2 4 2	1 3 1	0 2 0	0 1 0		
操作评价		10	沟通亲切、自然、有效，注重健康教育 绷带包扎方法、部位正确，外观符合要求 操作规范、熟练，时间不超过12分钟	3 4 3	2 3 2	1 2 1	0 1 0		
关键缺陷			无人文关怀、无沟通，无安全意识、查对不严，严重污染等均不及格						
总分		100							

二、门诊破伤风抗毒素注射

(一) 情景与任务

1. **情景导入** 病人清创缝合、止血包扎术后，医生开出医嘱：破伤风抗毒素(TAT)1500IU im st；TAT皮试( )。急诊治疗室护士遵医嘱为病人进行TAT过敏试验，20分钟后观察结果为阳性，采用脱敏注射法为病人注射TAT。

2. **工作任务** 护士为病人进行TAT过敏试验，并注射TAT。

(二) 操作评估

1. **病人病情** 左手掌皮肤挫裂伤，创缘不整齐，伤口较深、有污染，清创缝合、止血包扎术后，TAT过敏试验结果阳性。

2. **操作目的** 注射破伤风抗毒素(TAT)预防发生破伤风。

3. **项目分析** TAT是一种免疫马血清，具有抗原性，TAT对人体是异种蛋白，注射后可引起过敏反应，故注射前须做过敏试验。试验结果阴性者一次肌内注射TAT 1500IU，结果阳性者需采用脱敏注射法。

(三) 操作计划

1. 注射TAT前，先进行TAT过敏试验。操作前详细询问病人有无TAT用药史、过敏史及家族史，是否空腹。

2. 病人TAT皮试结果为阳性，须采取脱敏注射法，即小剂量多次肌内注射TAT，要求每隔20分钟肌内注射1次，直至完成总注射剂量(1500IU)。注射方法见表2-1。

表 2-1 破伤风抗毒素脱敏注射法

次数	TAT(ml)	加入 0.9% 氯化钠注射液(ml)	注射法
1	0.1	0.9	肌内注射
2	0.2	0.8	肌内注射
3	0.3	0.7	肌内注射
4	0.4	稀释至 1ml	肌内注射

3. 因需多次注射,选择两侧臀大肌交替注射。每次注射后密切观察病人的反应,如出现面色苍白、发绀、荨麻疹及头晕、心慌或过敏性休克时,立即停止注射并配合医生进行抢救;如过敏反应轻微,可待症状消退后,酌情将剂量减少、注射次数增加,以完成总注射剂量。

(四) 操作流程与测评标准

技 能 5 皮 内 注 射

1. 操作流程

操作程序	简要流程	操作要点	图示
护士准备	素质要求	着装整洁、举止端庄、语言柔和、表达清晰	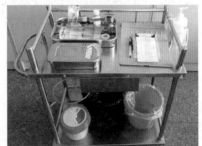
	双人核对	医嘱及注射单,签名	
操作评估	病人病情	年龄、意识状态、自理能力、心理状态、对 TAT 皮试的认知和合作程度,进食情况	
	治疗情况	用药史、过敏史、家族史	图 2-25 皮内注射用物
	注射部位	局部皮肤无感染、硬结、瘢痕、出血点	
操作准备	病人准备	了解皮试目的、过程、注意事项及配合要点,并愿意合作;体位舒适,已进食,已排大小便	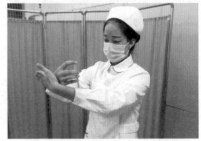
	环境准备	安静整洁、温湿度适宜、光线充足、无过多人员走动,备有抢救设备	
	护士准备	洗手,戴口罩	图 2-26 抽药摇匀
	用物准备	治疗车上层:治疗盘、安尔碘、75% 乙醇、棉签、砂轮、一次性注射器(1ml、2ml)、0.9% 氯化钠注射液(10ml)、TAT(1500IU)、0.1% 盐酸肾上腺素 1 支、红蓝铅笔、注射单、无菌盘、小标签、手消毒凝胶;治疗车下层:医用废物桶、生活垃圾桶、锐器盒(图 2-25)	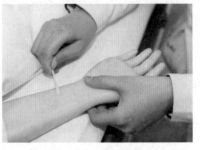 图 2-27 定位消毒

续表

操作程序	简要流程	操作要点	图示
操作过程	配皮试液	双人核对注射单、药液,检查药液,启开药瓶,用1ml注射器抽取TAT 0.1ml,加0.9%氯化钠注射液至1ml,摇匀(图2-26);将写好皮试液名称、配液时间的小标签贴于注射器上,放入无菌盘内;再次核对药物	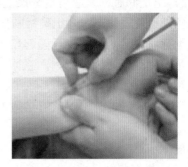 图2-28 进针
	核对解释	双人核对病人,解释并取得合作	
	定位消毒	协助病人取舒适体位,选择注射部位:前臂掌侧下段,用75%乙醇消毒注射部位皮肤,待干(图2-27)	
	进针推药	再次核对,排尽空气,左手绷紧注射部位皮肤,右手持注射器,针头斜面向上,与皮肤呈5°进针(图2-28),待针头斜面完全进入皮内后,放平注射器,左手拇指固定针栓,右手轻轻推注药液,缓慢注入0.1ml(图2-29),使局部皮肤隆起呈半球状皮丘,皮肤变白,毛孔变大(图2-30)	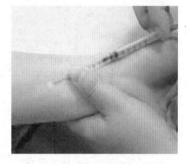 图2-29 推药
	快速拔针	注射完毕,快速拔针,勿按压(图2-31)	
	观察告知	告知病人勿按压皮丘,再次核对病人及药物,观察皮丘及病人反应,嘱病人留观20分钟,并交代注意事项(在室内休息20分钟,若出现呼吸困难、出冷汗、头晕等不适及时告知护士)	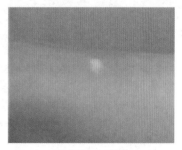
	整理记录	协助病人取舒适体位,询问病人感受,整理用物,垃圾分类处理,洗手、脱口罩,记录、签名	图2-30 皮丘
	结果判断	20分钟后判断结果,并告知病人,洗手,记录、签名	
操作评价	病人感受	感觉安全、无不良反应	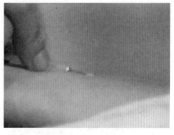
	操作效果	严格查对制度、无菌技术原则,皮试液浓度、剂量准确,注射部位、方法正确,皮丘符合要求,结果判断及时、准确,沟通有效、指导正确	图2-31 拔针

2. 操作关键点

(1) 严格遵守无菌操作和消毒隔离原则,严格执行查对制度。

(2) 保证用药安全:①操作前必须询问病人过敏史、用药史、家族史,做过敏试验时不宜空腹,防止低血糖反应与过敏反应混淆。②试验前备好 0.1% 盐酸肾上腺素及注射器,抢救设备处于备用状态。③正确判断皮试结果。阴性:皮丘大小无改变,周围无红肿、无红晕、无自觉症状;阳性:局部皮丘隆起增大,出现红晕硬块,直径大于 1.5cm,红晕超过 4cm,可出现伪足、痒感。若结果可疑阳性,可在对侧前臂相应部位皮内注射 0.9% 氯化钠注射液 0.1ml 做对照试验。

(3) 正确操作:①皮试液必须现配现用,浓度与剂量准确。②忌用含碘消毒剂消毒皮肤,以防影响局部反应的判断。③进针角度不宜超过 5°,进针不可过深,以免药液注入皮下,影响皮试结果。

3. 操作测评标准

项目		分值	考核评价要点	评分等级				得分	存在问题
				I	II	III	IV		
护士准备		4	仪表着装规范,语言表达清晰	2	1	0	0		
			双人核对医嘱及注射单正确	2	1	0	0		
操作评估		7	了解病人病情充分	2	1	0	0		
			询问三史、进食情况正确	3	2	1	0		
			选择、观察注射部位正确	2	1	0			
操作准备	病人	2	体位舒适,理解、配合,无空腹,已排便	2	1	0	0		
	环境	2	符合无菌操作要求,备有抢救设备	2	1	0	0		
	护士	2	洗手、戴口罩正确	2	1	0	0		
	用物	4	准备齐全、放置合理	4	3	2	1		
操作过程	配皮试液	12	双人核对医嘱及药物正确	2	1	0	0		
			检查药物质量正确	2	1	0	0		
			抽吸药液方法正确,无漏液、无污染	4	3	2	1		
			稀释、摇匀药液方法正确	2	1	0	0		
			再次核对、标记正确	2	1	0	0		
	核对解释	3	双人核对病人正确	2	1	0	0		
			解释清楚,并取得合作	1	0	0	0		
	定位消毒	4	注射部位选择正确	2	1	0	0		
			消毒皮肤方法、范围正确	2	1	0	0		
	进针推药	24	再次核对,排尽空气方法正确	3	2	1	0		
			绷紧皮肤及持注射器进针手法正确	3	2	1	0		
			进针角度、深度适宜	6	4	2	0		
			固定针栓及推药手法正确	6	4	2	0		
			注射剂量准确,皮丘符合要求	6	4	2	0		
	快速拔针	3	快速拔针正确	2	1	0	0		
			无按压皮丘	1	0	0	0		

续表

项目		分值	考核评价要点	评分等级				得分	存在问题
				I	II	III	IV		
操作过程	观察告知	8	告知病人勿按压皮丘 再次核对病人及药物正确 观察皮丘及全身反应正确 交代注意事项准确	1 2 2 3	0 1 1 2	0 0 0 1	0 0 0 0		
	整理记录	7	病人体位舒适 整理用物、垃圾分类处理符合要求 洗手、脱口罩、记录正确	2 2 3	1 1 2	0 0 1	0 0 0		
	结果判断	8	判断结果时间适宜 皮试结果判断准确、告知病人 洗手、记录、签名正确	1 4 3	0 3 2	0 2 1	0 1 0		
操作评价		10	沟通亲切、自然、有效,注重健康教育 皮试液剂量准确,结果判断、记录准确 用物处理妥当,皮试液暂保留 无菌观念强、无差错、操作规范、熟练,操作时间不超过 10 分钟	2 2 2 4	1 1 1 3	0 0 0 2	0 0 0 1		
关键缺陷			无人文关怀、无沟通,皮试前无询问过敏史、无安全意识、查对不严、发生事故,严重污染等均不及格						
总分		100							

技能 6 肌 内 注 射

1. 操作流程

操作程序	简要流程	操作要点	图示
护士准备	素质要求	着装整洁、举止端庄、语言流畅、表达清晰	
	双人核对	医嘱及注射单、签名	
操作评估	病人病情	年龄、意识状态、自理能力、心理状态,对用药的认识及合作程度	
	治疗情况	用药史、过敏史及目前用药情况	
	注射部位	皮肤完整性及局部肌肉组织状况,有无硬结、瘢痕或感染,肢体活动能力	图2-32 肌内注射用物
操作准备	病人准备	了解操作目的、过程、注意事项及配合要点,愿意合作,体位舒适,已排大小便	
	环境准备	安静整洁、温湿度适宜、光线充足、无过多人员走动	图2-33 抽药

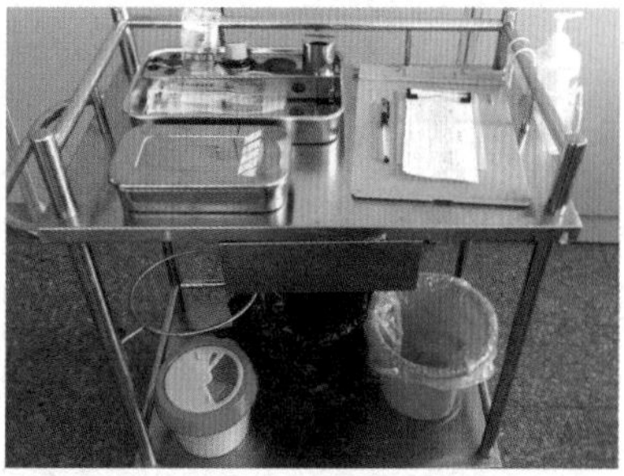

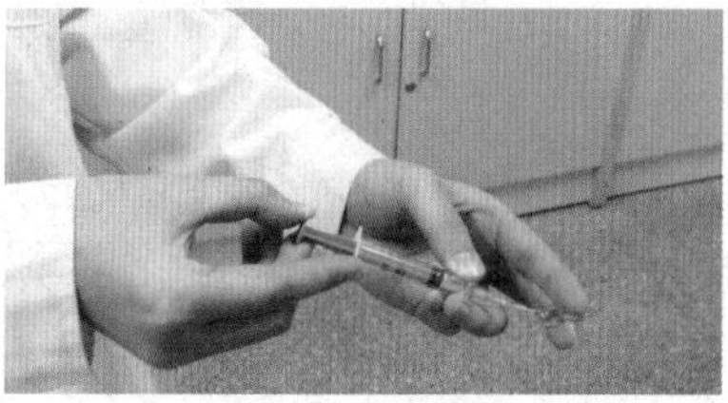

续表

操作程序	简要流程	操作要点	图示
操作准备	护士准备	洗手、戴口罩	
	用物准备	治疗车上层:治疗盘、安尔碘、棉签、砂轮、注射器(2ml 或 5ml)、按医嘱备药、注射单、无菌盘、手消毒凝胶;治疗车下层:医疗废物桶、生活垃圾桶、锐器盒(图2-32)	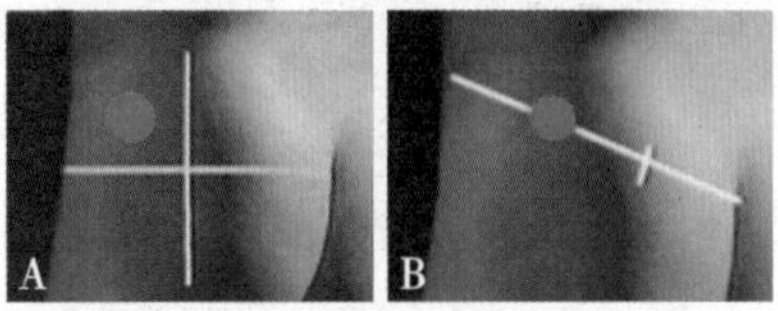 图2-34 臀大肌定位(A:十字法、B:连线法)
操作过程	抽吸药物	核对注射单及药物,检查药物,将安瓿颈部药液弹至体部,在安瓿颈部划一锯痕,用75%乙醇消毒后折断安瓿。检查注射器包装及灭菌日期,取出并检查注射器和针头,抽吸药液(图2-33),排气,再次核对,放入无菌盘内	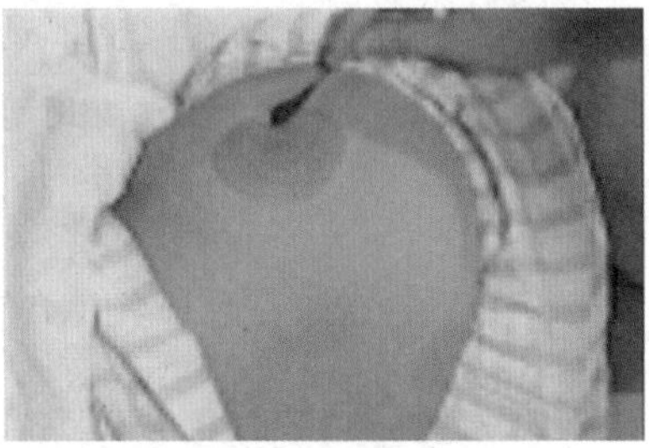 图2-35 消毒皮肤
	核对解释	双人核对病人,解释并取得合作	
	定位消毒	协助病人取侧卧位或坐位,充分暴露注射部位,准确定位:臀大肌注射用"十字法"或"连线法"定位(图2-34),用安尔碘消毒局部皮肤2次(图2-35),待干	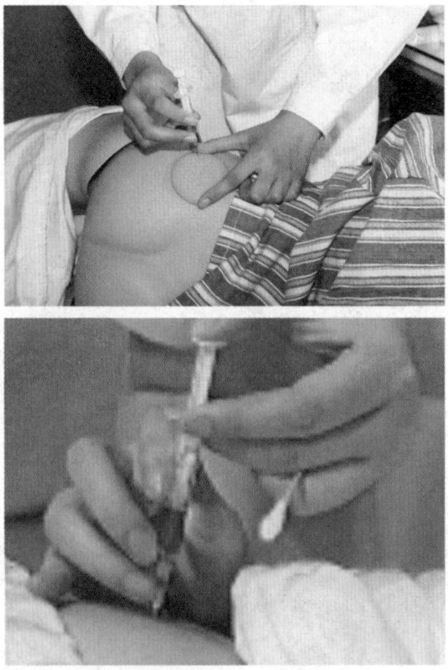
	进针推药	再次核对药液,排尽空气,左手绷紧注射部位皮肤,右手持注射器垂直、快速刺入肌内,深度为刺入针梗的1/2~2/3,左手抽动活塞无回血,右手固定针栓及注射器,缓慢均匀注入药液(图2-36)	
	快速拔针	注射毕,快速拔针,用干棉签按压穿刺点2~3分钟,至不出血止(图2-37)	
	观察告知	再次核对病人及药物,观察病人反应,询问病人感受,告知注意事项,给予健康指导	图2-36 进针、推药
	整理记录	协助病人取舒适体位,整理用物,垃圾分类处理,洗手、脱口罩,记录、签名	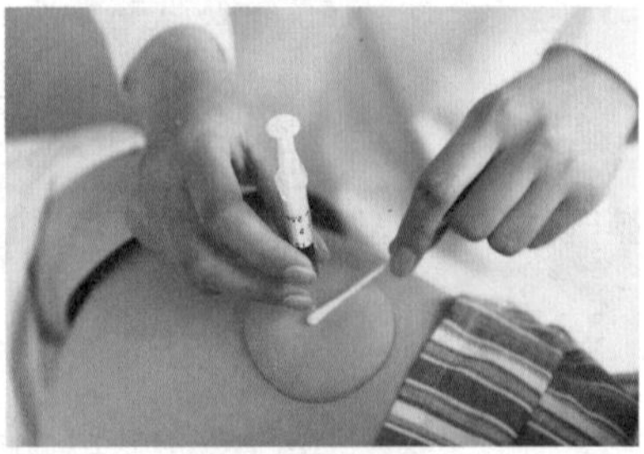
操作评价	病人感受	感觉良好,无不良反应	
	操作效果	严格查对制度、无菌技术原则,注射方法、部位正确,注射剂量准确,沟通亲切、自然、有效,注重健康指导	图2-37 拔针

2. 操作关键点

(1) 严格遵守无菌操作和消毒隔离原则,严格执行查对制度。

(2) 常用注射部位有臀大肌、臀中肌、臀小肌、上臂三角肌和大腿外侧,注射时定位要准确。两岁以下婴幼儿宜选用臀中肌和臀小肌注射,不宜选用臀大肌。如需长期肌内注射者,应有计划交替使用注射部位,并选用细长针头,以避免或减少硬结发生。如因长期多次注射引起局部硬结,可给予热敷或理疗。

(3) 注射时体位舒适,肌肉放松。如选用臀大肌注射,安置侧卧位时上腿伸直、下腿屈曲,俯卧位则足尖相对、足跟分开。

(4) 注射时针梗切勿全部刺入,以防针梗从根部衔接处折断。

(5) 若两种药物同时注射时,注意配伍禁忌。

3. 操作测评标准

项目		分值	考核评价要点	评分等级				得分	存在问题
				I	II	III	IV		
护士准备		4	仪表着装规范、语言表达清晰	2	1	0	0		
			双人核对医嘱及注射单正确	2	1	0	0		
操作评估		6	了解病人病情充分	2	1	0	0		
			询问用药史、过敏史及目前用药情况正确	2	1	0	0		
			选择、观察注射部位正确	2	1	0	0		
操作准备	病人	2	卧位舒适,理解、配合,已排便	2	1	0	0		
	环境	2	符合无菌操作要求	2	1	0	0		
	护士	2	洗手、戴口罩正确	2	1	0	0		
	用物	4	准备齐全、放置合理	4	3	2	1		
操作过程	抽吸药物	14	双人核对医嘱及药物正确	2	1	0	0		
			检查药物质量正确	2	1	0	0		
			启开安瓿正确	2	1	0	0		
			取出、检查注射器、针头正确	2	1	0	0		
			抽吸药液方法正确,无余液、无污染	6	4	2	1		
	核对解释	3	双人核对病人正确	2	1	0	0		
			解释清楚并取得合作	1	0	0	0		
	定位消毒	13	病人体位舒适、放松	3	2	1	0		
			注射部位定位准确	6	4	2	0		
			注射部位消毒方法、范围正确	4	3	2	1		
	进针推药	22	再次核对、排尽空气方法正确	3	2	1	0		
			绷紧皮肤正确	2	1	0	0		
			进针手法、角度正确,深度适宜	9	7	5	3		
			固定针栓方法正确	2	1	0	0		
			抽回血、推药手法正确,推药速度均匀	6	4	2	1		

续表

项目		分值	考核评价要点	评分等级				得分	存在问题
				I	II	III	IV		
操作过程	快速拔针	4	拔针方法正确	2	1	0	0		
			按压手法、时间正确	2	1	0	0		
	观察告知	7	再次核对病人及药物正确	2	1	0	0		
			观察病人反应、询问其感受正确	2	1	0	0		
			告知注意事项、给予健康指导正确	3	2	1	0		
	整理记录	7	病人体位舒适	2	1	0	0		
			整理用物、垃圾分类处理符合要求	2	1	0	0		
			洗手、脱口罩、记录、签名正确	3	2	1	0		
操作评价		10	沟通亲切、自然、有效，注重健康教育	3	2	1	0		
			无菌观念强，认真查对无差错	3	2	1	0		
			操作规范、熟练，操作时间不超过 8 分钟	4	3	2	1		
关键缺陷			无人文关怀、无沟通。无安全意识、查对不严、发生事故。严重污染等均不及格						
总分		100							

三、门诊伤口护理

(一) 情景与任务

1. 情景导入　术后第 2 天，病人至外科普通门诊复查。医生检查病人伤口愈合良好，无感染。医嘱：伤口换药，继续观察。

2. 工作任务　换药室护士为病人进行伤口换药。

(二) 操作评估

1. 病人病情　左手掌软组织挫裂伤，清创缝合术后 2 天，伤口愈合良好，无红肿热痛，无分泌物等感染迹象；5 年前曾患慢性乙型肝炎。

2. 操作目的　消毒伤口、更换伤口敷料，保持伤口清洁，预防感染，促进愈合。

3. 项目分析　缝合伤口换药次数：一般手术切口、无明显感染的外伤缝合伤口，术后每隔 2~3 天换药 1 次，有引流的伤口或分泌物多、严重感染的伤口需每天换药。

(三) 操作计划

1. 仔细观察伤口，准确判断伤口愈合情况。

2. 病人术后伤口为无明显感染的外伤缝合伤口，按清洁伤口进行处置，术后每隔 2~3 天换药 1 次。

3. 更换敷料后，绷带固定包扎。

4. 病人曾患慢性乙型肝炎，严格遵循血液 - 体液隔离原则。

（四）操作流程与测评标准

技能7 伤口换药

1. 操作流程

操作程序	简要流程	操作要点	图示
护士准备	素质要求	着装整洁、举止端庄、语言流畅、表达清晰	
	核对签名	核对医嘱及执行单、签名	
操作评估	病人病情	年龄、受伤时间、意识状态、自理能力、心理状态,对换药的认识及合作程度	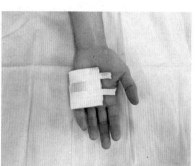 图2-38 安置体位
	治疗情况	手术后天数,用药情况及过敏史	
	伤口局部	伤口大小、深度、有无出血、分泌物或坏死组织等	
操作准备	病人准备	了解操作目的、过程、注意事项及配合要点,愿意合作,体位舒适	
	环境准备	安静整洁、温湿度适宜、光线充足、无过多人员走动	
	护士准备	洗手,戴口罩,戴手套	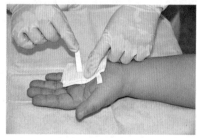 图2-39 揭去胶布
	用物准备	治疗车上层:治疗盘内放无菌换药碗(盘)2个、止血钳(镊子)2把、0.9%氯化钠注射液棉球、75%乙醇棉球、无菌纱布、碘伏、棉签、胶布、绷带、治疗巾、汽油、手套;治疗车下层:医疗废物桶、生活垃圾桶;必要时备拆线剪、无菌敷贴、探针、刮匙、引流条等	
操作过程	核对解释	核对病人,解释并取得合作	
	安置体位	协助病人取舒适体位,患肢下铺治疗巾,充分暴露伤口(图2-38),冬季注意保暖	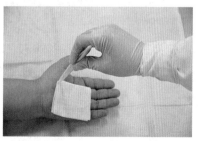 图2-40 揭去内层敷料
	揭除敷料	解开绷带,用手朝伤口方向揭去皮肤上的胶布(图2-39),取下外层敷料,将污染面向上放于弯盘上;用无菌镊取下伤口内层敷料(图2-40);观察伤口愈合情况,有无分泌物及肿胀疼痛,必要时留取标本	

续表

操作程序	简要流程	操作要点	图示
操作过程	清理伤口	用碘伏或乙醇棉球由创缘向外擦拭伤口周围皮肤 2~3 次,范围距伤口不小于 5cm;用 0.9% 氯化钠注射液棉球由内向外清洗伤口,再用碘伏或乙醇棉球擦拭伤口周围皮肤	图2-41 更换敷料
	更换敷料	用无菌敷料覆盖伤口(图 2-41),酌情放置引流物,用胶布或绷带妥善固定(图 2-42),脱手套	
	观察告知	再次核对,观察病人反应,协助其取舒适体位,告知其伤口情况及注意事项,进行健康指导	
	整理记录	整理用物,垃圾分类处理;洗手,脱口罩,记录换药时间、伤口情况、签名	图2-42 绷带包扎
操作评价	病人感受	感觉良好、无不良反应	
	操作效果	严格查对制度、无菌技术原则,无菌敷料覆盖伤口,包扎牢固,沟通亲切、自然、有效,注重健康教育	

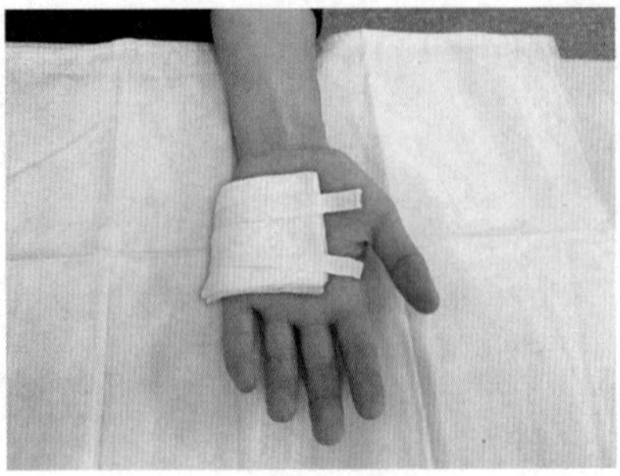

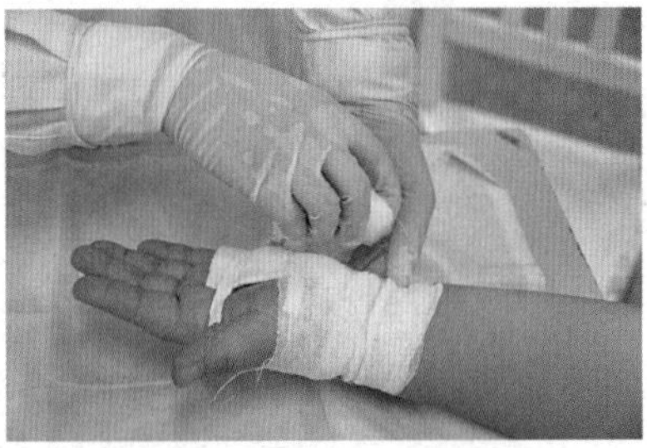

2. 操作关键点

(1) 严格遵守无菌操作和消毒隔离原则,严格执行查对制度。

(2) 夹取无菌敷料的镊子与接触伤口的镊子应分开,不可交叉使用。污染伤口清理时用过氧化氢溶液(双氧水)、0.9% 氯化钠注射液由外向内清洗,用碘伏消毒创面,必要时做细菌培养。

(3) 揭取内层敷料方向与伤口纵行方向平行,以减轻疼痛。敷料与伤口粘连时应用 0.9% 氯化钠注射液棉球浸湿后取下,不可撕拽,以免引起创面出血。

(4) 胶布固定应顺躯体横轴固定,与躯体肌肉运动呈相反方向。

3. 操作测评标准

项目	分值	考核评价要点	评分等级				得分	存在问题
			I	II	III	IV		
护士准备	4	仪表着装规范、语言表达清晰	2	1	0	0		
		核对医嘱及执行单正确	2	1	0	0		
操作评估	6	了解病人病情充分	2	1	0	0		
		询问手术后天数、用药情况及过敏史正确	2	1	0	0		
		观察、判断伤口类别正确	2	1	0	0		

续表

项目		分值	考核评价要点	评分等级				得分	存在问题
				I	II	III	IV		
操作准备	病人	2	体位舒适,理解、配合	2	1	0	0		
	环境	2	符合操作要求	2	1	0	0		
	护士	2	洗手、戴口罩、戴手套正确	2	1	0	0		
	用物	4	准备齐全、放置合理	4	3	2	1		
操作过程	核对解释	4	核对病人正确 解释清楚并取得合作	2 2	1 1	0 0	0 0		
	安置体位	4	病人体位舒适 伤口充分暴露	2 2	1 1	0 0	0 0		
	揭除辅料	12	揭胶布、外层敷料方法正确 揭内层敷料方法正确 观察病人反应,自诉无疼痛 判断伤口愈合情况正确	3 4 2 3	2 2 1 2	1 1 0 1	0 0 0 0		
	清理伤口	20	消毒伤口周围皮肤方法正确 0.9% 氯化钠棉球清洁伤口轻稳 清理伤口两镊无交叉	6 8 6	4 6 4	2 4 2	1 2 1		
	更换敷料	18	伤口覆盖敷料或引流物适当 纱布完全覆盖创面 固定方法正确,脱手套正确	6 6 6	4 4 4	2 2 2	1 1 1		
	观察告知	6	再次核对病人 观察病人反应、询问其感受 交代注意事项、给予健康指导正确	2 2 2	1 1 1	0 0 0	0 0 0		
	整理记录	6	病人体位舒适 清理用物、垃圾分类处理符合要求 洗手、脱口罩、记录正确	2 2 2	1 1 1	0 0 0	0 0 0		
操作评价		10	沟通亲切、自然、有效,注重健康教育 无菌观念强,认真查对无差错 敷料固定包扎良好、美观、松紧适宜 操作规范熟练,操作时间不超过12分钟	2 2 2 4	1 1 1 3	0 0 0 2	0 0 1 1		
关键缺陷			无人文关怀、无沟通,无安全意识、查对不严、发生事故,严重污染等均不及格						
总分		100							

【评价】

1. 病人清创手术后2天疼痛是否逐渐缓解。

2. 病人术后伤口有无感染。

3. 病人是否能在家属帮助下穿衣并保持身体清洁卫生,病人及家属是否了解功能锻炼的重要性、步骤与方法,有无出现手功能障碍。

4. 病人情绪是否稳定,是否积极配合治疗。

拓 展 训 练

 案例

李××,男,20岁,4天前在训练中不慎划伤右小腿中部,自行包扎后未及时到医院进一步诊治。昨晚始体温升高,今晨在家测体温38.4℃,遂来院就诊。神志清楚,扶入诊室。查体:T 38.2℃、P 95次/分、R 20次/分、BP 130/80mmHg。右小腿中部可见4cm×1cm×1cm伤口,创面红肿、疼痛,有黄色渗出液。既往体健,发育正常,营养中等,查体合作。初步诊断:右小腿皮肤软组织损伤。治疗措施:局麻下清创缝合术,给予消炎、止痛药物处理;破伤风抗毒素1500IU im st,TAT皮试( )。伤口每天换药1次,2周后拆线。

一、情景与任务

(一)门诊手术治疗

1. 情景导入 病人就诊后,医生开出医嘱:局麻下清创缝合。

2. 工作任务 护士接到手术处置单后,立即做好术前准备,并配合医生进行手术,术后给予止血包扎处理。

(二)门诊TAT注射

1. 情景导入 病人手术后,医生开出医嘱:TAT 1500IU im st,TAT皮试( )。护士为病人进行TAT过敏试验,20分钟后观察结果为阴性。

2. 工作任务 护士为病人进行TAT过敏试验,并注射TAT。

(三)门诊伤口护理

1. 情景导入 病人术后1天回院复诊,检查伤口有渗出。医嘱:伤口换药。

2. 工作任务 换药室护士为病人实施伤口换药。

二、分析

(一)指引

1. 病人伤口感染并有黄色渗出液,护士为病人执行各项护理措施(如清创接触脓液)时,应严格遵循消毒隔离原则,戴口罩、穿隔离衣、戴手套,做好职业防护。

2. 病人右小腿锐器伤数日,伤口清创缝合术后,可采用加压包扎止血,固定时采用环形、螺旋反折形包扎法。

3. 病人TAT过敏试验为阴性,一次性肌内注射TAT 1500IU。

4. 病人伤口为感染伤口,需每天换药1次。换药时,伤口仍然有渗出,要注意清理伤口时由外向内清洗。

5. 接触病人或污染物品后及护理下一位病人前要洗手,病人用过的棉球、纱布、敷料等污染物品应弃于医疗废物袋、贴标签、消毒处理。

（二）实践

1. 将全班学生分成若干小组，各小组针对上述案例、情景与任务，进行小组讨论，要求书面列出该病人的主要护理诊断/问题，并初步制订护理计划。

2. 各小组成员分配任务，分别扮演护士、病人、家属、医生等不同角色，进行角色扮演、模拟综合实训。

（周雅馨）

项目三　长期卧床病人的护理

学习目标

1. 具有关心、爱护病人的思想意识；尊重病人，保护病人隐私；具有观察、分析和解决问题的能力，能与病人建立良好的护患关系。
2. 熟练掌握卧位安置、协助病人翻身、压疮预防、床上洗发、床上擦浴、卧有病人床更换床单等技能。
3. 学会被动性关节活动范围（ROM）练习的技能。

> 　　曲××，男，62岁。3小时前无明显诱因出现左侧肢体无力，上肢无法抬举、下肢无法行走，伴言语笨拙，症状呈持续性、无明显加重和缓解、无头痛头晕、无视物旋转及视物模糊，以"脑梗死"收入神经内科治疗。入院后查体：T 36.5℃、P 78次/分、R 22次/分、BP 136/90mmHg，神志清楚、言语笨拙，双侧瞳孔等圆等大，直径约3mm，对光反射存在，双侧眼球向右侧凝视，无眼球震颤及复视，左侧中枢性面瘫，伸舌偏左，转头转颈活动自如，右侧肢体肌力正常，左侧肢体肌力0级，四肢肌张力正常，双侧腱反射存在、对称，左下肢病理征阳性，共济运动查体欠配合，洼田饮水试验3分。既往有糖尿病史，血压偶尔升高，否认冠心病及脑梗死病史。自发病以来，病人精神欠佳，情绪烦躁，大小便正常，给予改善脑循环、保护脑组织、溶栓、抗凝、脱水等对症支持治疗。入院查CT显示：右额顶颞叶、右基底节区缺血性脑梗死，双侧多发腔隙性脑梗死。

【护理评估】

1. 病人言语笨拙、左侧中枢性面瘫，伸舌偏左；进行洼田饮水试验，结果为3分，提示病人因多发腔隙性脑梗死引起延髓麻痹而致饮食、饮水呛咳，存在吞咽困难。

2. 病人62岁，右侧肢体肌力正常，左侧肢体肌力0级，不能下床活动，长期卧床，限制了呼吸系统的有效通气和呼吸道分泌物的排出，容易导致坠积性肺炎的发生，考虑有肺部感染的可能。

3. 病人左侧肢体肌力0级，活动障碍，不能自主更换卧位；由于饮食、饮水发生呛咳，导致摄入食物的量减少，可引起营养不良；为了降低颅内压应用脱水药物治疗，可导致皮肤弹性下降。上述因素均使病人皮肤抵抗力下降，容易诱发压疮。

4. 病人左侧肢体肌力0级，活动障碍，不能自行坐起、不能自主更换卧位、不能自行下床活动,提示病人存在躯体活动障碍。

5. 病人左侧肢体活动障碍,不能独立完成沐浴、洗发等日常清洁卫生活动,提示病人存在沐浴/卫生自理缺陷。

6. 病人出现言语笨拙,提示病人与他人语言沟通出现障碍。

7. 病人初次发病,突然左侧肢体瘫痪,言语笨拙,生活不能自理,自发病以来,精神欠佳,情绪烦躁,提示病人出现焦虑。

8. 病人左侧肢体肌力 0 级,不能自主活动,左侧肢体肌肉组织长期处于活动受限的状态,将会引起肌肉萎缩;而长期的活动受限,可导致左侧肢体肌张力增强,进而引发关节挛缩,有可能发生失用性综合征。

【护理诊断/问题】

1. 吞咽障碍 与延髓麻痹有关。

2. 有感染的危险 与躯体活动障碍、长期卧床有关。

3. 有皮肤完整性受损的危险 与长期卧床、营养摄入减少、皮肤抵抗力下降有关。

4. 躯体活动障碍 与脑缺血、缺氧导致运动功能受损有关。

5. 沐浴/卫生自理缺陷 与左侧肢体瘫痪有关。

6. 语言沟通障碍 与脑缺血导致语言功能障碍有关。

7. 焦虑 与脑部病变导致偏瘫、言语笨拙有关。

8. 有失用性综合征的危险 与肢体活动障碍、长期卧床有关。

【护理计划】

1. 护理目标

(1)病人进食、饮水时未发生呛咳现象。

(2)病人住院期间未发生坠积性肺炎。

(3)病人住院期间皮肤完好、无破损。

(4)病人能掌握肢体功能锻炼的方法并主动配合康复训练,躯体活动能力逐渐增强。

(5)病人在护士及家属的帮助下,能保持身体清洁卫生,生活需要能得到及时满足。

(6)病人能最大限度地保持语言沟通能力,采取有效的沟通方式,表达自己的需要。

(7)病人能保持情绪稳定,积极配合治疗和康复训练。

(8)病人患肢未发生失用性综合征。

2. 护理措施

(1)根据病人的吞咽能力选择流质、半流质或软质饮食,少量多餐。病人进餐时安置半坐卧位,指导病人缓慢进食,如出现呛咳明显则暂停进餐或遵医嘱给予鼻饲饮食。

(2)每 2 小时为病人翻身、叩背,促进排痰,防止痰液在呼吸道聚积,保持呼吸道通畅。如病人出现呕吐,应将其头部偏向一侧,以防发生误吸。

(3)做好皮肤护理,保持病人皮肤清洁、干爽;及时更换污衣被,保持床铺清洁、平整、无碎屑;定时更换卧位,并给予全身及局部皮肤按摩,促进血液循环。

(4)帮助病人安置舒适卧位,保持病人口腔清洁,协助病人完成洗漱、进食、如厕、擦浴和穿脱衣服等日常清洁卫生活动。

(5)做好安全防护,病人有坠床的危险,应配置有保护性床档的病床;呼叫器和经常使用的物品置于床头或病人伸手可及处。

(6) 鼓励病人采取各种方式向医护人员及家属表达自己的需要,可借助实物、表情、图片或手势等提供简单而有效的双向沟通方式,如以点头或摇头表示"是"或"否";护士应多与病人交流,及早进行语言训练,注意循序渐进。

(7) 为病人及家属讲解脑梗死的相关知识,提高其对疾病的认识;用亲切的言语取得病人的信任,鼓励病人表达自己的感受,了解产生焦虑的原因,帮助病人解决实际困难,并对病人的配合与进步及时给予肯定和表扬;与病人家属沟通,多关心、爱护病人,给予心理安慰,使其消除负性情绪,以良好的心理状态接受治疗及护理。

(8) 将病人肢体摆放于功能位置,防止肢体痉挛和预防继发性损害;给予肢体被动活动,指导并督促功能恢复锻炼;在日常生活护理中,与病人交谈或操作时站在病人患侧,将常用物品放于患侧,用提醒、示范等方法让病人注意患侧肢体,增加其对患侧的注意;指导病人每天经常触摸或按摩患侧肢体,增加患侧肢体的感觉输入。

【实施】

一、卧位安置与压疮预防

(一) 情景与任务

1. 情景导入　病人入院后,护士巡视病房,发现病人家属正在协助病人进餐,由于安置体位及喂食方法不当,病人发生呛咳。

2. 工作任务　护士协助病人安置合适卧位、正确进餐,给予护理评估和健康指导,并定期进行压疮的预防及护理。

(二) 操作评估

1. 病人病情　嗜睡,进餐及饮水时发生呛咳,洼田饮水试验 3 分,右侧肢体肌力正常,左侧肢体肌力 0 级,长期卧床,氧气吸入 2L/min,留置导尿管。

2. 操作目的　防止进餐时发生呛咳、误吸;协助病人翻身、更换卧位,促进舒适;保持皮肤清洁,促进皮肤血液循环;预防压疮及坠积性肺炎等并发症。

3. 项目分析

(1) 病人脑梗死引起延髓麻痹导致进餐、饮水时容易发生呛咳,进餐后食物容易反流造成误吸。因此,给病人喂食、喂水时应安置半坐卧位,并于进餐后维持半坐卧位 30 分钟。

(2) 嗜睡状态、肢体瘫痪、长期卧床均为压疮的易发因素,对于压疮高危人群,应定时翻身、更换卧位,定期给予全背部及身体受压部位皮肤按摩,促进血液循环。

(三) 操作计划

1. 协助病人进餐,进餐前为病人安置半坐卧位,进餐时协助或指导病人将食物送至口腔健侧近舌根处以利吞咽、并缓慢喂食,进餐后维持半坐卧位 30 分钟,进餐 30 分钟后,为病人恢复平卧位。

2. 每 2 小时为病人翻身、更换卧位 1 次,可为病人交替安置患侧卧位、健侧卧位和平卧位,并给予全背部及受压局部皮肤按摩。

3. 教会病人家属正确协助病人进食、饮水的方法;向病人及家属介绍压疮的发生、发展及体位变换的重要性,讲解压疮预防的意义、方法和注意事项,并教会其正确翻身、更换卧位和按摩促进血液循环的方法。

(四）操作流程与测评标准

技能 1 卧位安置

1. 操作流程

操作程序	简要流程	操作要点	图示
护士准备	素质要求	着装整洁、举止端庄、语言柔和、表达清晰	
操作评估	病人病情	意识状态、体重、躯体活动能力、合作程度	
	病床单元	病床种类、床垫软硬度,整洁、干燥情况	
	治疗情况	有无输液管、吸氧管及引流管等	
操作准备	病人准备	了解安置卧位目的、方法及配合要点,并愿意合作	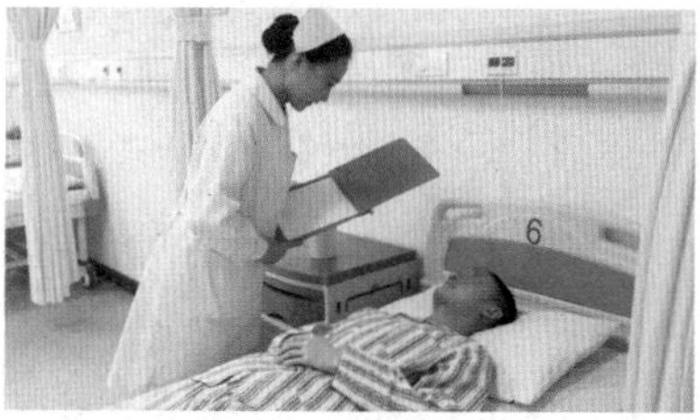 图 3-1 核对解释
	环境准备	整洁安静、温湿度适宜、光线适中	
	护士准备	洗手	
	用物准备	软枕数个、记录本、笔、手消毒凝胶,医疗废物桶、生活垃圾桶	
操作过程	核对解释	核对解释,征得病人及家属的理解与同意(图 3-1)	
	安置卧位	病人平卧,先摇起床头支架使上半身抬高 30°~50°,再摇起膝下支架,以防病人下滑,床尾置一软枕,垫于病人足底,防止发生足下垂(图 3-2)	
	维持卧位	协助病人进餐,进餐后维持该卧位30 分钟,并告知病人及家属维持该卧位的目的	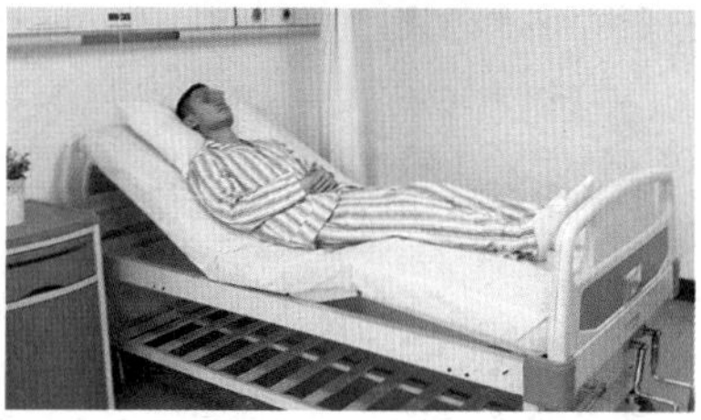 图 3-2 半坐卧位
	恢复卧位	30 分钟后,核对解释,征得病人及家属的理解与同意,先摇平病人膝下支架,再摇平床头支架,恢复平卧位,病人两臂放于身体两侧,两腿自然放置	
	整理归原	整理病床单位,洗手,记录、签名	
操作评价	病人感受操作效果	安全平稳、无不适感觉上身抬高角度正确、膝部支架与床尾软枕放置正确,沟通有效	

2. 操作关键点

(1) 护士操作中遵循节力原则。

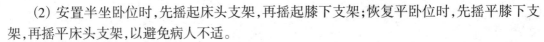

(2) 安置半坐卧位时,先摇起床头支架,再摇起膝下支架;恢复平卧位时,先摇平膝下支架,再摇平床头支架,以避免病人不适。

3. 操作测评标准

项目		分值	考核评价要点	评分等级				得分	存在问题
				I	II	III	IV		
护士准备		4	仪表着装规范、语言表达清晰	4	3	2	1		
操作评估		6	了解病人病情充分 检查病床情况全面 检查各种管道安置情况正确	2 2 2	1 1 1	0 0 0	0 0 0		
操作准备	病人	3	理解、配合	3	2	1	0		
	环境	2	符合操作要求	2	1	0	0		
	护士	2	洗手正确	2	1	0	0		
	用物	3	准备齐全、放置合理	3	2	1	0		
操作过程	核对解释	5	核对病人正确 解释清楚并取得合作	2 3	1 2	0 1	0 0		
	安置卧位	22	摇起床头角度正确 摇起床头与膝下支架方法、顺序正确 床尾软枕放置正确	9 9 4	7 7 3	5 5 2	3 3 1		
	维持卧位	15	协助病人进餐方法、速度正确 告知维持体位目的正确 维持体位时间符合要求	4 5 6	3 4 4	2 3 2	1 2 0		
	恢复卧位	22	核对病人正确,解释清楚并取得合作 摇平膝下与床头支架方法、顺序正确 安置平卧位正确	4 9 9	3 7 7	2 5 5	1 3 3		
	整理归原	6	病床单位舒适平整 洗手、记录正确	2 4	1 3	0 2	0 1		
操作评价		10	关爱病人、沟通有效 安置卧位方法正确、病人感觉舒适 操作熟练、平稳,计划性好,操作时间不超过5分钟	3 3 4	2 2 3	1 1 2	0 0 0		
关键缺陷			无人文关怀、无沟通,床头抬高角度错误、摇起床头与膝下支架顺序错误、放平床头与膝下支架顺序错误等均不及格						
总分		100							

技能 2　协助病人翻身

1. 操作流程

操作程序	简要流程	操作要点	图示
护士准备	素质要求	着装整洁、举止端庄、语言柔和、表达清晰	
操作评估	病人病情	意识状态、体重、躯体活动能力、合作程度	
	病床单元	病床种类、床垫软硬度,整洁、干燥情况	
	治疗情况	有无输液管、吸氧管及引流管等	
操作准备	病人准备	了解翻身侧卧的目的、方法及配合要点,并愿意合作	
	环境准备	整洁安静、温湿度适宜、光线适中	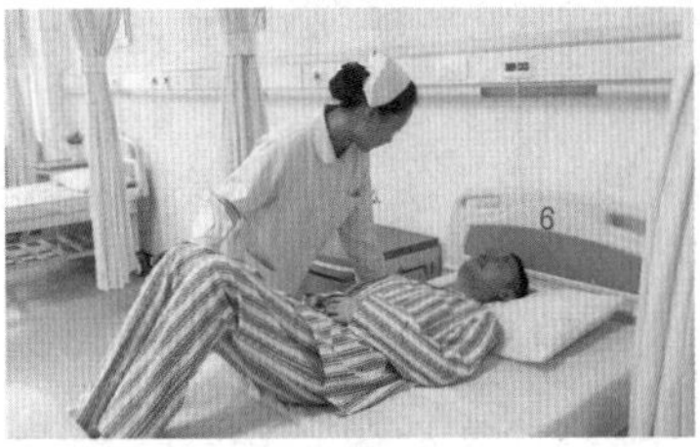
	护士准备	洗手	
	用物准备	软枕数个、翻身卡、笔、手消毒凝胶,医疗废物桶、生活垃圾桶	图 3-3　平卧屈膝
操作过程	核对解释	核对解释,征得病人及家属的理解与同意	
	固定安置	固定床脚轮,将各种导管及输液装置安置妥当,必要时将盖被折叠至床尾或一侧,协助病人两手放于腹部,两腿屈曲(图 3-3)	
	协助翻身	① 一人协助病人翻身侧卧法:依次将病人肩部、臀部及双下肢移近护士侧床沿,协助病人屈膝;护士一手托肩,一手扶膝,轻轻将病人转向对侧,使其背向护士 ② 二人协助病人翻身侧卧法:两名护士站在床的同一侧,一人托住病人颈肩部和腰部,另一人托住臀部和腘窝部,两人同时用力将病人抬起移向近护士侧床沿;两人分别扶住病人的肩、腰部和臀、膝部,轻轻将病人转向对侧	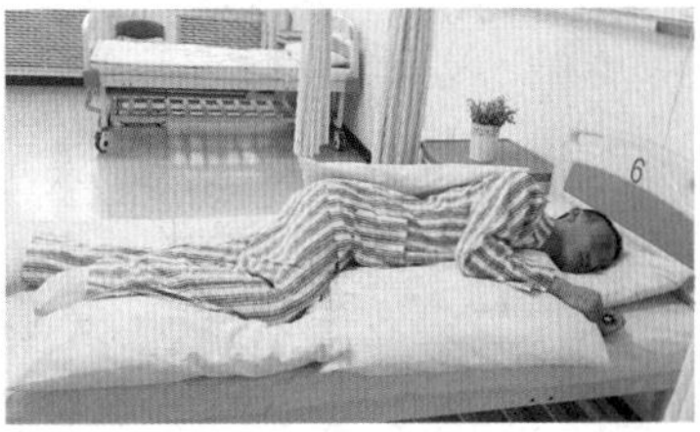
	维持体位	用软枕将病人的背部和肢体垫好,安置病人肢体各关节处于功能位置:病人侧卧后下侧的上肢屈曲放于枕边,上侧的上肢放于胸前软枕上;病人下腿伸直,上腿弯曲放于软枕上(图 3-4);检查并保持各种管道通畅、无受压扭曲	图 3-4　侧卧位
	整理记录	整理病床单位及用物,洗手,记录翻身时间和皮肤情况、签名,做好交接班	
操作评价	病人感受 操作效果	感觉舒适、安全、无特殊不适 翻身方法正确、侧卧位安置正确、符合节力原则	

2. 操作关键点

（1）翻身时护士应注意节力原则。

（2）移动病人时动作应轻稳、协调一致，不可拖、拉、推病人，应将病人身体稍抬起再行翻身，以免擦伤皮肤。

（3）根据病人病情及皮肤受压情况，确定翻身的间隔时间。如发现皮肤发红或破损应及时处理，并酌情增加翻身次数。

（4）若病人身上有各种导管或输液装置时，应先将导管安置妥当，翻身后仔细检查导管是否有脱出、移位、扭曲、受压，以保持导管通畅。

3. 操作测评标准

项目		分值	考核评价要点	评分等级				得分	存在问题
				I	II	III	IV		
护士准备		4	仪表着装规范、语言表达清晰	4	3	2	1		
操作评估		6	了解病人病情充分	2	1	0	0		
			检查病床情况全面	2	1	0	0		
			检查各种管道安置情况正确	2	1	0	0		
操作准备	病人	3	理解、配合	3	2	1	0		
	环境	2	符合操作要求	2	1	0	0		
	护士	2	洗手正确	2	1	0	0		
	用物	3	准备齐全、放置合理	3	2	1	0		
操作过程	核对解释	5	核对病人正确	2	1	0	0		
			解释清楚并取得合作	3	2	1	0		
	固定安置	10	固定床脚轮方法正确	3	2	1	0		
			各种导管及输液装置安置正确	3	2	1	0		
			盖被折叠正确	4	3	2	1		
	协助翻身	26	病人体位安置正确	4	3	2	1		
			移向床沿方法正确	9	7	5	3		
			协助病人侧卧手法正确	9	7	5	3		
			翻身动作协调一致	4	3	2	1		
	维持体位	21	软枕放置位置正确	9	7	5	3		
			肢体各关节处于功能位置	8	6	4	2		
			检查、安置各种管道正确	4	3	2	1		
	记录整理	8	病床单位整理正确	2	1	0	0		
			洗手、记录、签名正确	3	2	1	0		
			做好交接班	3	2	1	0		
操作评价		10	关爱病人、沟通有效	3	2	1	0		
			翻身方法正确、病人感觉舒适	3	2	1	0		
			操作熟练、平稳、计划性好，操作时间不超过5分钟	4	3	2	0		
关键缺陷			无人文关怀、无沟通，操作不符合节力原则、协助侧卧手法错误、各关节未处于功能位置等均不及格						
总分		100							

技能 3 压疮预防

1. 操作流程

操作程序	简要流程	操作要点	图示
护士准备	素质要求	着装整洁、举止端庄、语言柔和、表达清晰	
操作评估	病人病情	年龄、意识状态、躯体活动能力、合作程度、营养状况、排泄情况、心理状态	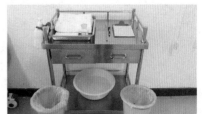
	皮肤情况	皮肤完整性、弹性、温湿度、受压情况	
	治疗情况	有无输液管、吸氧管及引流管等	
操作准备	病人准备	了解压疮预防的目的、方法及配合要点,并愿意合作	图3-5 压疮预防用物
	环境准备	关闭门窗、调节室温 24℃以上,围帘遮挡	
	护士准备	衣帽整洁、洗手、戴口罩	
	用物准备	治疗车上层:治疗盘、毛巾、浴巾、50% 乙醇、脸盆(内盛 50~52℃的温水)、记录本、笔、水温计、手消毒凝胶;治疗车下层:医疗废物桶、生活垃圾桶,必要时备软枕(图3-5)	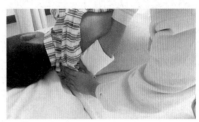
操作过程	核对解释	核对解释,征得病人及家属的理解与同意,询问病人是否需用便器	图3-6 清洁背部
	备水撤枕	移开床旁椅,将盛有温水的脸盆置于床旁椅上,撤去背部软枕	
	暴露铺巾	暴露病人背部、肩部、上肢及臀部,将身体其他部位用盖被盖好,将浴巾一半铺于病人身下,一半盖于病人上半身	
	清洁背部	用毛巾依次擦洗病人的颈部、肩部、背部及臀部(图3-6)	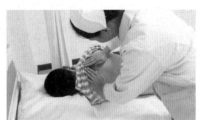
	全背按摩	两手掌蘸少许 50% 乙醇,用手掌大、小鱼际以环形方式按摩,从骶尾部开始,沿脊柱两侧向上按摩,至肩部后环形向下至尾骨(图3-7),如此反复有节律地按摩数次;再用拇指指腹蘸 50% 乙醇,由骶尾部开始沿脊柱按摩至第 7 颈椎处(图3-8),如此反复有节律地按摩数次,用浴巾擦净背部乙醇,撤浴巾	图3-7 全背按摩
	局部按摩	用手掌大、小鱼际蘸 50% 乙醇紧贴皮肤按摩身体其他容易发生压疮部位,作压力均匀的环形按摩,压力由轻到重,再由重到轻,每个部位 3~5 分钟;按需协助病人翻身	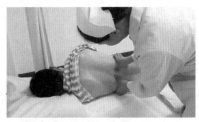 图3-8 脊柱按摩

续表

操作程序	简要流程	操作要点	图示
操作过程	安置卧位	协助病人穿好衣服,安置舒适卧位,按需放置软枕	
	整理记录	整理床单位及用物,洗手,记录执行时间及护理效果	
操作评价	病人感受	感觉舒适、安全、满意	
	操作效果	按摩部位、手法、力度正确、符合节力原则;按摩部位皮肤微红;卧位安置正确、舒适;床铺平整、干燥	

2. 操作关键点

(1) 护士在操作时,应遵循人体力学原则。操作过程中适时与病人沟通,分散其注意力,使其感觉自然、舒适,减少心理困扰。

(2) 按摩力量适中,避免用力过大造成皮肤损伤。若局部皮肤出现压疮的早期症状,则受损部位禁止按摩,可在受损部位外周用大拇指指腹以环状动作向外按摩。

(3) 压疮易发生部位:①平卧位:枕骨粗隆、肩胛部、肘部、脊椎体隆突处、骶尾部及足跟部。②侧卧位:耳郭、肩峰、肋骨、肘部、髋部、膝关节内外侧及内外踝处。③俯卧位:面颊部、耳郭、肩部、女性乳房、男性生殖器、髂嵴、膝部及足尖处。④坐位:坐骨结节处。

3. 操作测评标准

项目		分值	考核评价要点	评分等级				得分	存在问题
				I	II	III	IV		
护士准备		4	仪表着装规范、语言表达清晰	4	3	2	1		
操作评估		6	了解病人病情充分 检查皮肤情况正确 检查各种管道安置情况正确	2 2 2	1 1 1	0 0 0	0 0 0		
操作准备	病人	2	理解、配合	2	1	0	0		
	环境	3	符合操作要求,注意遮挡	3	2	1	0		
	护士	2	洗手、口罩正确	2	1	0	0		
	用物	3	准备齐全、放置合理	3	2	1	0		
操作过程	核对解释	4	核对病人正确 解释清楚并取得合作,询问需要	2 2	1 1	0 0	0 0		
	备水撤枕	5	床尾椅位置及脸盆放置正确,水温适宜 撤背部软枕正确	3 2	2 1	1 0	0 0		
	暴露铺巾	6	暴露病人背部手法轻稳、保暖适宜 铺浴巾方法正确	4 2	3 1	2 0	1 0		
	清洁背部	7	擦洗颈、肩、背、臀部方法正确 擦洗顺序正确	5 2	4 1	3 0	2 0		

续表

项目		分值	考核评价要点	评分等级				得分	存在问题
				I	II	III	IV		
操作过程	全背按摩	18	按摩部位、手法正确 按摩力度适宜、压力均匀 按摩时间适宜、局部皮肤微红 浴巾擦拭正确	6 6 4 2	4 4 3 1	2 2 2 0	1 1 1 0		
	局部按摩	18	按摩部位、手法正确 按摩力度、时间适宜 局部皮肤微红 按需协助翻身方法正确	6 6 3 3	4 4 2 2	2 2 1 1	1 1 0 0		
	安置卧位	6	协助病人穿衣正确 安置体位正确、按需放置软枕	2 4	1 3	0 2	0 1		
	整理记录	6	整理床单位、清理用物正确 洗手、脱口罩正确 记录、签名正确	2 2 2	1 1 1	0 0 0	0 0 0		
操作评价		10	关爱病人、沟通有效 按摩方法正确、局部皮肤微红 操作熟练、平稳、计划性好,操作时间不超过15分钟	3 3 4	2 2 3	1 1 2	0 0 0		
关键缺陷			无人文关怀、无沟通,操作不符合节力原则、按摩部位和手法错误、按摩力度不当等均不及格						
总分		100							

二、功能锻炼与活动指导

(一) 情景与任务

1. 情景导入　病人住院第4天,神志清楚,T 36.6℃、P 78次/分、R 20次/分、BP 130/80mmHg,语言笨拙症状有所好转,进食量能满足机体需要。护士对病人进行了住院期间护理评估,并制订了详细的肢体康复训练计划。

2. 工作任务　护士为病人实施被动性关节活动范围(ROM)练习,并指导病人正确活动与功能锻炼。

(二) 操作评估

1. 病人病情　诊断"脑梗死",右侧肢体肌力正常,左侧肢体肌力0级,四肢肌张力正常,病情稳定,神志清楚。

2. 操作目的　维持左侧肢体的关节活动度,防止关节僵硬及肌肉萎缩;增强躯体的活动能力,减轻残障。

3. 项目分析　关节活动范围练习因人而异,为病人进行功能锻炼前应先测量血压、心率、呼吸等指标,根据心肺功能确定活动负荷量的安全范围,并根据病人的反应及时调整活动量。

（三）操作计划

1. 保持病室安静、空气清新、温湿度适宜,锻炼前协助病人更换舒适宽松的衣服以便于活动,注意保护病人的隐私。

2. 为病人进行上、下肢功能锻炼:病人左侧肢体肌力 0 级,采用被动性关节活动范围练习;右侧肢体肌力正常,指导病人自主活动。

3. 为病人安排每天 2~3 次功能锻炼,每个关节每次可有节律的作 5~10 次完整的被动性关节活动范围练习,锻炼时采取平卧位、全身放松,注意观察病人的反应,及时调整关节活动范围,避免造成病人疼痛或痉挛。

4. 向病人及家属介绍关节活动的重要性,鼓励病人积极配合锻炼,并最终达到由被动运动转变为主动运动。

（四）操作流程与测评标准

技能 4 被动性关节活动范围练习

1. 操作流程

操作程序	简要流程	操作要点	图示
护士准备	素质要求	着装整洁、举止端庄、语言柔和、表达清晰	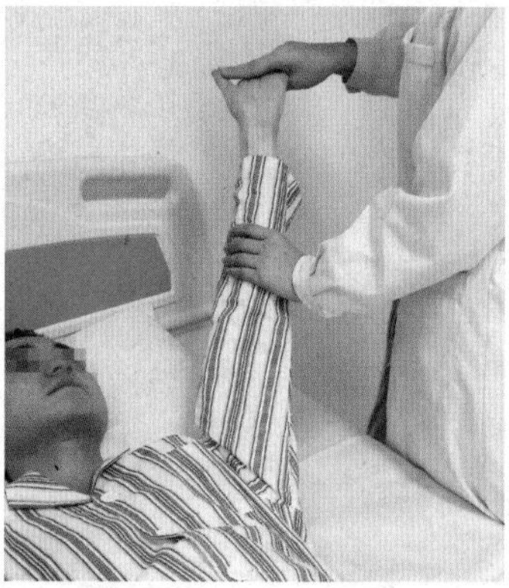
操作评估	病人病情	年龄、意识状态、心肺功能、心理状态、活动受限程度,生命体征是否稳定等	
	活动能力	肌力程度、关节活动范围、活动耐力	
	治疗情况	有无输液管、吸氧管及引流管等	
操作准备	病人准备	了解被动性 ROM 练习的目的、方法及配合要点,并愿意合作	图3-9　肩关节活动
	环境准备	安静整洁,调节温湿度适宜、光线适中	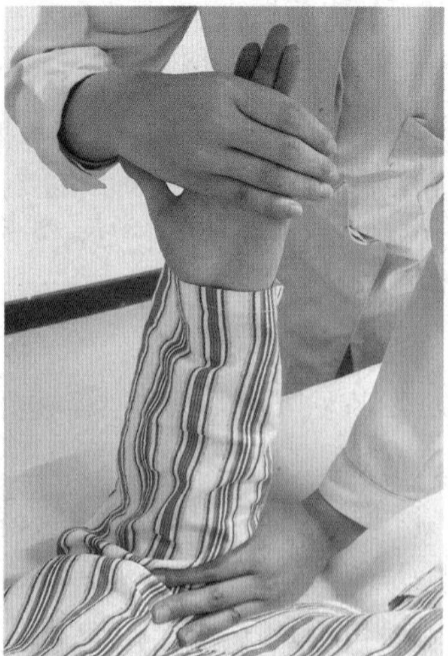
	护士准备	洗手	
	用物准备	治疗车上层:体温计、纱布、听诊器、血压计、弯盘、记录本、笔、手消毒凝胶,治疗车下层:医疗废物桶、生活垃圾桶;另备:浴巾、用于维持姿势的枕头、宽松衣物	
操作过程	核对解释	核对病人,解释做被动性 ROM 的目的,说明运动的频度和方法,征得病人及家属的理解与同意	
	体位安置	病人平卧、全身放松,保持被操作的肢体靠近护士	图3-10　肘关节活动

续表

操作程序	简要流程	操作要点	图示
操作过程	关节活动	① 方法与顺序:以手做成杯状或支架状支撑病人关节远端的肢体,依次对肩、肘、腕、髋、膝、指、趾关节做外展、内收、伸展、屈曲、内旋、外旋等关节活动范围练习(图 3-9~ 图 3-12),并对比两侧肢体活动情况;视病情活动脊柱 ② 节律次数:每个关节应慢慢地、有节律地做 5~10 次完全的关节活动范围练习	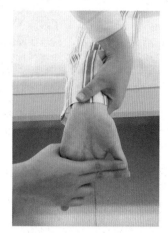 图 3-11 腕关节活动
	观察指导	练习时密切观察病人反应,若肢体出现疼痛、痉挛、颤抖和持续的痉挛状态,应稍暂停,查明原因并加以去除,若不能去除则应停止操作。指导病人利用适当技巧以健侧肢体帮助患侧肢体运动,如以健侧手抓住患侧手;以健侧腿或脚支托患侧等	
	整理记录	运动结束后测量生命体征,协助病人取舒适卧位,整理床单位;记录运动的项目、次数、时间以及关节活动度的变化,签名	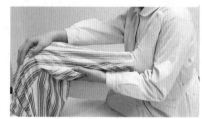 图 3-12 膝关节活动
操作评价	病人感受 操作效果	感觉舒适、安全、满意 关节活动顺序、部位、范围、手法、力度、次数正确,符合节力原则	

2. 操作关键点

(1) 运动前要全面评估病人的疾病情况、机体活动能力、心肺功能状态和关节的现存功能,根据病人的具体情况制订康复目标和运动计划。

(2) 运动过程中,要注意观察病人对活动的反应及耐受性,有无出现关节僵硬、疼痛、痉挛等不良反应,如出现异常应及时处理。

(3) 对急性关节炎、骨折、肌腱断裂、关节脱位等病人进行 ROM 练习时,应在临床医生和康复医生的指导下完成,避免出现再次损伤。

(4) 对心脏病病人进行 ROM 练习时,应注意观察病人有无胸痛及心律、心率、血压等的变化,避免因剧烈活动诱发心脏病的发作。

(5) 运动后应及时、准确地记录运动的时间、内容、次数、关节的活动变化以及病人的反应,为制订下一步护理计划提供依据。

3. 操作测评标准

项目		分值	考核评价要点	评分等级				得分	存在问题
				I	II	III	IV		
护士准备		4	仪表着装规范、语言表达清晰	4	3	2	1		
操作评估		7	了解病人病情充分 检查活动能力正确 检查各种管道安置情况正确	3 3 1	2 2 0	1 1 0	0 0 0		
操作准备	病人	2	理解、配合	2	1	0	0		
	环境	2	符合操作要求	2	1	0	0		
	护士	2	洗手正确	2	1	0	0		
	用物	3	准备齐全、放置合理	3	2	1	0		
操作过程	核对解释	5	核对病人正确 解释清楚并取得合作	2 3	1 2	0 1	0 0		
	体位安置	5	病人姿势放松 被操作的肢体靠近护士	3 2	2 1	1 0	0 0		
	关节活动	35	各关节活动手法、范围正确 各关节活动幅度由小到大、力度适宜 各关节活动次数正确、缓慢而有节律 活动时支托方法正确 对比两侧肢体活动情况 操作时移动重心，节时省力	9 9 8 3 3 3	7 7 6 2 2 2	5 5 4 1 1 1	3 3 2 0 0 0		
	观察指导	15	观察病人对操作的反应及时 出现异常情况处理方法正确 解释健肢带动患肢活动的意义正确 指导健肢带动患肢活动的方法正确、有效	3 4 3 5	2 3 2 4	1 2 1 3	0 1 0 2		
	整理记录	10	测量生命体征正确 病人卧位舒适 床单位平整、紧实 记录内容正确	2 2 2 4	1 1 1 3	0 0 0 2	0 0 0 1		
操作评价		10	关爱病人、沟通有效 活动方法、范围正确，力度、时间适宜 操作熟练、平稳、计划性好，操作时间不超过20分钟	3 3 4	2 2 3	1 1 2	0 0 0		
关键缺陷			无人文关怀、无沟通，操作不符合节力原则，活动手法、范围错误，活动力度、次数不适宜，活动时支托方法错误、造成病人疼痛或痉挛等均不及格						
总分		100							

三、清洁卫生与舒适护理

(一) 情景与任务

1. 情景导入　病人住院第 7 天,护士巡视病房,发现病人多日未洗发、沐浴,观察病人神志清楚、言语稍笨拙,心律规整、呼吸平稳,病情允许实施清洁卫生护理。

2. 工作任务　护士为病人进行床上洗发、床上擦浴,并更换床单。

(二) 操作评估

1. 病人病情　神志清楚、言语稍笨拙,心律规整、呼吸平稳,左侧肢体肌力 0 级,长期卧床,生活不能自理。

2. 操作目的　去除头皮屑及污物,维护头发清洁;清洁皮肤,保持床面清洁、干燥、平整,促进病人舒适,预防压疮及皮肤感染。

3. 项目分析

(1) 床上洗发方法有:洗头车法、马蹄形垫法、洗头器法和扣杯法,应根据病人病情及医院设备条件选择合适的洗头方法,洗发时注意安置适宜的卧位。

(2) 床上擦浴时,应根据病人的病情及肢体活动状况,正确地帮助病人穿脱衣服。一般先脱近侧再脱远侧、先穿远侧再穿近侧,如病人肢体有外伤或活动障碍,则先脱健侧再脱患侧、先穿患侧再穿健侧。

(3) 卧有病人床更换床单时,应根据病人的病情及肢体活动状况,选择正确的更单方法,如协助病人翻身侧卧于床对侧更单法、协助病人平卧于床对侧更单法或抬高病人上身卷轴式更单法等。

(三) 操作计划

1. 合理安排操作顺序,先进行床上洗发、床上擦浴,再给予更换床单。操作时注意防止室内空气对流,以减少病人热量散失,防止受凉;注意遮挡以保护病人隐私。

2. 选用洗头车或洗头器法帮助病人洗发,洗发时采用斜角平卧位。

3. 病人左侧肢体瘫痪,床上擦浴时,为避免左侧关节过度活动,协助病人更换衣服的顺序为:脱衣服时,先脱右侧,再脱左侧;穿衣服时,先穿左侧,再穿右侧。

4. 采用协助病人侧卧的方式进行更换床单,如病人无法维持侧卧位,请另一名护士或家属协助扶持病人,注意安全防护、防止病人发生坠床。

(四) 操作流程与测评标准

技能 5　床 上 洗 发

1. 操作流程

操作程序	简要流程	操作要点	图示
护士准备	素质要求	着装整洁、举止端庄、语言柔和、表达清晰	
操作评估	病人病情	年龄、意识状态、活动受限程度、肌肉张力	
	头发情况	头发疏密、长度、清洁情况、头皮状况(有无瘙痒、破损、病变或皮损等)	
	环境状况	温湿度、光线是否符合操作需求	

续表

操作程序	简要流程	操作要点	图示
操作准备	病人准备	了解床上洗发的目的、方法及配合要点,并愿意合作	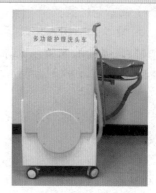
	环境准备	调节室温在 24℃±2℃,光线适中,酌情关门窗	
	护士准备	洗手	
	用物准备	治疗车上层:治疗盘、眼罩或纱布、别针、干棉球 2 个、纸袋、洗发液或香皂、梳子、镜子、护肤霜、橡胶单、浴巾、毛巾、冲洗壶或量杯、水壶(内盛 40~45℃热水)、电吹风,洗头车(图3-13)或备面盆、搪瓷杯、毛巾 2 条、塑料袋、橡胶管;治疗车下层:医疗废物桶、生活垃圾桶、污水桶	图 3-13 洗头车
操作过程	核对解释	核对病人,解释并征得病人同意	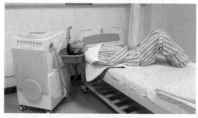
	移开桌椅	移开床旁桌椅,用物置于取用方便处	
	安置卧位	铺橡胶单及浴巾于枕上,安置病人斜角仰卧,移枕于肩下,病人屈膝,可垫枕于两膝下,解开病人衣领向内折,用毛巾围在颈部,用别针固定,洗头车置于床头侧边,头枕于洗头车头托上(图 3-14),用棉球塞住两耳,纱布遮盖双眼或嘱病人闭上眼睛	图 3-14 安置卧位
	洗净头发	用热水充分湿润头发(图 3-15),再将洗发液均匀涂遍头发,用指腹反复揉搓头皮和头发(图 3-16),方向由发际向头顶部至枕后,梳去脱落的头发置于纸袋中,用热水冲净头发	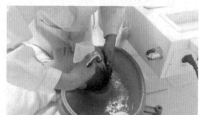 图 3-15 湿润头发
	干发梳发	洗发毕,解下颈部毛巾包住头发,一手托住头部,一手撤去洗头车,协助病人平卧于床正中,将枕头、橡胶单、浴巾一并从肩下移至头部,取下眼部纱布及耳内棉球,擦干面部,酌情使用护肤品,用毛巾揉搓头发,再用浴巾擦干或电吹风吹干头发(图3-17),梳理成病人喜欢的发型,使病人整洁舒适	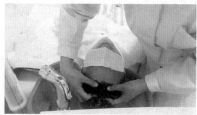 图 3-16 按摩头皮
	整理记录	撤去用物,协助病人躺卧舒适,询问病人感受,整理床单位,还原床旁桌椅,清理用物,洗手,记录	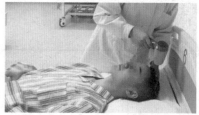
操作评价	病人感受	感觉舒适、清爽、安全	
	操作效果	头发头皮清洁,无损伤,病人眼、耳未入水,衣服床铺未沾湿	图 3-17 吹干头发

2. 操作关键点

(1) 洗发时注意调节适宜的室温和水温,洗发结束后及时擦干头发,防止病人受凉。

(2) 洗发时揉搓力量适中,以促进头皮血液循环;注意防止指甲抓伤病人头皮;防止水流入病人的眼睛和耳内,保护衣领、床单、枕头不被水沾湿。

(3) 随时与病人交流,观察病情变化,如病人出现面色苍白、脉速、呼吸增快等异常情况,应立即停止操作及时处理。

3. 操作测评标准

项目		分值	考核评价要点	评分等级				得分	存在问题
				I	II	III	IV		
护士准备		4	仪表着装规范、语言表达清晰	4	3	2	1		
操作评估		6	了解病人病情充分 检查头发情况正确 观察环境状况全面	2 3 1	1 2 0	0 1 0	0 0 0		
操作准备	病人	2	理解、配合	2	1	0	0		
	环境	3	符合操作要求	3	2	1	0		
	护士	2	洗手正确	2	1	0	0		
	用物	3	准备齐全、放置合理	3	2	1	0		
操作过程	核对解释	4	核对病人正确 解释清楚并取得合作	2 2	1 1	0 0	0 0		
	移开桌椅	4	移开床旁桌椅 用物置于取用方便处	2 2	1 1	0 0	0 0		
	安置卧位	16	铺橡胶单及浴巾正确 安置体位正确、舒适 洗头车放置合适、引水通畅 围毛巾、塞耳、盖眼等正确	2 6 4 4	1 4 3 3	0 2 2 2	0 1 1 1		
	洗净头发	23	湿发洗发顺序、方法正确,用力恰当 无水入眼、耳,无沾湿衣领或床单 洗发干净,病人感觉舒适 观察并处理特殊情况正确	9 5 5 4	7 4 4 3	5 3 3 2	3 2 2 1		
	干发梳发	15	毛巾包头、撤洗头车方法正确 移枕安置卧位正确、舒适 撤去塞耳棉球、盖眼纱布 擦干病人面部,吹干、梳理头发正确	4 4 2 5	3 3 1 4	2 2 0 3	1 1 0 2		
	整理记录	8	病人卧位舒适 整理床单位、清理污物及污水正确 洗手、记录正确	3 3 2	2 2 1	1 1 0	0 0 0		

续表

项目	分值	考核评价要点	评分等级				得分	存在问题
			Ⅰ	Ⅱ	Ⅲ	Ⅳ		
操作评价	10	关爱病人、沟通有效 洗发方法正确、力度适宜 操作熟练、敏捷、计划性好，操作时间不超过 15 分钟	3 3 4	2 2 3	1 1 2	0 0 1		
关键缺陷		无人文关怀、无沟通，操作不符合节力原则，洗发液未冲净，眼或耳入水、衣服床铺沾湿等均不及格						
总分	100							

技能 6 床 上 擦 浴

1. 操作流程

操作程序	简要流程	操作要点	图示
护士准备	素质要求	着装整洁、举止端庄、语言柔和、表达清晰	
操作评估	病人病情	意识状态、活动受限程度、肌肉张力、心理反应及合作程度，是否需要便器	
	皮肤情况	皮肤完整性、颜色、温度、感觉、清洁度	
	治疗情况	有无输液管、吸氧管及引流管等	
操作准备	病人准备	了解床上擦浴的目的、方法及配合要点，并愿意合作，已按需排便	图 3-18　擦拭面部
	环境准备	调节室温在 24℃ ±2℃，光线适中，关门窗，拉围帘或屏风遮挡	
	护士准备	洗手	
	用物准备	治疗车上层：治疗盘、浴皂、梳子、小剪刀、50% 乙醇、润滑剂、清洁衣裤、毛巾 2 条、浴巾、橡胶单，治疗车下层：脸盆、足盆、水桶 2 只(一只盛 50~52℃热水，另一只盛污水)、医疗废物桶、生活垃圾桶；必要时备便器及便器巾、被套、大单、屏风	
操作过程	核对解释	核对病人，解释并征得同意	图 3-19　擦洗上肢
	安置病人	屏风或围帘遮挡，调整床的高度，放下近侧床档，松开床尾盖被；协助病人取平卧位，将身体移至靠近护士侧床边；脸盆放在床旁椅上，倒入热水至 2/3 满，调节水温(50~52℃)	

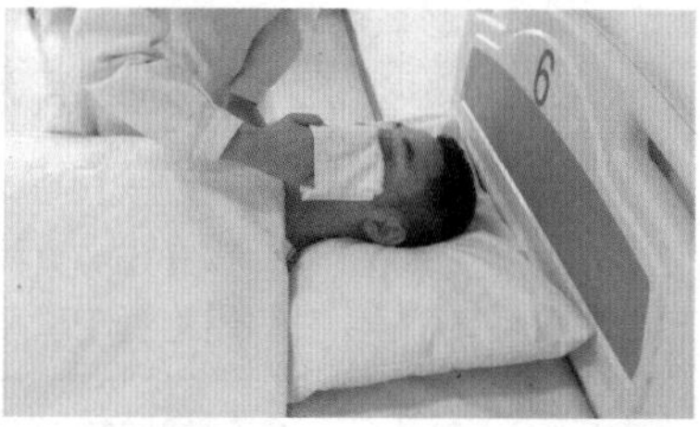

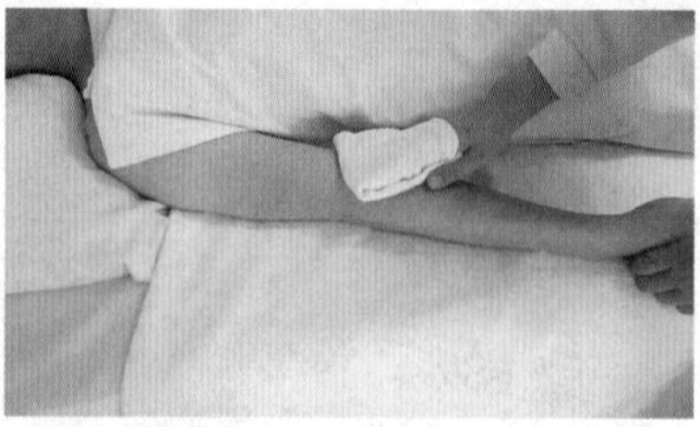

续表

操作程序	简要流程	操作要点	图示
操作过程	擦拭面部	将毛巾浸湿，拧成微干，包裹在一只手上，由内眦向外眦擦洗一侧眼部，同法擦拭另一侧眼部，依次擦洗一侧额部、颊部、鼻翼、人中(图3-18)，由耳后擦至下颌部，再擦洗至颈部止；同法擦洗另一侧	
	擦洗上肢	协助病人脱上衣，用盖被盖好上半身，暴露出一侧上肢，铺浴巾于肢体下，依次擦洗前臂外侧、肘部、上臂外侧面及颈外侧；再擦洗前臂内侧、肘窝、上臂内侧(图3-19)，将病人手臂抬高，使皱褶部分展开擦洗腋窝；同法擦洗另一侧上肢	 图3-20 泡洗双手
	泡洗双手	将脸盆放在床上浴巾上，将病人一只手浸泡在水中，护士边搓洗边按摩手掌、手背、手指及指缝，洗净擦干(图3-20)，同法泡洗另一只手，擦干	
	擦洗胸腹	将浴巾盖于病人胸腹部，一手略掀起浴巾，一手依次擦洗前胸和腹部，乳房清洁采用环形手法自中心向外擦洗	
	擦洗背部	协助病人翻身侧卧背向护士，铺浴巾于身下，依次擦洗后颈部、背部及臀部，按需用50%乙醇按摩全背部，穿好清洁上衣。	图3-21 擦洗下肢
	擦洗下肢	协助病人平卧，用盖被盖住上半身及病人一侧下肢，浴巾一半铺于一侧腿下，一半覆盖腿上，依次擦洗踝部、小腿、膝关节、大腿、腹股沟、髋部(图3-21)；同法擦洗另一侧下肢	
	泡洗双脚	协助病人两腿屈膝，将橡胶单、浴巾铺于病人脚下，足盆放于浴巾上，护士一手扶住足盆，另一手将病人双脚分别放入盆内热水中，浸泡、洗净、擦干(图3-22)	图3-22 泡洗双脚
	擦洗会阴	铺浴巾于病人臀下，协助或指导病人擦拭会阴部，穿好清洁裤子	
	整理记录	协助病人取舒适卧位，询问并满足病人需要，整理床单位，竖起床档，清理用物，洗手，记录、签名	
操作评价	病人感受	感觉舒适、清爽、无受凉及劳累感	
	操作效果	皮肤清洁，无损伤，床铺无沾湿，地面干净，沟通有效	

2. 操作关键点

(1) 操作时注意省时节力,避免肌肉损伤。

(2) 酌情更换热水、脸盆及毛巾,脸盆和足盆不可混用。

(3) 动作要敏捷、轻柔,尽量减少翻动次数和暴露病人,防止病人受凉。注意保护病人的自尊和隐私。

(4) 注意观察病情及皮肤情况,如病人出现寒战、面色苍白、呼吸急促等异常情况,应立即停止操作及时处理。

(5) 休克、心力衰竭、心肌梗死、脑出血、脑外伤、大出血等病人禁忌擦浴。

3. 操作测评标准

项目		分值	考核评价要点	评分等级				得分	存在问题
				I	II	III	IV		
护士准备		4	仪表着装规范、语言表达清晰	4	3	2	1		
操作评估		6	了解病人病情充分 检查皮肤情况全面 检查各种管道安置情况正确	2 2 2	1 1 1	0 0 0	0 0 0		
操作准备	病人	2	理解、配合	2	1	0	0		
	环境	3	符合操作要求	3	2	1	0		
	护士	2	洗手正确	2	1	0	0		
	用物	3	准备齐全、放置合理	3	2	1	0		
操作过程	核对解释	4	核对病人正确 解释清楚并取得合作	2 2	1 1	0 0	0 0		
	安置病人	4	病人体位舒适,遮挡、保暖措施得当 调节水温合适	2 2	1 1	0 0	0 0		
	擦拭面部	5	缠绕毛巾正确 擦洗方法、顺序正确	1 4	0 3	0 2	0 1		
	擦洗上肢	10	脱衣方法正确 擦洗方法、顺序正确,擦洗部位无遗漏 未沾湿床铺	2 6 2	1 4 1	0 2 0	0 1 0		
	泡洗双手	2	泡洗方法正确,部位无遗漏	2	1	0	0		
	擦洗胸腹	9	遮盖病人方法正确 擦洗方法、顺序正确,擦洗部位无遗漏 未沾湿床铺	1 6 2	0 4 1	0 2 0	0 1 0		
	擦洗背部	14	翻身侧卧方法正确 擦洗方法、顺序正确,擦洗部位无遗漏 未沾湿床铺 按需用 50% 乙醇按摩全背部 协助穿衣方法正确	2 6 2 2 2	1 4 1 1 1	0 2 0 0 0	0 1 0 0 0		

续表

项目		分值	考核评价要点	评分等级				得分	存在问题
				I	II	III	IV		
操作过程	擦洗下肢	10	脱裤方法正确 擦洗方法、顺序正确,擦洗部位无遗漏 未沾湿床铺	2 6 2	1 4 1	0 2 0	0 0 1 0		
	泡洗双脚	2	泡洗方法正确,部位无遗漏	2	1	0	0		
	擦洗会阴	4	协助或指导病人擦拭会阴部方法正确 协助穿裤方法正确	2 2	1 1	0 0	0 0		
	整理记录	6	病人卧位舒适 整理床单位,清理用物正确 洗手、记录、签名正确	2 2 2	1 1 1	0 0 0	0 0 0		
操作评价		10	关爱病人、沟通有效 擦浴方法、顺序正确,未沾湿床铺 操作熟练、敏捷,计划性好,操作时间不超过20分钟	3 3 4	2 2 3	1 1 2 2	0 0 0		
关键缺陷			无人文关怀、无沟通,操作不符合节力原则,擦洗方法、顺序错误,脱、穿衣服方法错误,衣服床铺沾湿等均不及格						
总分		100							

技能7 卧有病人床更换床单

1. 操作流程

操作程序	简要流程	操作要点	图示
护士准备	素质要求	着装整洁、举止端庄、语言柔和、表达清晰	
操作评估	病人病情	意识状态、活动受限程度、肌肉张力、合作程度	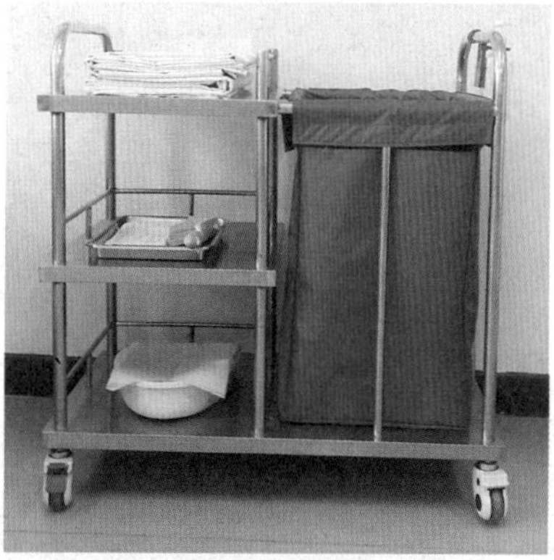
	治疗情况	有无输液管、吸氧管及引流管等	
	环境状况	清洁、安全,室温、光线适宜,病室内无其他病人进餐或进行治疗	
操作准备	病人准备	了解更换床单的目的、方法及配合要点,并愿意合作	
	环境准备	酌情关门窗,按季节调节室内温度	
	护士准备	洗手、戴口罩	
	用物准备	护理车上层:大单、中单、被套、枕套、床刷、床刷套;护理车下层:便器、便器巾(图3-23)	图3-23 更换床单用物

续表

操作程序	简要流程	操作要点	图示
操作过程	核对解释	核对病人,解释并征得病人同意	
	安置卧位	移开床旁桌,将椅子移至床尾,放下近侧床档,松开床尾盖被,协助病人翻身取侧卧位(背向护士),枕头和病人的头一起移动,使病人身体靠近对侧床边、体位舒适(图3-24)	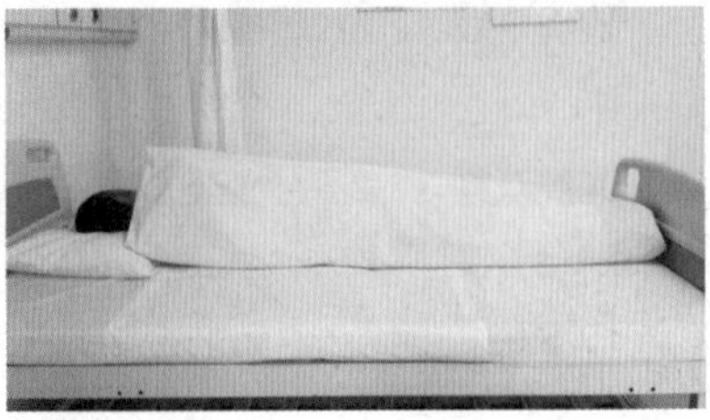 图3-24 安置卧位
	清扫床褥	松开各层床单,将污中单卷入病人身下;扫净橡胶单,搭在病人身上;将污大单卷好,塞入病人身下,扫净床褥上的渣屑	
	更换大单	将清洁大单的中线与床中线对齐,展开;将一半大单平整地铺在近侧床面上,另一半塞入病人身下;铺好近侧大单(图3-25)	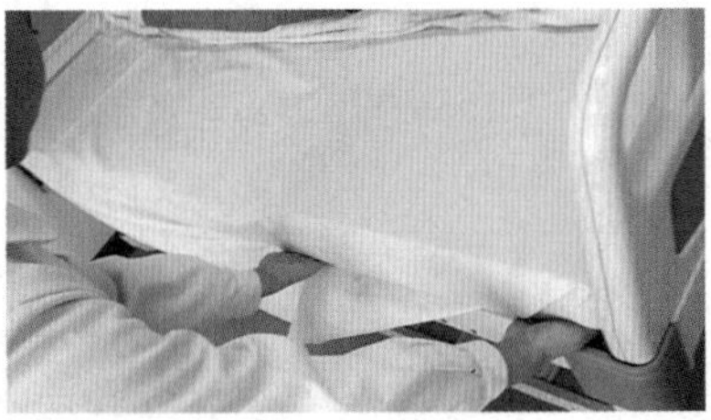 图3-25 更换大单
	更换中单	将搭在病人身上的橡胶单拉下平铺在清洁的大单上面,取清洁的中单对齐床中线,一半铺在橡胶单上,另一半塞入病人身下;将铺好的橡胶单及中单拉平,一并塞在床垫下(图3-26);协助病人稳妥地侧卧于铺好的一侧,竖起近侧床档	
	撤出污单	护士转至对侧,放下床档,松开各层床单,将污中单撤下,卷至床尾;扫净橡胶单,搭在病人身上;将污大单连同污中单一起污染面向内卷好,放入污物袋内	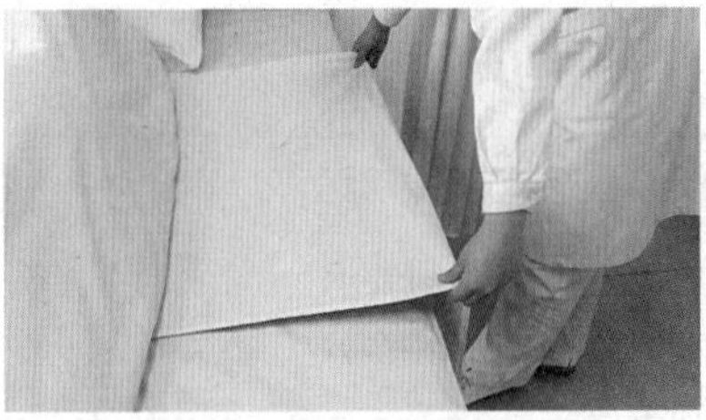 图3-26 更换中单
	铺对侧单	扫净床褥上的渣屑,将病人身下的大单展平,拉紧铺好,同法铺好橡胶单、中单,枕头移至中间,协助病人平卧	
	更换被套	① 方法一:铺清洁被套于盖被上,打开被套尾端开口,从污被套里取出棉胎(S形折叠)放于清洁被套内(图3-27),套好被套,棉胎上缘与被套封口端平齐,拉平棉胎和被套,撤出污被套 ② 方法二:打开被套尾端开口,两手伸入被套抓住棉胎和被套两角,翻转取出棉胎,展平铺于污被套内面;取清洁被套内面向外,铺于棉胎上,一手伸入清洁被套内,抓住棉胎及被套上端两角,翻转清洁被套,将棉胎套入被套内,整理被头,拉平清洁被套及棉胎,撤出污被套	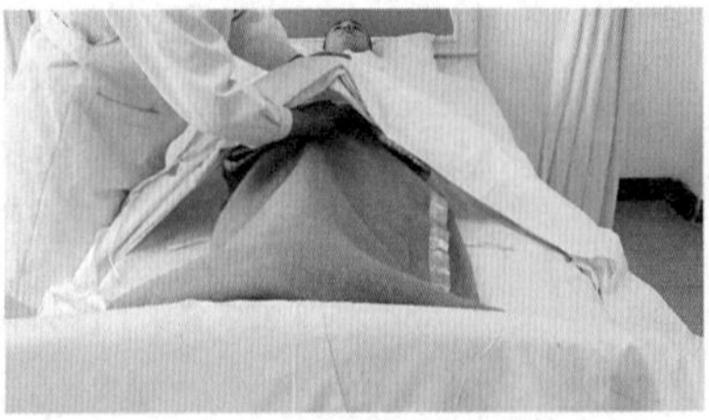 图3-27 更换被套

续表

操作程序	简要流程	操作要点	图示
操作过程	整理盖被	系好系带,两侧盖被向内折叠与床沿平齐(图3-28),尾端盖被向内折叠齐床尾	
	更换枕套	右手托起病人头颈部,左手取出枕头,更换枕套,拍松枕头,将枕头放于病人头部左侧,用右手托起病人头颈部,左手将枕头置于病人头下,开口背门	
	整理记录	移回床旁桌、椅,协助病人取舒适卧位,询问病人并满足其需要;整理用物,洗手,脱口罩,记录	图3-28 整理盖被
操作评价	病人感受	感觉舒适、安全、满意	
	操作效果	操作轻稳节力,铺好的各单平整无皱褶,被头充实、内外无皱褶,枕头充实平整,放置合理,床单位整洁美观	

2. 操作关键点
(1) 操作时掌握节力原则,若两人配合操作应动作协调。
(2) 不宜过多翻动和暴露病人,防止翻身时坠床和受凉。
(3) 操作过程中观察病人病情,如发现病人异常,立即停止操作,报告医生。
(4) 操作应在治疗的间歇及病人病情、情绪稳定时进行。
(5) 病人的衣服、大单、被套应每周更换 1~2 次,若被血液、排泄物等污染时,应及时更换。

3. 操作测评标准

项目		分值	考核评价要点	评分等级 I	II	III	IV	得分	存在问题
护士准备		4	仪表着装规范、语言表达清晰	4	3	2	1		
操作评估		6	了解病人病情充分	2	1	0	0		
			检查各种管道安置情况正确	2	1	0	0		
			观察环境状况全面	2	1	0	0		
操作准备	病人	2	理解、配合	2	1	0	0		
	环境	3	符合操作要求	3	2	1	0		
	护士	2	洗手、戴口罩正确	2	1	0	0		
	用物	3	准备齐全、放置合理	3	2	1	0		
操作过程	核对解释	2	核对病人正确,解释清楚并取得合作	2	1	0	0		
	安置卧位	4	床旁桌椅放置正确	2	1	0	0		
			病人卧位安置正确、安全	2	1	0	0		

续表

项目		分值	考核评价要点	评分等级				得分	存在问题
				I	II	III	IV		
操作过程	清扫床褥	6	松单、卷单正确	2	1	0	0		
			橡胶单放置正确	2	1	0	0		
			扫净橡胶单、床褥	2	1	0	0		
	更换大单	9	大单放置、打开方法正确	3	2	1	0		
			铺大单方法正确、中线对齐	3	2	1	0		
			大单四角平紧、美观	3	2	1	0		
	更换中单	12	中单放置、打开方法正确	3	2	1	0		
			铺橡胶单、中单方法正确、中线对齐	3	2	1	0		
			橡胶单、中单平整、紧实	3	2	1	0		
			协助病人侧卧方法正确	3	2	1	0		
	撤出污单	4	撤污单未引起尘埃飞扬	2	1	0	0		
			扫净橡胶单、放置正确	2	1	0	0		
	铺对侧单	8	扫净床褥	2	1	0	0		
			铺橡胶单、中单方法正确、中线对齐	2	1	0	0		
			橡胶单、中单平整、紧实	2	1	0	0		
			枕头移至中间、协助病人平卧	2	1	0	0		
	更换被套	12	被套放置、打开方法正确、中线对齐	3	2	1	0		
			更换被套方法正确、被头充实、被套平整	6	4	2	1		
			撤污被套方法正确	3	2	1	0		
	整理盖被	3	盖被折叠正确	3	2	1	0		
	更换枕套	6	松枕、套枕套方法正确	2	1	0	0		
			枕头四角充实	2	1	0	0		
			枕头放置正确	2	1	0	0		
	整理记录	4	移回床旁桌椅	2	1	0	0		
			病人卧位舒适	1	0	0	0		
			整理用物、洗手、脱口罩、记录正确	1	0	0	0		
操作评价		10	关爱病人、沟通有效	3	2	1	0		
			更单方法、顺序正确	3	2	1	0		
			操作熟练、敏捷、计划性好，操作时间不超过20分钟	4	3	2	0		
关键缺陷			无人文关怀、无沟通，操作不符合节力原则，大单、中单中线未对齐，床铺四角不平整，大单表面有皱褶、不平整，盖被中线未对齐、被头空虚等均不及格						
总分		100							

【评价】

1. 病人进食、饮水时是否有呛咳现象。

2. 病人住院期间有无发生坠积性肺炎。

3. 病人住院期间皮肤是否完好、无破损。

4. 病人能否掌握肢体功能锻炼的方法并主动配合康复训练,躯体活动能力是否逐渐增强。

5. 病人在护士及家属的帮助下,能否保持身体清洁卫生,生活需要能否得到及时满足。

6. 病人能否采取有效的沟通方式,表达自己的需要。

7. 病人情绪是否稳定,是否配合治疗和康复训练。

8. 病人患肢有无发生失用性综合征。

拓 展 训 练

张××,男,69岁。2小时前不慎被车撞伤左下肢,当即左大腿疼痛剧烈,活动受限,无一过性的意识障碍,无恶心、呕吐,来医院急诊。左股骨正侧位X摄片示:左股骨干皮质不连续,骨小梁断裂,骨折远端向近端移位明显。诊断"①左股骨干骨折;②车祸伤"收住骨外科。查体:脊柱呈生理弯曲,无压痛,无放射痛,左下肢因疼痛无法配合肌力检查,其余肢体肌力5级。左下肢外旋短缩畸形,左大腿中部肿胀明显,未见皮肤擦伤,无瘀血,局部压痛明显,可闻及骨擦音、触及骨擦感,左下肢轴向叩痛阳性,活动明显受限,左膝关节略肿胀,病人因疼痛拒绝进一步膝关节检查,左下肢感觉未见异常,左侧足背动脉搏动可触及。

病人急送手术室于硬脊膜外腔阻滞麻醉下行左股骨干骨折切开复位内固定术,手术过程顺利,麻醉满意,术中出血400ml,左下肢留置引流管1条。病人术后安全送返病房,T 36.5℃、P 80次/分、R 20次/分、BP 110/80mmHg,左下肢引流管通畅。术后治疗计划:①心电监护、氧气吸入、血氧饱和度监测;②预防感染;③主动踝泵练习;④抬高患肢制动。

一、情景与任务

(一)卧位安置与压疮预防

1. 情景导入 病人急诊手术后,安全送返骨外科病房,医生查房后指示:去枕平卧6~8小时,患肢抬高制动,局部冰袋冷敷,每2小时翻身、按摩1次。

2. 工作任务 护士为病人安置合适体位,并定期协助病人翻身,给予全背部及受压局部皮肤按摩,以预防压疮。

(二)功能锻炼与活动指导

1. 情景导入 病人术后第2天,一般状态可,术区敷料完整,无渗出,敷料包扎松紧度适宜,左下肢肿胀,感觉正常,左足背动脉搏动良好。医生查房后指示:加强踝泵锻炼,股四头肌等长收缩和直腿抬高练习。

2. 工作任务 护士协助病人完成患侧肢体功能锻炼,并指导病人健侧肢体自主活动。

(三) 清洁卫生与舒适护理

1. 情景导入　病人术后第 7 天,护士巡视病房,观察病人:神志清楚,生命体征正常,术区敷料完整,刀口无红肿、渗出、压痛,左足背动脉搏动良好,左下肢感觉正常,病情允许实施清洁卫生护理。

2. 工作任务　护士为病人实施床上洗发、床上擦浴,并更换床单。

二、分析

(一) 指引

1. 病人于硬脊膜外腔阻滞麻醉下行左股骨干骨折切开复位内固定术,术后送返病房,麻醉未清醒,应给病人安置去枕平卧位、头偏向一侧 6~8 小时,以防止颅内压降低及呕吐物误吸。同时抬高患肢制动,减轻下肢水肿,预防下肢静脉血栓形成。

2. 病人术后患肢抬高制动,需长期卧床,为防止背部、骶尾部、足跟部皮肤长期受压,应定期协助病人翻身、并进行全背部及受压局部皮肤按摩,预防发生压疮。为病人翻身更换卧位时,需先将患肢的抬高垫撤下,再行翻身及卧位安置,如需安置患侧卧位,则注意防止患肢受压。

3. 病人手术后第 2 天,左踝部略肿胀,左足背动脉搏动良好,左下肢感觉正常,可行踝泵锻炼、股四头肌等长收缩锻炼和直腿抬高练习,以减轻下肢水肿,防止下肢肌肉萎缩,并预防下肢静脉血栓形成。锻炼时应注意关节活动手法、范围正确,力度、节律适宜。

4. 病人术后第 7 天,病情平稳,但不能下床活动,部分生活不能自理,护士需为病人提供清洁卫生护理,如床上洗发、床上擦浴、更换床单等。操作时,应根据病人患肢的位置,给予正确穿脱衣裤和翻身更单。

(二) 实践

1. 将全班学生分成若干小组,各小组针对上述案例、情景与任务,进行小组讨论,要求书面列出该病人的主要护理诊断/问题、并初步制订护理计划。

2. 各小组成员分配任务,分别扮演护士、病人、家属、医生等不同角色,进行角色扮演、模拟综合实训。

(孙　伟)

项目四　手术病人的护理

学习目标

1. 具有严格的无菌观念、严谨的工作态度;具有观察、分析、解决问题的能力、团队合作能力及良好的人文精神。
2. 熟练掌握手术区皮肤准备、大量不保留灌肠术、导尿管留置术、外科手消毒、穿无菌手术衣、无接触式戴无菌手套和各种引流管护理等技能。
3. 学会手术体位的安置和消毒铺巾配合、器械台管理等技能。

案例

　　孔××,女,51岁,农民。出现进食稍热食物时胸部隐痛不适4个月,未予重视,于半个月前行胃镜检查后出现吞咽困难、进食较干食物时加重。胃镜检查示:食管癌、浅表性胃炎,门诊以"食管癌"收住胸外科。入院后查体:T 36.7℃、P 81次/分、R 23次/分、BP 120/65mmHg,神志清楚、慢性病容,全身皮肤黏膜、浅表淋巴结等未见异常。既往患慢性支气管炎3年,晨起有咳嗽、咳白色黏痰。此次发病以来,饮食睡眠尚可,无恶心、呕吐,无黑便,乏力,体重减轻4kg。入院后积极完善相关检查与准备,计划择期手术治疗。病人反复询问所患疾病、手术治疗效果、手术风险和手术费用等情况。

　　入院1周,相关检查已完善,诊断明确,无手术禁忌证,拟定次日在全身麻醉下行食管癌根治、食管及胃部分切除伴食管-胃肠吻合术,术前日晚继续完善相关准备。次日术程顺利,历时8小时,病人安全送返病房。术后予以暂禁饮食、补液、抗炎、持续胃肠减压等引流、支持对症治疗。手术当晚病人感手术切口疼痛难忍,翻身时加重,给予对症处理。

【护理评估】

　　1. 病人因进食后胸部隐痛不适4个月、吞咽困难,以"食管癌"收住胸外科,拟定择期手术治疗后,病人反复询问所患疾病、手术治疗效果、手术风险和手术费用等情况,提示病人存在焦虑问题。

　　2. 入院查体病人为慢性病容,自感乏力,体重减轻4kg,提示病人有营养失调的问题。

　　3. 病人因吞咽困难、手术前后常规禁饮食、术后放置多种引流,存在体液丢失及液体摄入不足导致体液平衡失调的可能。

　　4. 病人出现进食稍热食物时胸部疼痛不适4个月方来院就诊,且反复询问所患疾病、手术治疗的相关情况,提示病人存在知识缺乏问题。

5. 实施食管癌根治、食管及胃部分切除伴食管 - 胃肠吻合术,手术范围广、创伤大,术日晚病人感切口疼痛难忍,以及术后放置多根引流管的摩擦刺激,病人存在疼痛等舒适改变的问题。

6. 病人患慢性支气管炎 3 年,呼吸道分泌物多且黏稠,实施全麻的插管刺激可使呼吸道分泌物增多,且肿瘤根治大范围手术创伤及麻醉等致使机体免疫力下降,病人术后容易发生肺部感染。

【护理诊断 / 问题】

1. 焦虑　与罹患肿瘤、接受麻醉和手术治疗、担心预后及经济负担等有关。

2. 营养失调:低于机体需要量　与摄入减少、恶性肿瘤疾病消耗、术后禁食和机体分解代谢增强等有关。

3. 有体液不足的危险　与吞咽困难、手术创伤、术后禁食和摄入不足有关。

4. 知识缺乏:缺乏罹患疾病、手术、麻醉、康复等相关知识。

5. 舒适的改变:疼痛　与手术创伤、安置引流管有关。

6. 潜在并发症:肺炎、肺不张。

【护理计划】

1. 护理目标

(1) 病人情绪平稳,能主动配合手术前后检查、治疗和护理。

(2) 病人营养能维持平衡。

(3) 病人的各种引流管通畅,引流有效,体液得以维持平衡。

(4) 病人对疾病和治疗的认识提高,能说出相关治疗的配合要点及有关促进康复的知识。

(5) 病人术后不适减轻,得到较好休息。

(6) 病人未发生并发症或发生并发症得以及时发现和有效控制。

2. 护理措施

(1) 心理护理,缓解焦虑:针对产生焦虑的原因,予以正确引导和相关知识的宣教,提供缓解不适的措施,以调整好心态,配合治疗和护理。

(2) 提供健康指导,完善术前常规准备:①加强病情观察和生命体征监测,以及时发现异常并给予积极对症处理;②呼吸道准备:术前指导病人做深呼吸及有效的咳嗽排痰练习;有呼吸道感染者给予雾化吸入、遵医嘱使用抗生素控制感染;③消化道准备:术前 12 小时开始禁食、4 小时禁饮水,根据手术需要灌肠、留置胃管等;④遵医嘱采集血标本检查血常规、术前四项肝肾功能、出凝血功能等,有异常者予以纠正或最大程度的改善,以提高病人对手术的耐受力;⑤手术区皮肤准备:进行剃毛和清洁,预防手术切口感染。

(3) 促进病人睡眠:解除不适,创造安静舒适的环境,必要时遵医嘱使用镇静催眠药。

(4) 饮食与休息:指导病人摄入营养丰富、易消化吸收的食物,休息与活动合理结合。

(5) 处理术后不适,增进病人舒适。

(6) 加强切口和引流护理,促进康复。

(7) 识别术后并发症,做好预防和护理。

【实施】

一、术 前 护 理

(一)情景与任务

1. 情景导入　病人入院 1 周,相关检查已完善,诊断明确,无手术禁忌证,拟在全身麻醉下行食管癌根治、食管及胃部分切除伴食管 - 胃肠吻合术,医生已开手术医嘱。

2. 工作任务　护士为病人完成手术区的皮肤准备、清洁灌肠、留置导尿管、留置胃管等术前准备。

(二)操作评估

1. 病人病情　拟行全身麻醉,实施食管癌根治、食管及胃部分切除伴食管 - 胃肠吻合术;手术区皮肤完好、无破损、无感染;患有慢性支气管炎 3 年,晨起有咳嗽、咳痰;情绪紧张,无自理缺陷,能合作;未提示灌肠禁忌证。

2. 操作目的　做好择期手术前的各项准备,提高病人对手术的承受能力,保证病人安全手术,预防和减少术后并发症,如伤口感染、误吸、消化道瘘等。

3. 项目分析　凡择期手术病人,给予术前 12 小时禁食、4 小时禁饮水、呼吸道准备、手术区皮肤准备等常规准备,必要时留置导尿管,术前 1 天晚大量不保留灌肠;拟行消化道手术的病人,入院后即予低渣饮食,术前 1~2 天进流质饮食,术晨留置胃管;结肠、直肠手术前需予清洁灌肠,即给予反复多次大量不保留灌肠以清洁肠道。

(三)操作计划

1. 术前 24 小时内做好手术区皮肤准备,备皮范围距手术切口周围 20cm,上平锁骨、下平耻骨联合、前面超过左侧锁骨中线、后面超过后正中线的整个右侧胸壁,同时包括右侧上臂上1/3 及肩部;剃净腋毛;用 75% 乙醇清洁、消毒脐眼;督促病人剪短指甲、理发、沐浴及更衣等。

2. 手术麻醉前 1~2 天进流质饮食,术前 12 小时常规禁食、4 小时禁饮;术前晚行大量不保留灌肠 2~3 次、术晨 1~2 次,灌肠次数视排出灌肠液中含粪便的量而定;手术日晨留置胃管和导尿管。

3. 呼吸道准备:术前给予雾化吸入,以减少和稀释痰液;指导病人学会腹式呼吸及有效咳嗽排痰的方法。

4. 术前宣教:介绍手术室环境、主要仪器及其用途;讲解麻醉方式、麻醉后可能发生的反应及注意事项;解释术前处理的程序、意义,手术治疗目的、主要过程和可能的不适等;介绍术后可能留置的各类引流管及其目的和意义;介绍术前和术后常规护理。

(四)操作流程与测评标准

技能 1　手术区皮肤准备

1. 操作流程

操作程序	简要流程	操作要点	图示
护士准备	素质要求	着装整洁、举止端庄、语言柔和、表达清晰	
	核对签名	医嘱及执行单,签名	
操作评估	病人病情	年龄、生命体征、意识状态、心理状态、对备皮的认知和合作程度	

续表

操作程序	简要流程	操作要点	图示
操作评估	皮肤情况	手术区皮肤完整、清洁,无感染、破损、瘢痕,汗毛稀疏情况	
	环境情况	室温、光线、隐蔽性	
操作准备	病人准备	了解操作目的、过程、注意事项及配合要点,并愿意合作;体位舒适,已排大小便
图 4-1 备皮用物
	环境准备	室内光线充足;关闭门窗、温湿度适宜;屏风或床帘遮挡	
	护士准备	洗手,戴口罩	
	用物准备	治疗车上层:治疗盘、安全剃刀、弯盘、治疗碗内盛 20% 肥皂水或滑石粉、软毛刷、棉签、75% 乙醇、汽油、手电筒、治疗巾、松节油(图 4-1),治疗车下层:医疗废物桶、生活垃圾桶;另备:温水、脸盆、毛巾	
操作过程	核对解释	核对病人,解释并取得合作,接病人至备皮室或床旁遮挡	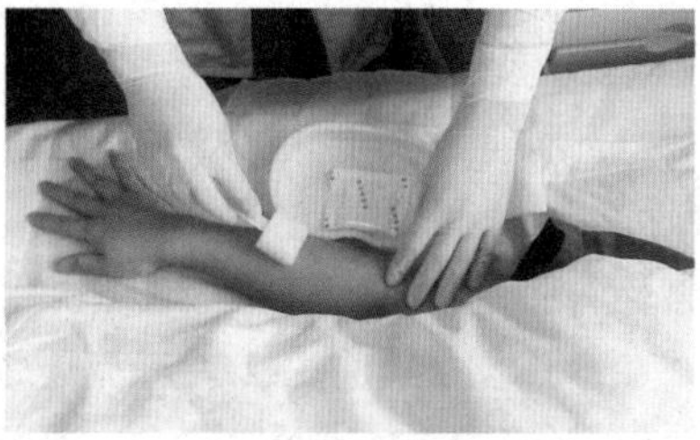
	安置体位	安置舒适体位,充分暴露备皮部位,注意保暖,备皮区域身体下铺治疗巾、戴手套	
	剃毛清洁	用软毛刷蘸肥皂液或滑石粉涂擦备皮区域(图 4-2);一手持纱布绷紧皮肤、另一手持剃毛刀,顺毛发方向剃净毛发(图 4-3),同时剃除术侧腋毛;用毛巾浸温水洗净局部毛发及肥皂液;用 75% 乙醇清洁消毒脐眼;根据病情告知病人沐浴,但须预防感冒
图 4-2 涂备皮液
	检查皮肤	手电筒斜照局部,检查毛发是否剃净,有无刮破皮肤	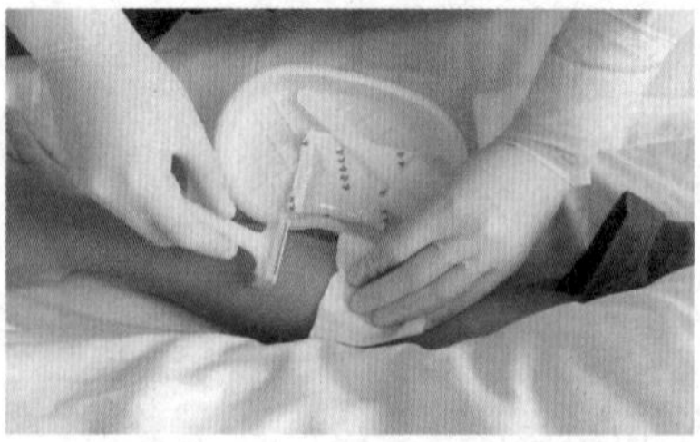
	整理记录	清理用物;协助病人穿好衣服,护送其回病房或协助取舒适体位、拉开床帘;脱手套,洗手,脱口罩,记录、签名	
操作评价	病人感受	感觉安全、无不适
图 4-3 备皮手法
	操作效果	操作熟练、动作轻柔,毛发剃除干净,皮肤清洁,备皮范围符合要求,无皮肤划伤	

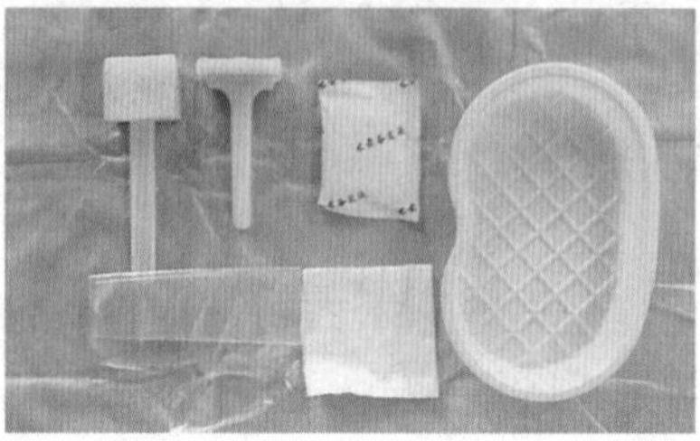

2. 操作关键点

（1）右手持剃毛刀，刀刃与皮肤呈 45°~60°，左手拿纱布相反方向绷紧皮肤，顺毛发方向轻巧地剃净毛发，不可倒剃，否则易划伤皮肤。

（2）腹部手术须特别处理脐部。

（3）备皮时间不可超过 24 小时，否则重新备皮。

3. 操作测评标准

项目		分值	考核评价要点	评分等级				得分	存在问题
				I	II	III	IV		
护士准备		4	仪表着装规范、语言表达清晰 核对医嘱及执行单正确	2 2	1 1	0 0	0 0		
操作评估		7	了解病人病情充分 观察手术区皮肤情况正确 观察环境符合要求	2 3 2	1 2 1	0 1 0	0 0 0		
操作准备	病人	2	理解、配合、体位舒适，已排大小便	2	1	0	0		
	环境	2	环境符合操作要求	2	1	0	0		
	护士	3	洗手、戴口罩正确	3	2	1	0		
	用物	4	准备齐全、放置合理	4	3	2	1		
操作过程	核对解释	4	核对病人正确 解释清晰到位并取得合作	2 2	1 1	0 0	0 0		
	安置体位	8	安置体位舒适 备皮区暴露充分、适当，遮挡措施得当 铺治疗巾、戴手套正确	3 2 3	2 1 2	1 0 1	0 0 0		
	剃毛清洁	39	涂擦肥皂液或滑石粉适量、范围适宜 手持剃刀方法正确，剃刀与皮肤夹角合适 剃毛方法正确、无遗漏、无划痕 备皮范围正确 适时与病人交流，询问有无不适 动作连贯，无长时间间断 清洁皮肤认真、彻底 特殊部位处理正确（脐眼、腋窝）	4 8 6 4 4 4 3 6	3 6 4 3 4 3 2 4	2 4 2 2 2 2 1 2	1 2 0 2 1 1 0 0		
	检查皮肤	9	手电筒照射方向正确 检查毛发剃净、无刮破皮肤	2 7	1 5	0 3	0 1		
	整理记录	8	协助穿衣，送返病房或安置体位、撤屏风 询问病人感受，交代沐浴及注意事项 清理用物、脱手套正确 洗手、脱口罩、记录正确	2 2 2 2	1 1 1 1	0 0 0 0	0 0 0 0		
操作评价		10	关爱病人、沟通有效、舒适安全 操作熟练、准确、连贯、整体计划性好 操作时间不超过 10 分钟	4 4 2	3 3 1	2 2 0	1 1 0		

续表

项目	分值	考核评价要点	评分等级				得分	存在问题
			I	II	III	IV		
关键缺陷		无人文关怀、无沟通,未检查备皮结果、毛发未剃净、皮肤划伤、未清洁皮肤等均不及格						
总分	100							

技能 2　大量不保留灌肠术

1. 操作流程

操作程序	简要流程	操作要点	图示
护士准备	素质要求	着装整洁、举止端庄、语言柔和、表达清晰	
	核对签名	医嘱及执行单,签名	
操作评估	病人病情	生命体征,心理状态、自理能力、对灌肠的认知和合作程度,有无灌肠禁忌证	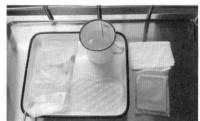
	局部情况	肛周皮肤完好	
	环境状况	整洁、安静、温湿度适宜、隐蔽、安全	
操作准备	病人准备	了解灌肠目的、过程、注意事项及配合要点,愿意合作;排空膀胱,学会深呼吸,体位舒适	图4-4　灌肠用物
	环境准备	室内光线充足;酌情关闭门窗、调节温度适宜;屏风或床帘遮挡	
	护士准备	洗手,戴口罩	
	用物准备	治疗车上层:治疗盘、灌肠溶液(大量杯内盛0.1%~0.2%肥皂水500~1000ml,或按医嘱准备)、灌肠袋1个、弯盘、血管钳、润滑剂、棉签、卫生纸、治疗巾、手套、水温计(图4-4),治疗车下层:便盆及便盆巾、医疗废物桶、生活垃圾桶;另备:输液架	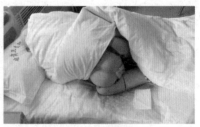
操作过程	核对解释	携用物至床旁,核对病人,解释并取得合作	图4-5　灌肠卧位
	安置卧位	协助病人取左侧卧位,双膝屈曲,将裤子退至膝部,臀部移至床沿,垫治疗巾于臀下,置弯盘;盖好被子,仅暴露臀部(图4-5)	

续表

操作程序	简要流程	操作要点	图示
操作过程	挂灌肠袋	将灌肠液倒入灌肠袋,将灌肠袋挂于输液架上,袋内液面距肛门40~60cm	
	润管排气	戴手套,排尽管内空气,夹管,润滑肛管前端	
	插管灌液	左手垫卫生纸分开臀部、显露肛门,嘱病人深呼吸,右手持肛管轻轻插入直肠 7~10cm(图 4-6)。固定肛管,松开管夹,使溶液缓缓流入。观察袋内液面下降情况及病人反应,若液体流入不畅,可稍转动或挤压肛管排除;若病人有腹胀或便意,应适当放低灌肠袋减慢流速或暂停片刻,并嘱病人张口深呼吸勿做排便动作	
	拔出肛管	待溶液即将流尽时夹管,用卫生纸包裹肛管轻轻拔出,放入弯盘内,擦净肛门,脱手套,撤治疗巾和弯盘,协助病人穿好裤子、平卧	图4-6 插肛管
	观察告知	观察病人反应,询问其感受,嘱其尽量保留 5~10 分钟后再排便	
	整理记录	整理床单位,清理用物,脱手套,洗手,脱口罩、记录、签名	
操作评价	病人感受	感觉安全,无腹胀、腹痛等不适	
	操作效果	操作熟练、方法正确、动作轻柔,妥善处理灌液故障及不适,病人衣服、床褥未被污染	

2. 操作关键点

(1) 准确掌握灌肠液的量、温度、流速和压力等。

(2) 随时观察病人病情变化,如出现脉速、面色苍白、出冷汗、剧烈腹痛、心慌、气促,应立即停止灌肠,并报告医生紧急处理。

(3) 灌肠后注意观察病人排便情况,粪便的颜色、性状和量等。

(4) 消化道出血、妊娠、急腹症、严重心血管疾病、近期肠道手术、肛门疾病、排便失禁等病人禁忌大量不保留灌肠。

(5) 肝昏迷者禁用肥皂水灌肠,充血性心力衰竭及水钠潴留者禁用 0.9% 氯化钠灌肠。

3. 操作测评标准

项目		分值	考核评价要点	评分等级				得分	存在问题
				I	II	III	IV		
护士准备		4	仪表着装规范、语言表达清晰	2	1	0	0		
			核对医嘱及执行单正确	2	1	0	0		
操作评估		7	了解病人病情充分,无灌肠禁忌证	3	2	1	0		
			观察肛门周围皮肤情况正确	2	1	0	0		
			观察操作环境正确	2	1	0	0		
操作准备	病人	3	理解、配合,体位舒适,已排空膀胱	3	2	1	0		
	环境	3	符合操作要求	3	2	1	0		
	护士	2	洗手、戴口罩正确	2	1	0	0		
	用物	2	准备齐全、放置合理	2	1	0	0		
操作过程	核对解释	4	核对病人正确	2	1	0	0		
			解释清晰并取得合作	2	1	0	0		
	安置卧位	7	体位安置正确,保暖、遮挡措施得当	5	4	3	2		
			垫治疗巾、置弯盘正确	2	1	0	0		
	挂灌肠袋	6	灌肠液倒入灌肠袋无外流、适量	2	1	0	0		
			温度、压力适宜	4	3	2	1		
	润管排气	8	戴手套,润滑肛管长度、方法正确	5	4	3	2		
			排尽管内空气,正确夹闭	3	2	1	0		
	插管灌液	27	分开臀部、露出肛门手法正确	3	2	1	0		
			插管方法正确、深度适宜	9	7	5	3		
			正确固定肛管、放开管夹	3	2	1	0		
			液体灌入速度适宜	4	3	2	1		
			观察病人反应、并询问感受	4	3	2	1		
			处理灌液故障正确	4	3	2	1		
	拔出肛管	9	拔管方法正确,擦净肛门方法正确	4	3	2	1		
			撤用物、脱手套适时	2	1	0	0		
			协助病人穿裤、平卧正确	3	2	1	0		
	观察告知	4	观察病人反应,询问其感受	2	1	0	0		
			告知病人保留灌肠液时间正确	2	1	0	0		
	整理记录	4	整理床单位、清理用物、脱手套正确	2	1	0	0		
			洗手、脱口罩、记录、签名正确	2	1	0	0		
操作评价		10	关爱病人、沟通有效、注意遮挡	4	3	2	1		
			操作熟练、准确、整体计划性好	4	3	2	1		
			操作时间不超过10分钟	2	1	0	0		
关键缺陷			无人文关怀、无沟通,插管方法不正确、插管深度不适宜、灌肠袋高度不正确、病人特殊反应处理不当等均不及格						
总分		100							

技能 3 导尿管留置术

1. 操作流程

操作程序	简要流程	操作要点	图示
护士准备	素质要求	着装整洁、举止端庄、语言柔和、表达清晰	
	核对签名	核对医嘱及执行单,签名	图4-7　一次性导尿包
操作评估	病人病情	生命体征、意识状态、自理能力、心理状态、对导尿的认知和合作程度	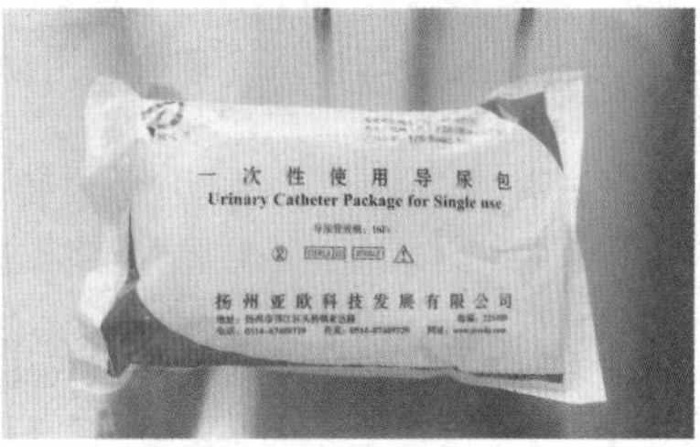
	局部情况	膀胱充盈程度、会阴部皮肤黏膜情况	
	环境状况	整洁、隐蔽、安全、温度与光线适宜	
操作准备	病人准备	了解操作目的、过程、注意事项及配合要点,愿意合作;体位舒适;已自行清洗会阴	
	环境准备	室内光线充足;关闭门窗、温度适宜;屏风或床帘遮挡	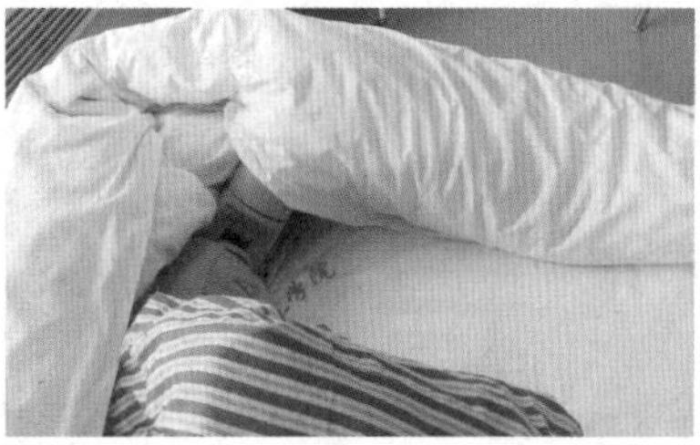 图4-8　导尿体位
	护士准备	洗手,戴口罩	
	用物准备	治疗车上层:治疗盘,一次性导尿包(内有安尔碘棉球2袋、弯盘2个、镊子(钳)3把、手套2双、液状石蜡、治疗巾、洞巾、纱布、双腔导尿管、集尿袋、注射器内0.9%氯化钠注射液10ml、标本瓶)(图4-7),治疗车下层:便盆及便盆巾、医疗废物桶、生活垃圾桶	图4-9　消毒阴阜
操作过程	核对解释	携用物至床旁,核对病人,解释并取得合作	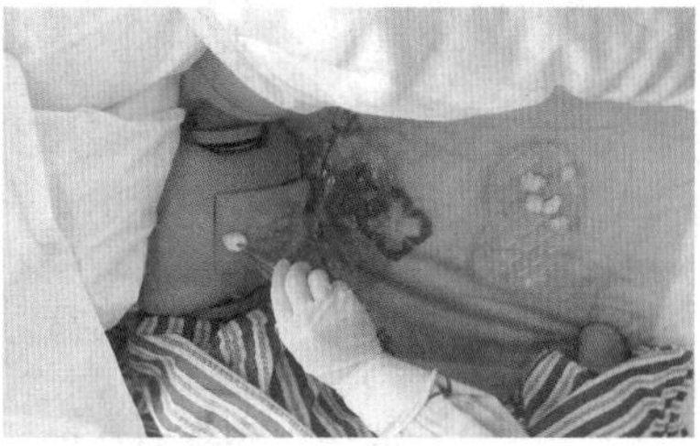
	安置卧位	松开床尾盖被,脱左侧裤腿,协助取平卧、双腿屈膝外展、露出外阴,左侧裤腿拉平盖于右腿,必要时加盖浴巾,被子中下段折叠盖好左腿,盖好上身(图4-8)	
	首次消毒	臀下垫治疗巾,置弯盘,打开消毒包,戴手套,镊子夹取棉球消毒,消毒原则:由外向内、自上而下、先对侧后近侧、每个棉球限用1次,消毒顺序:阴阜(图4-9)、大阴唇(图4-10)、左手分开大阴唇消毒小阴唇(图4-11)、尿道口至肛门(图4-12),将污棉球置弯盘内;消毒毕,脱下手套放弯盘内,将弯盘等污物放入医疗废物桶内	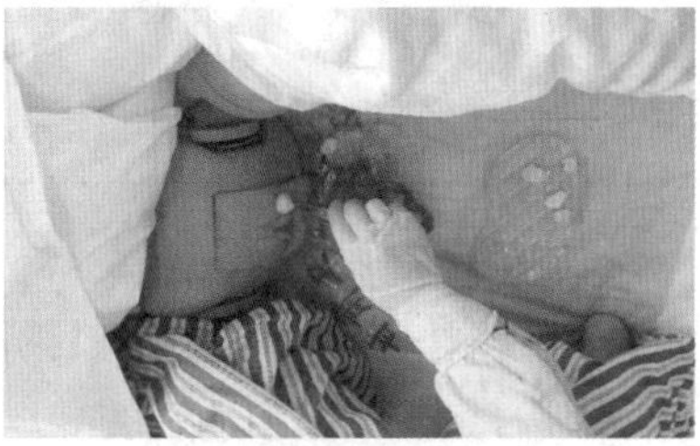 图4-10　消毒大阴唇

操作程序	简要流程	操作要点	图示
操作过程	开包铺巾	于病人两腿间打开导尿包,戴无菌手套,铺洞巾、连接包布内面形成一无菌区域	
	接袋润管	合理放置用物,检查导尿管,拧紧集尿袋放尿口,取下连接管接头保护帽、与导尿管连接、松开管夹,润滑导尿管前端,放入弯盘内	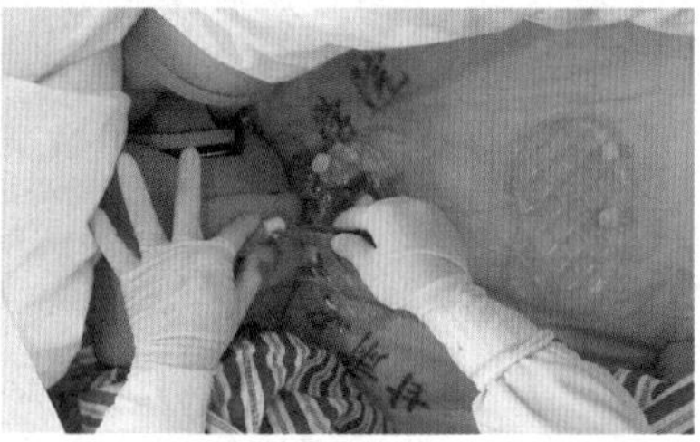 图 4-11 消毒小阴唇
	再次消毒	将盛放消毒用物的弯盘置于近会阴处,左手分开固定小阴唇,暴露尿道口,右手持镊夹棉球消毒:尿道口、小阴唇、尿道口,由内向外、自上而下,每个棉球限用 1 次。已用消毒镊置弯盘内,将弯盘及污棉球移至床尾,避免横跨无菌用物	
	插管固定	左手固定小阴唇不动,右手移放有无菌导尿管的弯盘至近会阴处,持钳夹导尿管前端插入尿道 4~6cm,见尿液流出再插入 5~7cm(图 4-13),左手松开小阴唇下移固定导尿管,观察尿液流出通畅,关管夹,向导尿管气囊内注入 0.9% 氯化钠注射液(或空气)5~10ml,向外轻拉至有阻力感,即证实导尿管固定于膀胱内,必要时留取尿标本,撤洞巾擦净外阴	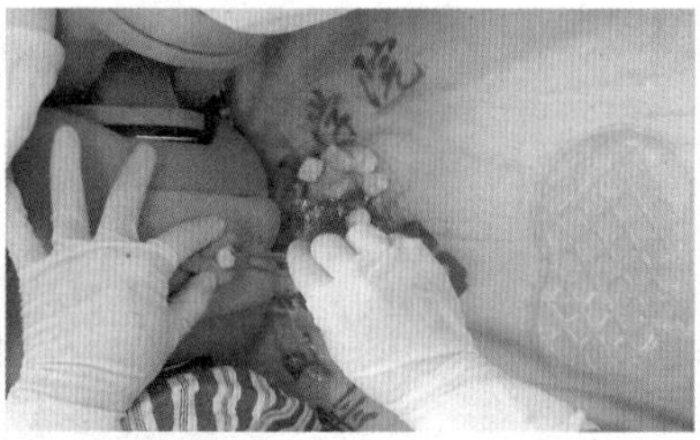 图 4-12 消毒尿道口
	挂袋观察	将集尿袋挂于床沿挂钩,打开管夹,检查尿液引流通畅,包裹导尿包放入医疗废物桶内,脱手套,手消毒,询问病人感受,交代注意事项	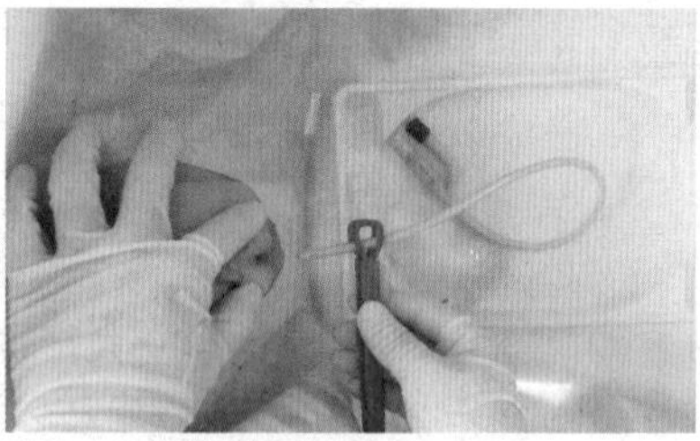
	整理记录	协助病人取舒适卧位,整理床单位,清理用物,洗手、脱口罩,记录、签名	 图 4-13 插导尿管
操作评价	病人感受	感觉安全、无特殊不适	
	操作效果	严格遵循无菌操作原则,操作熟练、动作轻柔,无尿路损伤,沟通有效,指导正确	

2. 操作关键点

(1) 严格执行无菌技术原则,防止尿路感染。

(2) 选择光滑、粗细适宜的导尿管,插管动作轻柔、避免尿道黏膜损伤。

(3) 辨别尿道口的位置,若导尿管误入阴道,须更换导尿管重新插入。

3. 操作测评标准

项目		分值	考核评价要点	评分等级				得分	存在问题
				I	II	III	IV		
护士准备		4	仪表着装规范、语言表达清晰	2	1	0	0		
			核对医嘱及执行单正确	2	1	0	0		
操作评估		6	了解病人病情充分	2	1	0	0		
			了解膀胱充盈、会阴部皮肤黏膜情况正确	2	1	0	0		
			观察环境正确	2	1	0	0		
操作准备	病人	2	理解、配合,体位舒适,已清洗会阴部	2	1	0	0		
	环境	2	符合无菌操作要求	2	1	0	0		
	护士	2	洗手、戴口罩正确	2	1	0	0		
	用物	2	准备齐全、放置合理	2	1	0	0		
操作过程	核对解释	2	核对病人正确	1	0	0	0		
			解释清楚并取得合作	1	0	0	0		
	安置卧位	4	导尿体位安置正确,保暖、遮挡措施得当	3	2	1	0		
			垫治疗巾、置弯盘正确	1	0	0	0		
	首次消毒	14	用物放置合理,戴手套	2	1	0	0		
			消毒方法、顺序正确	8	6	4	2		
			污棉球放置正确,弯盘及污物移放正确	2	1	0	0		
			无污染	2	1	0	0		
	开包铺巾	6	打开导尿包位置、方法正确	3	2	1	0		
			戴手套、铺洞巾、构成一无菌区正确	3	2	1	0		
	接袋润管	8	用物放置合理	2	1	0	0		
			检查、润滑尿管、接集尿袋方法正确	4	3	2	1		
			操作中未跨越无菌区、无污染	2	1	0	0		
	再次消毒	10	消毒方法、顺序正确	6	4	2	0		
			尿道口暴露正确、无污染	4	2	1	0		
	插管固定	14	插管方法正确、深度恰当	8	6	4	2		
			固定导尿管方法正确	2	1	0	0		
			气囊内注入液体或空气适量	2	1	0	0		
			开关管夹时机适宜,必要时留取尿标本	1	0	0	0		
			撤洞巾、擦净外阴正确	1	0	0	0		
	挂袋观察	8	集尿袋挂床沿方法正确、高度适宜	3	2	1	0		
			观察尿液流出通畅	1	0	0	0		
			撤导尿包、脱手套、手消毒正确	2	1	0	0		
			观察病人反应、交代注意事项正确	2	1	0	0		
	整理记录	6	病人体位舒适	2	1	0	0		
			整理床单位、清理用物正确	2	1	0	0		
			洗手、脱口罩、记录、签名正确	2	1	0	0		

项目	分值	考核评价要点	评分等级				得分	存在问题
			I	II	III	IV		
操作评价	10	关爱病人、沟通有效、注意遮挡 动作轻柔,无黏膜损伤 严格遵循无菌技术原则,操作熟练、准确,操作时间不超过 10 分钟	3 3 4	2 2 3	1 1 2	0 0 1		
关键缺陷		无人文关怀、无沟通、消毒方法、顺序错误,插管方法错误、动作粗暴、损伤尿道黏膜,操作不熟练、严重污染等均不及格						
总分	100							

二、术 中 护 理

(一) 情景与任务

1. 情景导入　病人入院第 8 天,已做好术前准备,于 8:30 平车送至手术室,在全身麻醉下行"食管癌根治、食管及胃部分切除伴食管 - 胃肠吻合术"。手术室护士、麻醉师、手术人员等全部到位,共同配合,历时 8 小时完成手术。

2. 工作任务　巡回护士与器械护士准备好各类手术用物,密切配合麻醉师和手术医生共同完成手术。

(二) 操作评估

1. 病人病情　已做好术前准备、已签署手术同意书,生命体征稳定,拟定在全身麻醉下、右侧开胸行食管癌根治术。

2. 操作目的　正确安置手术体位,充分暴露手术野;手术区皮肤消毒、铺无菌巾单,预防手术切口感染;整理准备无菌手术器械台、备好备足手术用物,保证手术的顺利进行;确保病人的手术安全。

3. 项目分析　根据手术部位、麻醉方式安置手术体位,注意保持病人舒适、避免过度牵拉,防止继发损伤。严格执行外科无菌技术操作原则,保证病人手术区皮肤、手术人员的手臂、手术器械与敷料清洁、无菌,以防术后切口感染。手术开始前、关闭体腔前、缝合皮肤前,手术完成后两人共同 4 次清点手术器械、敷料,数目须准确无误,前后一致。

(三) 操作计划

1. 刷手间、手术室用物摆放整齐,符合要求,水温、室温适宜,光线充足;检查手术床各部件性能良好,使用灵活;软垫的数量、大小、形状适宜;手术器械、敷料符合外科无菌技术要求,其种类、数量能满足手术需要。

2. 巡回护士仔细核对交接病人、病历及手术特殊用物,接病人入手术间;鼓励安慰病人,观察病情,协助麻醉师行深静脉置管建立静脉通道并完成麻醉;为病人安置手术体位;协助器械护士、手术医生穿无菌手术衣和无菌戴手套。

3. 器械护士备齐大、小无菌手术敷料包和手术器械包;于手术开始前 15~20 分钟进行手术前无菌准备,即进行手臂的刷洗与消毒、穿裹背式无菌手术衣、无接触式戴无菌手套;分类并有序地整理无菌器械台,与巡回护士于手术开始前、关闭体腔前、缝合皮肤前、手术完成后两人共同清点手术器械、敷料数目,4次清点务必一致。

4. 病人麻醉、体位安置等准备完成后,器械护士协助手术第1助手进行病人手术区皮肤消毒,并协助铺盖无菌手术巾单,至少4层厚;术中管理好器械台、传递与回收器械,术后完成清洁、打包和消毒处理等。

(四) 操作流程与测评标准

技能 4　手术体位的安置

1. 操作流程

操作程序	简要流程	操作要点	图示
护士准备	素质要求	着装整洁、举止端庄、语言柔和、表达清晰	
	双人核对	医嘱及手术通知单,签名	
操作评估	病人病情	评估麻醉后意识状态;麻醉效果、生命体征;安置手术体位时的移动是否对麻醉产生影响;术前诊断、病变部位、手术名称、手术切口位置等	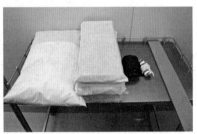
	用物情况	所需用物的种类、数量	图 4-14　手术体位安置用物
操作准备	病人准备	麻醉成功、效果满意,静脉输液通道通畅,生命体征稳定	
	环境准备	宽敞、整洁,光线充足,温湿度适宜;手术床各部件性能良好,使用灵活	
	护士准备	巡回护士按手术室要求进行着装,器械护士进行手术前无菌准备	
	用物准备	根据手术需要准备相应的软垫(数量充足、大小、形状适宜)、手术床附属的身体护架、约束带、小棉被,必要时备棉垫,绷带;电凝刀负极板(图4-14)	
操作过程	核对解释	双人准确核对医嘱和手术通知单的病人相关信息,清醒者询问有无不适或需要,解释并取得合作	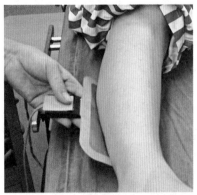
	协助麻醉	建立静脉通道,协助病人取安全、舒适的麻醉体位、协助麻醉师完成麻醉	图 4-15　粘贴负极板
	暴露术野	脱上衣,充分暴露手术部位,不过多暴露病人身体	
	贴负极板	选择肌肉丰满的部位,如大腿外侧面、小腿后方等,正确粘贴负极板(图4-15)	

续表

操作程序	简要流程	操作要点	图示
操作过程	安置体位	巡回护士和手术医生助手共同将病人安置于手术所需的右侧开胸侧卧位(图 4-16):病人 90° 左侧卧位,背、胸、左肋下各置 1 软垫;左侧肩关节轻微向前,避免身体重力使左肩关节、神经受压;双手固定于双层托手架上,双臂向前、外展不超过 90°;右下肢屈曲 90°、左下肢伸直,两腿间垫软垫;对准耻骨联合、骶尾部安放骨盆托,以维持与稳定侧卧位;左外踝关节、右足踇趾处放置棉圈;宽约束带固定髋部及膝部,位置正确、松紧适宜;双下肢盖小棉被保暖	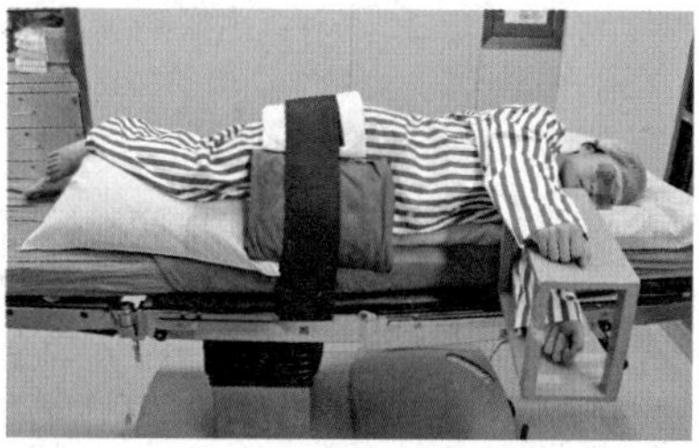 图 4-16 开胸侧卧位
	放置托盘	将器械托盘移放至大腿下段之上的位置,托盘架距离病人腿部 6~8cm,旋紧、固定牢靠	
	观察整理	观察病人反应、是否舒适,未用的体位垫放回指定存放处	
操作评价	病人感受	病人安全,无不适感	
	操作效果	操作熟练,手术野显露充分、术者手术操作方便,病人循环和呼吸功能未受影响、肢体神经和血管未受压,皮肤无破损	

2. 操作关键点

(1) 各部支架不能直接接触病人身体任何部位,需用大小合适的体位垫保护。身体空隙处、骨隆突处放置软垫或棉圈,以促进舒适、防止压疮。

(2) 确保病人安全、舒适,不影响呼吸及循环;安置肢体、关节不能悬空,置于功能位,避免神经受压;约束带不可过紧,以免影响血液循环;腿带应置于膝上约 10~14cm 处。

(3) 器械托盘与病人间距 6~8cm,注意旋紧、固定牢靠,以防下滑砸伤病人。

3. 操作测评标准

项目	分值	考核评价要点	评分等级				得分	存在问题
			Ⅰ	Ⅱ	Ⅲ	Ⅳ		
护士准备	4	仪表着装规范、语言表达清晰 核对医嘱及手术通知单信息正确	2 2	1 1	0 0	0 0		
操作评估	6	了解病人病情充分 评估用物符合要求	3 3	2 2	1 1	0 0		

续表

项目		分值	考核评价要点	评分等级				得分	存在问题
				I	II	III	IV		
操作准备	病人	3	麻醉成功、效果满意,静脉输液通道通畅,生命体征稳定	3	2	1	0		
	环境	2	符合手术要求	2	1	0	0		
	护士	2	着装符合手术要求	2	1	0	0		
	用物	3	准备齐全、放置合理	3	2	1	0		
操作过程	核对解释	4	双人核对病人信息正确 适时询问病人有无不适或需要,解释到位	2 2	1 1	0 0	0 0		
	协助麻醉	7	协助病人安全移至手术床 取安全、舒适的麻醉体位 协助麻醉师完成麻醉	3 2 2	2 1 1	1 0 0	0 0 0		
	暴露术野	2	手术区域暴露恰当	2	1	0	0		
	贴负极板	2	负极板粘贴、放置正确	2	1	0	0		
	安置体位	45	安置方法正确,手术切口部位在上 肢体安放正确,关节不受压 放置护架正确 放置体位垫正确 身体空隙、骨隆突处注意保护 暴露手术野正确,暴露病人身体适当 固定维持手术体位方法正确 约束带位置正确、松紧适宜 保暖正确	9 6 4 4 2 6 4 8 2	7 4 3 3 1 4 3 6 1	5 2 2 2 0 2 2 4 0	3 1 1 1 0 1 1 2 0		
	放置托盘	7	器械托盘位置正确 支架固定牢靠、安全	4 3	3 2	2 1	1 0		
	观察整理	3	观察病人正确 未用的体位垫处理正确	2 1	1 0	0 0	0 0		
操作评价		10	爱伤观念强、注意人文关怀 病人体位正确、舒适、符合手术需求 操作熟练,动作敏捷、轻柔,操作时间不超 10 分钟	3 3 4	2 2 3	1 1 2	0 0 1		
关键缺陷			安置手术体位错误、电极板安放位置不对、肢体未置于功能位、约束不当、病人的手接触手术床或肢体血液循环受影响等均不及格						
总分		100							

技能 5 外科手消毒、穿无菌手术衣和无接触式戴无菌手套

1. 操作流程

操作程序	简要流程	操作要点	图示
护士准备	素质要求	仪表着装规范,无菌观念强,态度认真,严谨缜密,干练利落,反应敏捷	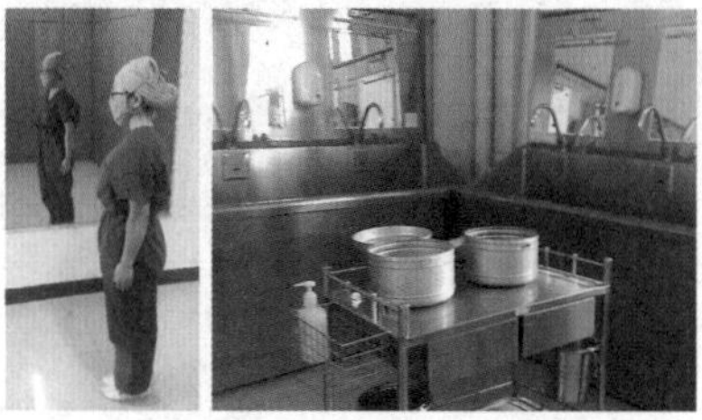
操作评估	洗手设施	刷手池的类型及使用方法,毛刷、小毛巾是否经消毒灭菌处理、放置是否合理,手臂清洁液、消毒液是否充足,水温是否适宜	 图 4-17 着装与用物准备
	手术环境	无菌手术衣与手套的大小、数量是否充足;室温、光线是否适宜;是否连台手术及前一台手术是否为污染/感染手术	
操作准备	环境准备	刷手间、手术室用物摆放整齐,符合要求,水温、室温适宜,光线充足	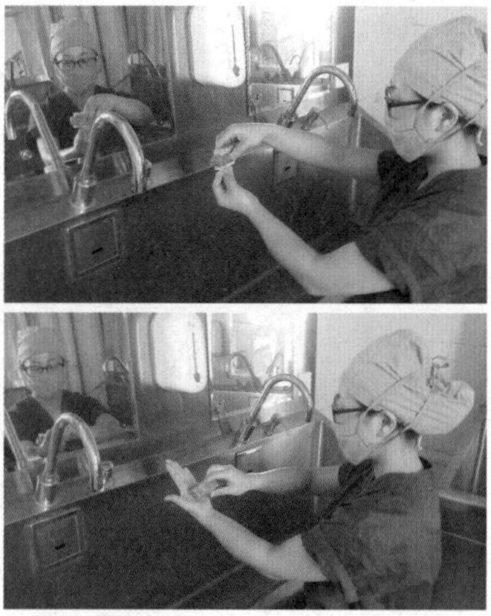
	护士准备	更换洗手衣、裤,摘下首饰、手表,修剪指甲,带好口罩、帽子;面对穿衣镜再次检查整理着装,符合手术要求,卷袖过肘 15cm 以上(图 4-17)	
	用物准备	① 外科手消毒:无菌软毛刷、无菌小毛巾、刷手液(爱护佳、消毒肥皂水等),消毒液(0.5% 碘伏、灭菌王、爱护佳等)、红外线感应式一体化刷手池(图 4-17) ② 穿无菌手术衣、戴无菌手套:无菌手术衣包、无菌手套、大器械台	 图 4-18 刷指尖、手指掌面与手掌
操作过程	入刷手间	进入刷手间,检查并打开贮放毛刷、小毛巾的无菌容器盖	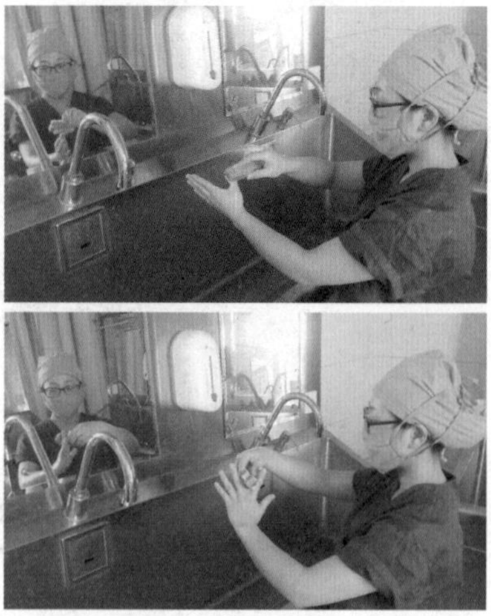
	外科手消毒	① 洗手:按七步卫生洗手法洗手至肘上 10cm,用流水冲净,保持洗手衣裤干燥 ② 刷手:用无菌毛刷接取刷手液,依次刷洗:指尖,手指掌面,手掌,拇指,其余四指甲缘、关节皮肤皱褶、指缝、指蹼、指背,手背,腕部,前臂,肘部及肘上 10cm,两手交替向上(图 4-18~图 4-20)	 图 4-19 刷拇指与指缝

操作程序	简要流程	操作要点	图示
操作过程	外科手消毒	③ 冲洗:用流水仔细冲净指尖、手、前臂至肘上,污水从肘部流下,防止洗手衣裤前面被水打湿(图 4-21) ④ 更换小毛刷,重复刷手、冲洗,共刷洗 3 遍约 10 分钟 ⑤ 擦干:用无菌小毛巾,先擦干双手,再将小毛巾对折成三角巾,齐边向上、搭在一侧手背,从腕部螺旋状向上擦干(图 4-21);翻转小毛巾,同法擦干对侧 ⑥ 消毒:一手心接适量消毒液,消毒另一手指尖后将残余消毒液均匀涂于前臂至肘上 5cm,同法消毒对侧手指尖和手臂,共 2 遍,最后接适量消毒液,按"七步卫生洗手法"前五步顺序消毒双手 2 遍,保持拱手姿势(图 4-22)	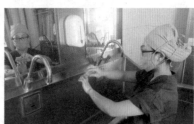 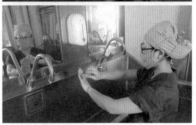 图 4-20 刷指关节皮皱与手背
	入手术间	打开自动感应门或用背部推门,进入手术间,保持拱手姿势,等待手臂消毒液自然干燥	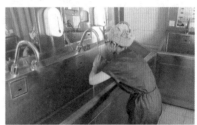
	穿手术衣、戴手套	① 取手术衣:从无菌台上抓取手术衣 ② 展开衣服:选择较宽敞处,手提衣领使衣的下端自然下垂展开;两手提衣领两角,左右轻轻抖动打开手术衣(正面向外),食指和拇指折叠捏住衣领内面、其他三指撑住肩缝内面,轻摆抖开手术衣,露出袖口根部 ③ 穿手术衣:将手术衣向上轻轻抛起,两臂向前平伸、双手顺势插入袖中(图 4-23) ④ 协助系带:巡回护士在其背后抓住手术衣后襟内面向后拉平衣袖(衣袖口裹住指尖),器械护士即屈曲肘部保持拱手姿势,巡回护士从内面翻平衣领,协助其系好手术衣领口和后襟上部系带(图 4-23)	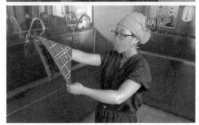 图 4-21 冲洗、擦干 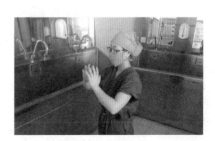 图 4-22 拱手姿势

操作程序	简要流程	操作要点	图示
操作过程	穿手术衣、戴手套	⑤戴上手套:巡回护士打开手套外包装,用无菌持物钳夹取手套内袋放于无菌台上。器械护士采取无接触式戴手套:左手垫衬手术衣袖取右手手套,使手套手指朝向肘部、拇指对准手拇指放于右侧掌腕部手术衣袖上,右手在衣袖内捏住手套口的翻折部下层,左手垫衬手术衣袖协助拉手套口翻折部上层(图4-24),将右手插入手套,手套腕部压在衣袖口外面,往上拉,戴好右侧手套;用已戴好手套的右手取左侧手套,同法戴好(图4-24)。戴好手套,十指交叉,使手套指端充实便于操作 ⑥系带整理:器械护士戴好手套后,解开并撑起后襟斜角一侧腰带,巡回护士用无菌持物钳夹住腰带末端绕过后方,再递给器械护士自行系好(图4-23)。巡回护士在后方半蹲,抓住其手术衣前侧方下摆内面,向斜下后方牵拉使手术衣平整、舒适。穿好手术衣后,双手保持在腰以上、胸前、视线范围内,等待手术开始时双手应放于胸前衣袋内	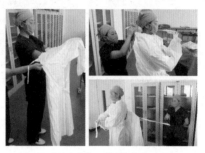 图4-23 穿手术衣 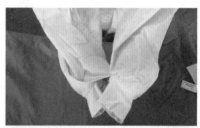 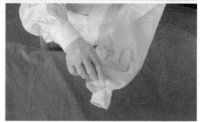 图4-24 戴手套
	术毕脱手术衣及手套	①脱手术衣:手术结束,器械护士解开腰间长衣带在前面打结,巡回护士协助解开后方小衣带,器械护士双手胸前交叉抓住手术衣肩部,向前牵拉翻转脱下(图4-25) ②脱下手套:抓手套外侧面翻转脱去,不可触及手臂造成污染	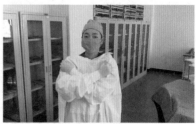 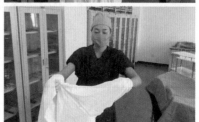 图4-25 脱手术衣
操作评价	操作效果	操作熟练、规范、利索;刷手顺序、方法、范围正确;态度认真,刷手、冲洗彻底;无菌观念强,穿衣、戴手套无污染	

2. 操作关键点

(1) 洗手时衣袖挽至上臂中部以上、衣摆扎入裤腰内,自身衣服不得外露;裤管平脚踝并用束带扎紧,口罩系带跨过耳朵上下扎于枕后,不可挂耳上。

(2) 刷手范围由指尖至肘上 10cm,刷手方向由指尖至肘,不可来回刷,两手臂同一部位交替向上,不可刷完一侧再刷另一侧。流水冲洗时,污水应从肘部流下,注意保持洗手衣裤干燥。

(3) 擦干手臂时,小毛巾的每一面只擦手臂的一个部位;折成三角形后,齐边向上,螺旋向上擦干手臂且不可触及洗手衣,擦至肘部的毛巾不可返回至手,有条件时最好用烘干机烘干手臂。

(4) 无接触式戴手套,徒手不接触手套,保证手套不污染。

(5) 穿好无菌手术衣后,肩以上、腰以下、背部为清洁区。

(6) 凡接台手术,必须更换手术衣和手套。若前一台手术为清洁手术,不需重新刷手,脱手套、规范消毒手和手臂 2 遍即可;若为感染手术,则需重新刷手。

3. 操作测评标准

项目		分值	考核评价要点	评分等级				得分	存在问题
				I	II	III	IV		
护士准备		4	着装符合手术要求 无菌意识强,认真严谨,干练敏捷	2 2	1 1	0 0	0 0		
操作评估		6	评估洗手设施全面 评估手术环境正确	3 3	2 2	1 1	0 0		
操作准备	环境	2	符合无菌手术要求,温、湿度适宜	2	1	0	0		
	护士	4	更换衣裤正确,修指甲、去除饰物及手表 戴帽子、口罩正确	2 2	1 1	0 0	0 0		
	用物	2	准备齐全,放置合理	2	1	0	0		
操作过程	入刷手间	2	进入刷手间、检查并打开用物正确	2	1	0	0		
	外科手消毒	30	清洗双手及手臂正确 取小毛刷、蘸清洁液方法正确 刷洗方法、范围正确,力度适当 刷洗顺序正确,仔细、彻底,不留空白 每刷完 1 遍,用流水冲净,方法正确 污水从肘部流下,洗手衣保持干燥 取小毛巾正确、无污染 擦干方法、范围正确,无反复、无污染 取消毒液适量、方法正确 指尖、前臂、肘部及双手消毒方法正确	2 2 4 4 3 3 2 4 2 4	1 1 3 3 2 2 1 3 1 3	0 0 2 2 1 1 0 2 0 2	0 0 1 1 0 0 0 1 0 1		
	入手术间	4	开门方式正确 手姿正确、无污染	2 2	1 1	0 0	0 0		

续表

项目		分值	考核评价要点	评分等级				得分	存在问题
				I	II	III	IV		
操作过程	穿手术衣、戴手套	32	取衣方法正确,看清衣服的上下和正反	2	1	0	0		
			手术衣打开正确,正面向外,露袖笼口	3	2	1	0		
			抛起手术衣幅度适当、熟练	2	1	0	0		
			双手插入袖中方向、方法正确、深度合适	4	3	2	1		
			手臂不向外撒开,手术衣无污染	2	1	0	0		
			巡回护士在背后抓手术衣内面,无污染	2	1	0	0		
			协助拉平衣袖正确、衣领平整、舒适	2	1	0	0		
			打开、取出手套方法正确	2	1	0	0		
			戴手套方法正确、熟练,徒手接触手套	3	2	1	0		
			手套腕部遮盖手术衣袖口正确	2	1	0	0		
			手套平展、舒适、便于操作	2	1	0	0		
			器械护士解开与递出腰带方法正确	2	1	0	0		
			巡回护士绕过后方递腰带,无污染	2	1	0	0		
			双手保持在腰以上、胸前、视线范围内	2	1	0	0		
	术毕脱手术衣及手套	4	脱衣正确,无污染	1	0	0	0		
			手术衣污染面折在里面,放置合理	1	0	0	0		
			脱手套方法正确,无污染	1	0	0	0		
			脱下的手套放入医疗废物桶	1	0	0	0		
操作评价		10	无菌观念强,无污染	5	4	3	2		
			操作熟练、顺序正确	3	2	1	0		
			刷手时间不少于10分钟,全程不超过15分钟	2	1	0	0		
关键缺陷			刷手方向、方法、顺序错误,刷洗消毒不认真、不彻底、遗漏有空白,冲水及消毒后的手姿不正确,穿衣、戴手套方法错误,严重污染等均不及格						
总分		100							

技能 6 消毒铺巾配合、器械台管理

1. 操作流程

操作程序	简要流程	操作要点	图示
护士准备	素质要求	仪表着装规范,无菌观念强,态度认真,严谨缜密,干练利落,反应敏捷	
操作评估	病人情况	术前诊断、拟行手术名称、手术方式、切口位置,体位安置是否稳妥、适合手术需要	
	环境情况	室温、光线,手术室空间大小	

操作程序	简要流程	操作要点	图示
操作准备	病人准备	已完成麻醉,手术体位安置正确、稳妥,暴露手术野	
	器械护士	完成手术前无菌准备	
	环境准备	室内光线充足、宽敞,温、湿度适宜,人员不相互拥挤,器械台台面经消毒液抹布擦拭清洁、干燥,手术器械、敷料符合外科无菌技术要求;其种类、数量满足手术需要	
	用物准备	无菌手术衣包、无菌手套、无菌持物钳、大治疗车、无菌手术敷料包、无菌器械包	
操作过程	开手术包	巡回护士用浸有消毒液的抹布清洁手术器械台台面,干燥后将无菌敷料大包放于扇形器械台面正中,查对手术包的名称、消毒日期、指示胶带等,解开系带,徒手打开外层包布、无菌持物钳打开内层包布,垂于台缘下30cm(图4-26)	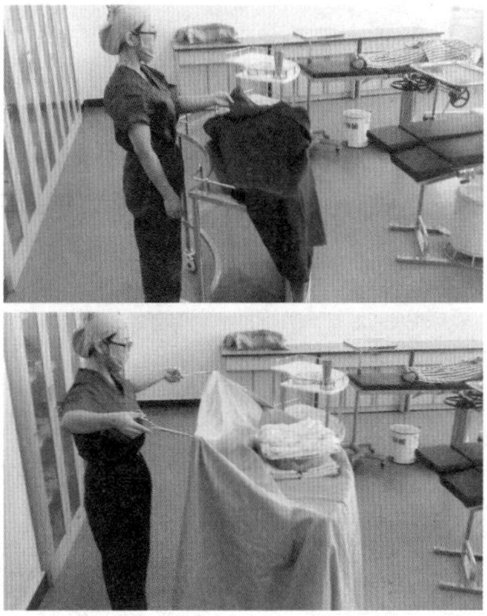 图4-26　开手术包
	铺器械台	器械护士完成术前无菌准备,铺器械台包布、拉平,再加铺1层治疗巾,使手术器械台敷料4~6层厚	
	整理物品	包内无菌敷料、大小盆从器械台的中央移放至左侧,正确打开器械包,将器械按使用先后次序及类别整齐排列成上下两排,器械、敷料均不超出器械台边缘(图4-27)	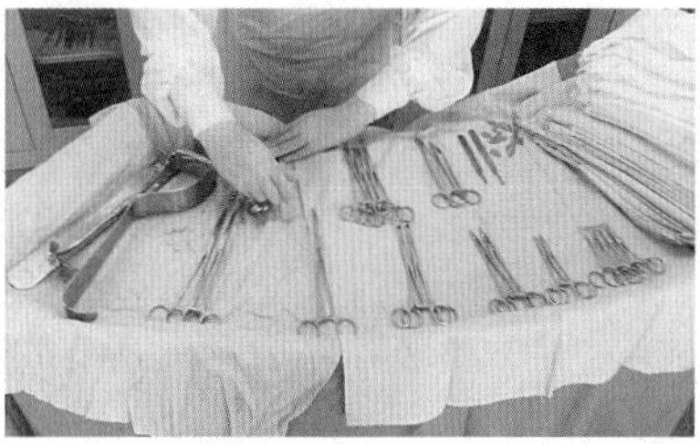 图4-27　整理物品
	清点数目	巡回护士和洗手护士共同清点各类器械、小敷料数目,并详细记录	
	皮肤消毒	器械护士一手持卵圆钳钳端,柄部递至手术第1助手右手,另一手持盛消毒纱球的小药杯口缘,轻放于其左手掌心,消毒(以手术切口为中心,由里向外消毒2遍,消毒毕小药杯交给巡回护士,卵圆钳夹在器械台包布的下边缘)	
	铺无菌单	① 铺切口巾:正确粘贴透明手术切口膜;器械护士依次打开并递给手术第1助手4块治疗巾,铺在手术切口周围,布巾钳固定治疗巾(图4-28)	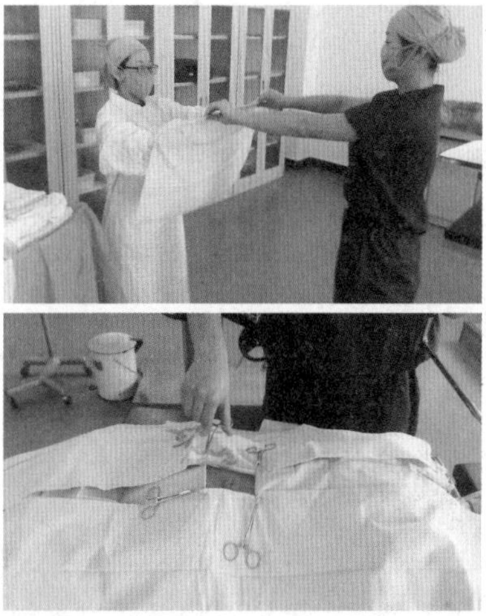 图4-28　铺切口巾

操作程序	简要流程	操作要点	图示
操作过程	铺无菌单	② 铺中单:放置中单于切口处,中单对折面打开,一手托住中单,另一手持中单一端递给医生;打开中单,一边平切口,另一包手向外展开后松手,使中单两端自然下垂,同法铺好另外两条中单(图4-29) ③ 铺大单:将大单(剖腹单等)"+"或"T"标志的一端朝病人头端,开孔对准切口放在病人身上,正确打开、铺平剖腹单,先铺头端、再铺尾端,拉平铺展(图4-30) ④ 铺托盘:器械托盘上加铺双层治疗巾,器械托盘上的盖单至少4层厚(图4-30)	 图4-29 铺中单
	管理器械	整理切口周围巾单,使其平整,方便手术;移动大器械台,对接在铺好无菌巾的手术床尾段,形成一连续的手术无菌区;及时取回手术台上用过的器械,擦净血迹,保持器械干净,器械台清洁、整齐、有序;关闭切口前、缝合皮肤前、手术完成后与巡回护士共同清点各类器械、小敷料数目,与术前数目一致	
	整理用物	术毕,所有物品清洗、整理打包、灭菌处理	图4-30 铺大单、铺托盘
操作评价	操作效果	无菌观念强、无污染,操作熟练、动作敏捷,物品摆放合理、整洁、有序	

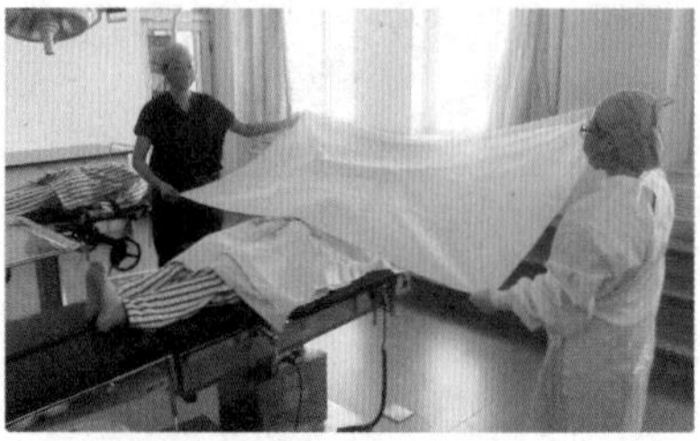

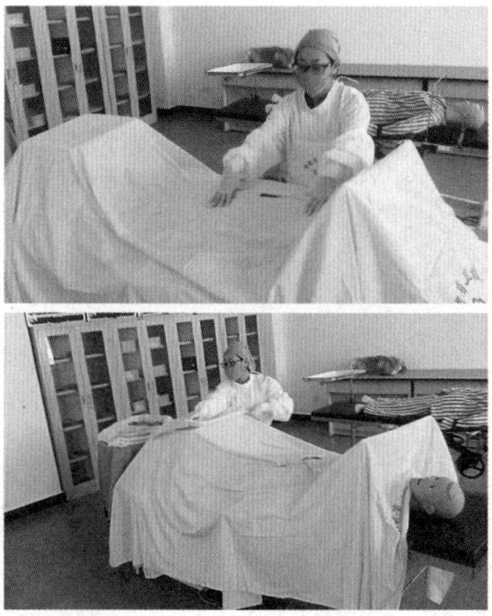

2. 操作关键点

(1) 打开无菌包时,徒手只能接触包布的外面,依次向外展开包布外角、左右角、最后打开内角;内层包布必须用无菌持物钳打开,先远侧后近侧,保持手臂不跨越无菌区。

(2) 铺好的无菌单垂于器械台缘下30cm,无菌敷料和器械不能超出台缘,器械放置整齐有序。

(3) 手术开始前、关闭体腔前、缝合皮肤前、手术完成后须两人共同4次清点器械、敷料,数目须一致。

(4) 不可徒手传递锐利器械,应将锐利器械放于托盘中传递,以免误伤。

3. 操作测评标准

项目	分值	考核评价要点	评分等级				得分	存在问题
			I	II	III	IV		
护士准备	4	着装符合手术要求 无菌意识强,认真严谨,干练敏捷	2 2	1 1	0 0	0 0		

续表

项目		分值	考核评价要点	评分等级				得分	存在问题
				Ⅰ	Ⅱ	Ⅲ	Ⅳ		
操作评估		6	了解病人情况充分 评估环境情况全面	3 3	2 2	1 1	0 0		
操作准备	病人	3	已完成麻醉,手术体位妥当、舒适	3	2	1	0		
	环境	3	符合无菌手术要求,温、湿度适宜	3	2	1	0		
	护士	2	完成术前无菌准备	2	1	0	0		
	用物	2	用物齐全,妥善放置、符合要求	2	1	0	0		
操作过程	开手术包	12	手术包检查正确、无遗漏 手术包放置位置正确 打开外层包布正确、无污染 打开内层包布正确、无横跨、无污染 包布大小合适,四边垂于台缘下距离适当	2 2 3 3 2	1 1 2 2 1	0 0 1 1 0	0 0 0 0 0		
	铺器械台	4	铺器械台平整 加铺治疗巾方法正确,厚度合适	2 2	1 1	0 0	0 0		
	整理物品	8	包内无菌敷料、大小盆的移放正确 打开器械包正确、无污染 正确、有序整理摆放器械 器械、敷料均不超出器械台边缘	2 2 2 2	1 1 1 1	0 0 0 0	0 0 0 0		
	清点数目	4	清点各类器械、敷料数目,方法正确 记录正确、详细、认真	2 2	1 1	0 0	0 0		
	皮肤消毒	9	传递消毒用卵圆钳手法正确 传递盛消毒纱球的小药杯方法正确 皮肤消毒方法、范围正确 消毒用物用毕处置正确	3 3 2 1	2 2 1 0	1 1 0 0	0 0 0 0		
	铺无菌单	20	打开、粘贴透明手术切口膜方法正确 打开、传递切口巾正确 巾钳传递正确 放置中单位置、方法正确 打开及铺中单正确、无污染 铺大单(剖胸单等)方法正确、无污染 开孔位置正确、对准切口 铺好的无菌单两侧、床尾垂下距离适当	2 3 2 3 3 3 2 2	1 2 1 2 2 2 1 1	0 1 0 1 1 1 0 0	0 0 0 0 0 0 0 0		
	管理器械	10	整理切口周围巾单,使其平展 大器械台与手术床尾对接正确、无污染 器械托盘上加铺2层治疗巾 及时取回手术台上用过的器械,处理正确 器械台清洁、整齐、有序 关闭切口前清点物品,与术前数目一致	1 1 1 3 2 2	0 0 0 2 1 1	0 0 0 1 0 0	0 0 0 0 0 0		
	整理用物	3	术毕物品处理正确	3	2	1	0		

续表

项目	分值	考核评价要点	评分等级				得分	存在问题
			I	II	III	IV		
操作评价	10	无菌观念强、铺无菌巾单顺序、方法正确、无污染	4	3	2	1		
		物品摆放合理、整洁、有序	4	3	2	1		
		操作熟练、动作敏捷，操作时间不超过20分钟	2	1	0	0		
关键缺陷		无菌意识不强、无菌巾单及器械被污染，操作不熟练、程序混乱、被动，手术物品管理不到位等均不及格						
总分	100							

三、术后护理

(一) 情景与任务

1. **情景导入** 病人手术过程顺利，术后安全送返病房。T 36.2℃、P 84次/分、R 23次/分、BP 102/62mmHg，对答切题，全麻清醒，身体置有胃肠减压、胸腔闭式引流、腹腔引流、颈部肌肉下引流和深静脉置管等，各引流管固定在位、引流通畅。

2. **工作任务** 护士为病人进行胃肠减压、胸腔闭式引流、腹腔引流等护理，并严密观察病情。

(二) 操作评估

1. **病人病情** 全麻清醒，生命体征稳定，身体放置多种管道，各管道固定在位、引流通畅。

2. **操作目的** 保持各种管道通畅，妥善固定，预防并发症；及时发现异常并处理。

3. **项目分析** 胃肠道手术后为便于吻合口出血观察，同时降低吻合口张力、防止消化道瘘的形成，常规实施胃肠减压，同时安置腹腔引流管，应做好胃肠减压和腹腔引流管的常规护理；开胸手术后安置的胸腔闭式引流是根据胸膜腔生理性负压机制设计的，依靠水封瓶中的液体使胸膜腔与外界隔离，可排出胸膜腔积气、积血，重建胸膜腔负压，促进肺复张。

(三) 操作计划

1. 向病人及家属说明各引流管的引流目的、注意事项、常规放置和拔管时间，取得配合，并减轻病人焦虑等不良情绪反应。

2. 区分各引流管放置的部位和作用，做好标记；经常检查引流管有无扭曲、压迫或堵塞，妥善固定。

3. 每天更换1次引流袋、引流瓶和连接管，注意无菌操作。

4. 观察并记录引流情况及引流液的量、性状和颜色，如病人出现不适症状，应及时告知护士。

5. 协助和指导病人采取合理、舒适的体位，利于引流和呼吸，注意听取病人主诉，避免病人疲劳。

（四）操作流程与测评标准

技能 7　胃肠减压护理

1. 操作流程

操作程序	简要流程	操作要点	图示
护士准备	素质要求	着装整洁、举止端庄、语言柔和、表达清晰	
	核对签名	医嘱及执行单,签名	
操作评估	病人病情	意识状态,生命体征,对留置管道的心理反应和认知情况,自理能力及合作程度	
	置管情况	一次性负压吸引瓶有无漏气、负压效果;胃管是否通畅,引流液的量、颜色、性质;胃管置入时间、上次更换一次性负压瓶时间;胃管固定情况,有无脱出	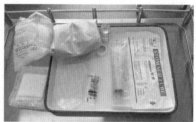 图4-31　用物准备
操作准备	病人准备	了解胃肠减压的目的、操作过程、注意事项及配合要点,愿意合作;卧位舒适	
	环境准备	安静、整洁、光线充分、温度适宜	
	护士准备	洗手、戴口罩、戴手套	
	用物准备	治疗车上层:治疗盘、治疗巾、纱布2块、液状石蜡、胶布、灌注器、一次性负压瓶、弯盘、棉签、安尔碘、薄膜手套(图4-31),手消毒凝胶;治疗车下层:医疗废物桶、生活垃圾桶	
操作过程	核对解释	携用物至床旁,核对病人,解释并取得合作	
	安置体位	协助病人取半坐卧位,铺治疗巾于病人颌下或胸前,置弯盘	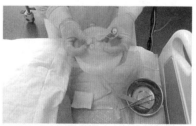 图4-32　检查调整瓶内负压
	验证固定	灌注器接于胃管末端抽吸胃液或将胃管末端置于水面下,证实胃管在胃内并确认胃管通畅、无移位或脱出,妥善固定胃管	
	备负压瓶	打开包装袋取出一次性负压瓶,关紧负压瓶长管上的调节夹、打开排气孔盖压缩瓶身,使其内呈负压状态,再盖紧排气孔盖帽(图4-32),确认一次性负压吸引瓶无漏气	

续表

操作程序	简要流程	操作要点	图示
操作过程	接负压瓶	反折胃管末端,打开胃管盖帽,将长管末端与胃管末端相连(图4-33),用别针固定负压瓶于枕边床单上;打开长管上调节夹开始引流	
	观察指导	观察引流是否通畅、持续有效,指导病人及家属负压瓶的简单护理方法及活动时管道的自我护理	
	整理记录	撤治疗巾和弯盘,整理病人及床单位,清理用物,脱手套,洗手,脱口罩,记录、签名	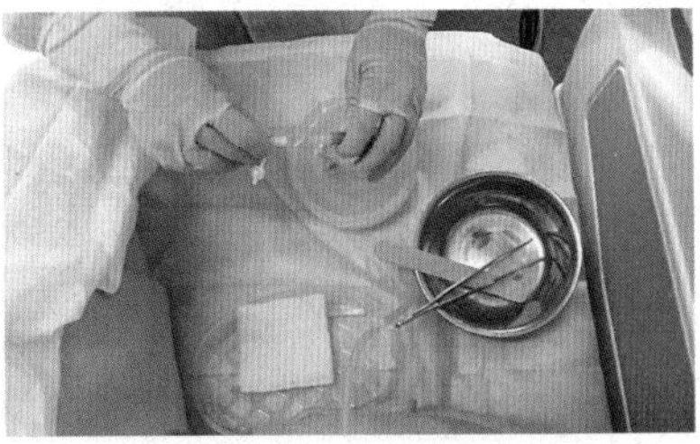 图4-33 连接负压引流瓶
	换负压瓶	携用物至床旁,核对解释;观察引流液量、颜色及性质;铺治疗巾于枕旁,置弯盘于负压引流瓶长管与胃管衔接处,关紧长管上调节夹;戴手套,右手反折胃管末端,左手持旧负压瓶长管接头,轻轻扭动旋转,使之分离,右手继续保持胃管末端折叠,左手将换下的污负压瓶放入医疗废物桶内,取已备好的新负压瓶,将其长管与胃管紧密连接;整理记录同上	
操作评价	病人感受	体位舒适,感觉良好,无不良反应	
	操作效果	操作规范、熟练,连接或更换引流瓶方法正确,无气体进入胃内,减压持续有效,未污染床单位	

2. 操作关键点

(1) 更换一次性负压瓶时,应先关闭调节夹、折叠胃管,再分离管道,避免大量气体进入胃肠道,影响减压效果。

(2) 病人离床活动时,胃管和一次性负压吸引瓶应固定安置妥当,防止胃管移位或脱出。

(3) 胃肠减压期间禁食、禁饮,停用口服药物;如需从胃管内给药时,应夹管暂停减压 1 小时。加强口腔护理,注意鼻黏膜保护,每天用滴管向插有胃管的鼻腔滴入数滴液状石蜡。

(4) 每天用 0.9% 氯化钠 30~40ml 冲洗胃管 1 次,观察引流效果、调整瓶内负压,记录引流量及引流液性质,如有阻塞随时冲洗。

3. 操作测评标准

项目	分值	考核评价要点	评分等级				得分	存在问题
			I	II	III	IV		
护士准备	4	仪表着装规范、语言表达清晰	2	1	0	0		
		核对医嘱及执行单正确	2	1	0	0		

续表

项目		分值	考核评价要点	评分等级				得分	存在问题
				I	II	III	IV		
操作评估		6	了解病人病情充分 观察置管引流情况正确	3 3	2 2	1 1	0 0		
操作准备	病人	2	理解、配合,卧位舒适	2	1	0	0		
	环境	2	符合操作要求	2	1	0	0		
	护士	3	洗手、戴口罩、戴手套正确	3	2	1	0		
	用物	3	用物齐全,放置合理	3	2	1	0		
操作过程	核对解释	4	核对病人正确 解释清楚并取得合作	2 2	1 1	0 0	0 0		
	安置体位	4	病人体位适宜 铺治疗巾、置弯盘正确	2 2	1 1	0 0	0 0		
	验证固定	8	检查胃管在胃内方法正确 固定胃管正确、牢固、美观	5 3	4 2	3 1	2 0		
	备负压瓶	12	检查负压瓶性能正确 调节瓶内负压方法正确 负压瓶无漏气、负压大小合适	3 5 4	2 4 3	1 3 2	0 2 1		
	接负压瓶	9	胃管与负压瓶连接方法正确 负压瓶及胃管固定妥当,打开调节夹	5 4	4 3	3 2	2 1		
	观察指导	7	观察引流效果 指导自我管道护理正确	3 4	2 3	1 2	0 1		
	整理记录	8	撤治疗巾、弯盘正确 整理病人及床单位、清理用物正确 脱手套、洗手、脱口罩正确 记录、签名正确	2 2 2 2	1 1 1 1	0 0 0 0	0 0 0 0		
	换负压瓶	18	核对、解释、观察正确,无遗漏 铺治疗巾、置弯盘位置合适 关负压瓶长管调节夹、分离管道正确 换下的污负压瓶放置位置合适 新负压瓶管道连接方法正确,固定妥当 整理记录正确	4 2 4 1 4 3	3 1 3 0 3 2	2 0 2 0 2 1	1 0 1 0 1 0		
操作评价		10	注意人文关怀、关爱病人、动作轻柔 病人体位正确、舒适 操作熟练、动作敏捷,操作计划性强,时间不超过8分钟	3 3 4	2 2 3	1 1 2	0 0 1		
关键缺陷			操作不熟练、动作粗暴,连接或更换负压瓶方法不正确、有较多气体进入胃内,无沟通、无指导等均不及格						
总分		100							

技能 8　胸腔闭式引流护理

1. 操作流程

操作程序	简要流程	操作要点	图示
护士准备	素质要求	着装整洁、举止端庄、语言柔和、表达清晰	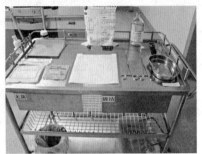
	核对签名	医嘱及执行单,签名	
操作评估	病人病情	意识状态,生命体征,对留置管道的心理反应和认知情况,自理能力及合作程度	
	治疗情况	胸腔闭式引流管是否通畅,长管内水柱波动情况,引流液的量、颜色、性质;胸管置入时间、上次更换闭式引流瓶的时间;胸管固定情况,有无脱出	图4-34　用物准备
	用物情况	胸腔闭式引流瓶包装有无破损、漏气、是否在有效期;各部接口是否紧密、牢靠	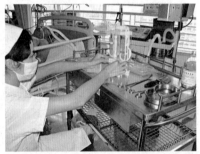
操作准备	病人准备	了解操作目的、过程、注意事项及安全性,并愿意合作,卧位舒适	
	环境准备	安静、整洁、光线充分、温度适宜	
	护士准备	洗手、戴口罩	图4-35　标记水位线
	用物准备	治疗车上层:治疗盘,消毒纱布,大血管钳 2 把,一次性胸腔闭式引流瓶,0.9% 氯化钠,胶布,薄膜手套,手消毒凝胶;治疗车下层:医疗废物桶、生活垃圾桶(图4-34)	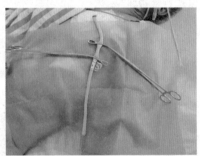
操作过程	核对解释	携用物至床旁,核对病人,解释并取得合作	
	安置体位	协助病人取半坐卧位,揭开病人盖被露出引流管,注意保暖	图4-36　双钳夹闭胸腔引流管
	备引流瓶	再次检查引流瓶,按无菌原则打开引流瓶,检查瓶身无裂损,装入 0.9%氯化钠 500ml,标记水位线(图 4-35),确保引流瓶盖、延长管与引流瓶长管连接正确、紧密、牢靠	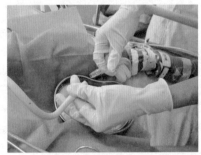
	换引流瓶	安置引流管的身体下铺治疗巾,戴手套,置弯盘于引流管接头下;观察旧引流瓶内引流液量、颜色及性质,长管内水柱波动情况;双钳相反方	图4-37　分离引流管接头

操作程序	简要流程	操作要点	图示
操作过程	换引流瓶	向夹闭胸腔引流管(图4-36)。右手折叠连接管末端接头,左手反折胸腔引流管,轻轻左右旋转扭动,使之分离(图4-37),左手继续保持胸腔引流管末端折叠,右手将换下的污引流瓶放入医疗废物桶内;消毒胸腔管末端2cm长的外侧壁及外口2遍,取备好的新引流瓶,将引流管接头与胸腔管连接,确保连接紧密牢靠(图4-38),将引流瓶稳妥挂于床沿合适位置	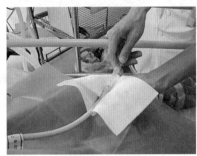 图4-38 连接引流瓶
	观察指导	松开双钳,嘱病人咳嗽,观察水柱波动情况(图4-39),判断引流管是否通畅、有效,由近端向远端挤压引流管,观察有无气泡溢出;指导病人及家属胸腔闭式引流的简单护理方法及活动时管道的自我护理	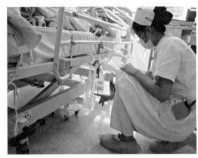 图4-39 观察水柱波动
	整理记录	整理病人及床单位,清理用物,脱手套,洗手,脱口罩,记录、签名	
操作评价	病人感受	病人感觉良好,无不良反应	
	操作效果	操作规范、熟练、无污染;更换引流瓶方法正确,无气体进入;管道密闭未污染床单位	

2. 操作关键点

(1) 严格遵循无菌操作原则。

(2) 确保引流管道密封及管道连接正确。引流装置长管必须没入水面下 3~4cm,与胸腔引流管连接;短管与外界相通,调节瓶内压力。引流瓶固定妥当,低于引流管出口平面60cm,管长 100cm,不可过长过短,防止牵拉脱出;一旦引流管不慎脱出,应立即用手捏住引流管出口处皮肤;再进一步处理。更换引流瓶时,必须用双钳反向夹闭胸腔引流管,防止空气进入。

(3) 定时观察引流液的量、颜色、性状和引流气体情况。保持引流通畅有效,引流初期,长管内水柱随呼吸上下波动 4~6cm。

3. 操作测评标准

项目	分值	考核评价要点	评分等级				得分	存在问题
			I	II	III	IV		
护士准备	4	仪表着装规范、语言表达清晰 核对医嘱及执行单正确	2 2	1 1	0 0	0 0		

续表

项目		分值	考核评价要点	评分等级				得分	存在问题
				I	II	III	IV		
操作评估		6	了解病人病情充分	2	1	0	0		
			观察置管引流情况正确	2	1	0	0		
			检查胸腔闭式引流瓶正确	2	1	0	0		
操作准备	病人	2	理解、配合,卧位舒适	2	1	0	0		
	环境	2	符合操作要求	2	1	0	0		
	护士	3	洗手、戴口罩、戴手套	3	2	1	0		
	用物	3	用物齐全,放置合理	3	2	1	0		
操作过程	核对解释	4	核对病人正确	2	1	0	0		
			解释清楚并取得合作	2	1	0	0		
	安置体位	4	病人体位适宜,注意保暖	2	1	0	0		
			铺治疗巾、置弯盘正确	2	1	0	0		
	备引流瓶	24	检查、打开引流瓶方法正确,无污染	5	4	3	2		
			检查瓶身认真、正确	3	2	1	0		
			引流瓶内装 0.9% 氯化钠方法、量正确	5	4	3	2		
			装水无污染	3	2	1	0		
			胶布标记、注明水位线、更换时间正确	2	1	0	0		
			延长管与瓶内长管连接正确	3	2	1	0		
			管道连接紧密、牢靠	3	2	1	0		
	换引流瓶	26	正确挤压引流管,观察是否通畅	2	1	0	0		
			夹闭胸腔引流管,方法与位置正确	4	3	2	1		
			分离引流管方法正确,保持胸腔管密闭	4	3	2	1		
			观察病人反应	3	2	1	0		
			放置换下的污引流瓶位置合适	2	1	0	0		
			消毒胸腔引流管末端 2 遍,方法正确	2	1	0	0		
			连接引流瓶与胸腔引流管正确、紧密	3	2	1	0		
			检查管道密封	3	2	1	0		
			引流瓶挂床边位置合适	3	2	1	0		
	观察指导	6	松开双钳、观察引流结果正确	4	3	2	1		
			指导清晰、正确	2	1	0	0		
	整理记录	6	病人卧位舒适,整理床单元正确	2	1	0	0		
			分类处置污物和废物、脱手套正确	2	1	0	0		
			洗手、脱口罩、记录、签名正确	2	1	0	0		
操作评价		10	注意人文关怀、关爱病人、动作轻柔	3	2	1	0		
			病人体位正确、舒适、有利于引流	3	2	1	0		
			操作熟练、动作敏捷,操作计划性强,时间不超过 8 分钟	4	3	2	1		

续表

项目	分值	考核评价要点	评分等级				得分	存在问题
			Ⅰ	Ⅱ	Ⅲ	Ⅳ		
关键缺陷		操作不熟练、动作粗暴,管道连接不紧密或不牢靠、有气体进入胸膜腔,无沟通、严重污染等均不及格						
总分	100							

技能9 腹腔引流护理

1. 操作流程

操作程序	简要流程	操作要点	图示
护士准备	素质要求	着装整洁、举止端庄、语言柔和、表达清晰	
	核对签名	医嘱及执行单,签名	
操作评估	病人病情	意识状态,生命体征,对留置管道的心理反应和认知情况,自理能力及合作程度	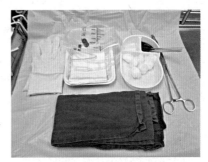
	引流情况	引流管是否通畅,引流液的量、颜色、性质;置管时间、上次更换引流袋的时间;固定情况,有无移位或脱出	
操作准备	病人准备	了解操作目的、过程及安全性,愿意合作,卧位舒适	图4-40 用物准备
	环境准备	安静、整洁、光线充分、温湿度适宜	
	护士准备	洗手、戴口罩	
	用物准备	治疗车上层:治疗盘、一次性引流袋、胶布、安尔碘、棉签、手套(图4-40)、手消毒凝胶,治疗车下层:医疗废物桶、生活垃圾桶	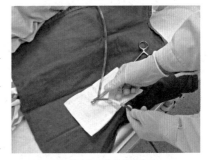
操作过程	核对解释	携用物至床旁,核对,解释并取得合作	
	安置体位	协助病人取平卧位,根据需要将右侧上肢弯曲上举置于头顶部,解开衣扣,暴露腹腔引流管,注意保暖	
	检查管道	由近端向远端挤压引流管,检查通畅	图4-41 夹闭引流管
	换引流袋	再次检查引流管的位置是否正常,有无移位、脱出,固定是否妥当;夹闭引流管(图4-41),铺治疗巾,接头下置弯盘;右手折叠引流管、持末	

109

续表

操作程序	简要流程	操作要点	图示
操作过程	换引流袋	端接头,左手反折持腹腔引流管,轻轻左右旋转扭动,使之分离,左手继续保持腹腔引流管末端折叠,右手将换下的污引流袋放入医疗废物桶内;旋转消毒腹腔引流管外口2遍,连接新无菌引流袋(图4-42),检查连接是否紧密、牢靠;妥善固定引流袋于床旁,引流管长度适合(图4-43)	图4-42 更换引流袋
	观察指导	打开管夹,观察引流是否通畅,指导病人引流袋的相关护理知识及活动时防止牵拉脱出	
	整理记录	协助病人取舒适卧位,整理病人及床单元,清理污物,脱手套,洗手,脱口罩,记录、签名	
操作评价	病人感受	感觉良好,无不良反应	图4-43 固定引流袋
	操作效果	操作规范、熟练,更换引流袋方法正确、无污染,未污染床单位,沟通有效,指导正确	

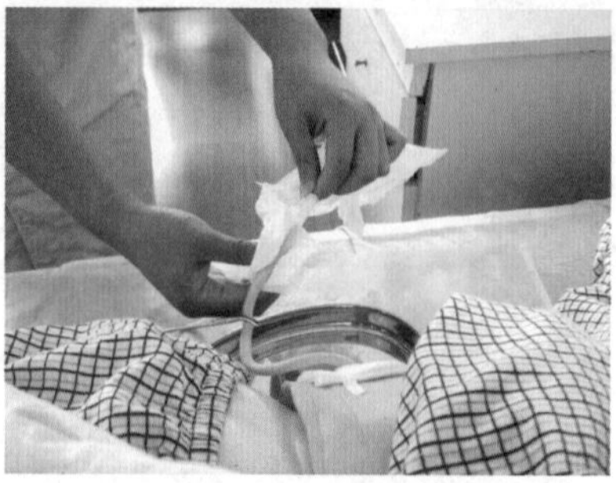

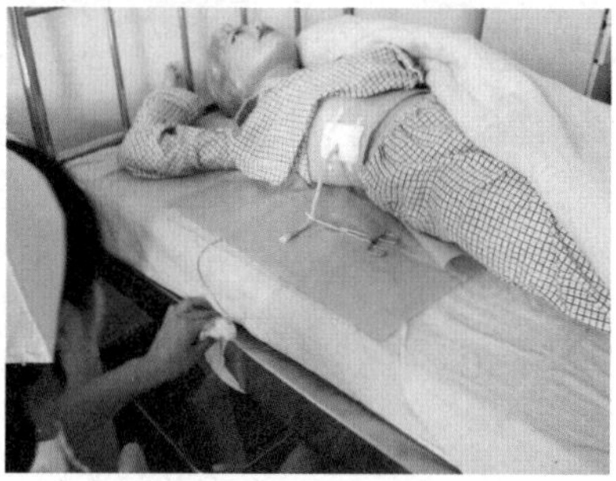

2. 操作关键点

(1) 妥善固定:腹腔引流管连接管不能太短或太长,以免翻身、活动时牵拉脱出或折叠扭曲;引流袋悬挂于床沿挂钩,低于引流管出口平面。

(2) 保持有效引流:随时检查引流管引流是否通畅,避免受压、折叠、扭曲、引流物堵塞,应经常由近端向远端挤捏引流管,观察记录引流液颜色、量、性状以及病人全身情况。

(3) 预防感染:严格无菌操作,定时倾倒引流液,每天更换引流袋,引流管周围皮肤每天用0.5%碘伏消毒,并更换无菌敷料。

3. 操作测评标准

项目		分值	考核评价要点	评分等级				得分	存在问题
				I	II	III	IV		
护士准备		4	仪表着装规范、语言表达清晰 核对医嘱与执行单正确	2 2	1 1	0 0	0 0		
操作评估		6	了解病人病情充分 观察引流管情况正确	3 3	2 2	1 1	0 0		
操作准备	病人	2	理解、配合,卧位舒适	2	1	0	0		
	环境	2	符合操作要求	2	1	0	0		
	护士	3	洗手、戴口罩、戴手套正确	3	2	1	0		
	用物	4	用物齐全,放置合理	4	3	2	1		

续表

项目		分值	考核评价要点	评分等级				得分	存在问题
				I	II	III	IV		
操作过程	核对解释	5	核对病人正确 解释清楚并取得合作	2 3	1 2	0 1	0 0		
	安置体位	5	体位合适,暴露腹腔引流管充分 注意保暖	3 2	2 1	1 0	0 0		
	检查管道	8	检查通畅情况 检查位置、固定情况	4 4	3 3	2 2	1 1		
	换引流袋	35	再次检查引流管正确 夹闭、分离引流接管及撤旧引流袋正确 消毒引流管外口与接头正确 打开与连接无菌引流袋正确 连接紧密、牢靠 引流袋固定正确,引流管长度适合	3 6 6 9 6 5	2 4 4 7 4 4	1 2 2 5 2 3	0 1 1 3 1 2		
	观察指导	8	打开管夹,观察引流通畅 指导清晰、正确	4 4	3 3	2 2	1 1		
	整理记录	8	病人体位舒适,整理床单元正确 分类处置污物和废物,脱手套 洗手、脱口罩、记录、签名正确	2 2 4	1 1 3	0 0 2	0 0 1		
操作评价		10	注意人文关怀、关爱病人、动作轻柔 更换引流袋方法正确,无污染 操作熟练、动作敏捷,操作计划性强,时间不超过8分钟	3 3 4	2 2 3	1 1 2	0 0 1		
关键缺陷			操作不熟练、方法不正确,无沟通、无指导,严重污染等均不及格						
总分		100							

【评价】

1. 病人情绪是否平稳,能否主动配合手术前后检查、治疗和护理。

2. 病人营养是否维持平衡。

3. 病人的各种引流管是否通畅,引流是否有效,体液是否维持平衡。

4. 病人对疾病和治疗的认识是否提高,能否说出相关治疗的配合要点及有关促进康复的知识。

5. 病人术后不适是否减轻,能否得到较好休息。

6. 病人有无发生并发症或发生并发症能否得到及时发现和有效控制。

拓 展 训 练

 案例

　　李××,男,52岁。13小时前摔伤头部,当即意识丧失、呼之无反应,家属未及时送医院,自行在家观察约2小时,病人可睁眼,但无法言语,右侧肢体不能自主活动,左侧肢体间歇躁动,伴呕吐,呕吐物为胃内容物,遂送医院诊治。急查头部CT提示:"左额、顶部急性硬膜外血肿",以"急性硬膜外血肿"收住神经外科。入院后查体:T 36.2℃、P 70次/分,R 25次/分,BP 128/84mmHg。无发热、抽搐,无大小便失禁,浅昏迷,额部皮肤擦伤,额顶部头皮淤青肿胀,左侧眼睑充血,双侧瞳孔不等大,右侧瞳孔约2.0mm、对光反射灵敏,左侧瞳孔约3.5mm、对光反射迟钝,颈抵抗(3指),双肺呼吸音粗,可闻及细湿性啰音,腹软、无压痛,右侧肢体肌张力低,左侧肢体肌张力正常,双侧Babinski征阴性。平素身体健康,否认糖尿病、高血压病史。立即给予脱水、吸氧、心电监护等处理,同时积极完善术前常规准备施行急症手术治疗。

一、情景与任务

(一) 术前护理

　　1. 情景导入　病人急诊收住神经外科,医嘱:吸氧,心电监护,禁饮食,20%甘露醇250ml ivgtt st,急症在全麻下行开颅颅内血肿清除术,普鲁卡因皮试(　　),剃头,急查血常规、生化、出凝血时间,留置导尿管。

　　2. 工作任务　病区护士长立即组织人力物力,协同完成上述医嘱,做好急症手术术前准备。

(二) 术中护理

　　1. 情景导入　病人入院2小时,各项急症手术术前常规准备已完成,化验结果已报,平车送入手术室实施手术治疗。

　　2. 工作任务　巡回护士与器械护士准备好各类手术用物,密切配合麻醉师和手术医生共同完成手术。

(三) 术后护理

　　1. 情景导入　病人手术过程顺利,安全送返病房。T 37.4℃、P 137次/分,R 17次/分,BP 114/60mmHg,浅昏迷,双侧瞳孔等大等圆,直径约2.0mm,对光反射灵敏,放置脑室引流管1根,固定在位。术后医嘱:重症监护,平卧,持续吸氧,心电监测,氨甲环酸1g ivgtt q12h,头孢唑林1g ivgtt q8h,泮托拉唑40mg ivgtt qd,血氧饱和度监测,引流管常规护理。

　　2. 工作任务　护士为病人执行上述医嘱,密切观察病情变化,并做好脑室引流护理。

二、分析

(一) 指引

　　1. 病人头部摔伤,头部CT提示:"左额、顶部急性硬膜外血肿",查体:浅昏迷,双侧瞳孔不等大,右侧瞳孔约2.0mm、对光反射灵敏,左侧瞳孔约3.5mm、对光反射迟钝,提示有早期脑疝迹象,应立即给予脱水治疗,并密切观察病情进展。输注20%甘露醇时,滴速宜快。

　　2. 颅内血肿一旦确诊,处理原则是急诊手术清除血肿,护士需尽快做好急症手术前准备:如普鲁卡因皮试,剃头,采集血标本急查血常规、生化、出凝血时间,留置导尿管等。男性病人导尿时,注意消毒方法、插管方法、插管长度与女性病人的区别。

3. 病人于全麻下行开颅颅内血肿清除术,应根据手术部位正确安置手术体位;术中病人放置脑室引流管1根,术后应做好引流管护理,为了避免脑脊液引流过快而致颅压过低,引流袋悬挂位置应高于引流口15~20cm;密切观察神志和瞳孔的变化,以准确判断颅内血肿清除后效果、有无术后血肿复发迹象等。

(二) 实践

1. 将全班学生分成若干小组,各小组针对上述案例、情景与任务,进行小组讨论,要求书面列出该病人的主要护理诊断/问题、并初步制订护理计划。

2. 各小组成员分配任务,分别扮演护士、病人、家属、医生等不同角色,进行角色扮演、模拟综合实训。

(寇桂香)

项目五　高热病人的护理

学习目标

1. 具有严格的无菌观念、严谨的工作态度;具有严格的查对意识和爱伤观念;具有观察、分析、解决问题的能力和团队合作精神。
2. 熟练掌握青霉素药物过敏试验、周围静脉输液(头皮针)、常用标本采集、温水 / 乙醇拭浴、热水袋及冰袋的使用、雾化吸入、鼻饲护理、口腔护理等技能。
3. 学会体位引流及拍背排痰技能。

　　张××,男,81岁。6年前始反复出现咳嗽、咳痰,多为白色黏痰、偶为黄色、量中等,伴有喘息、呼吸困难等,曾多次在我院治疗,诊断为"慢性阻塞性肺疾病"。1周前因受凉后再次出现咳嗽、咳痰,痰液黏稠、痰量较多,来我院就诊,门诊医生给予哌拉西林钠-他唑巴坦静脉输液抗感染治疗,病人接受2次治疗后,自觉症状减轻,自行停药。2小时前家属发现病人精神差、言语减少、呼吸急促,无呕吐、抽搐、肢体活动及感觉障碍和大小便失禁等,在家中观察症状未见好转,即送我院急诊,以"慢性阻塞性肺疾病急性加重期、右肺肺炎"收住呼吸内科。入院后查体:T 40℃、P 156次 / 分、R 44次 / 分、BP 190/114mmHg、SpO$_2$ 79%,神志清楚、体型消瘦、呼吸急促、不能言语、查体不配合、无遵嘱动作、轻度贫血貌、眼窝凹陷、皮肤弹性差,桶状胸,右下肺叩诊呈实音、余肺部叩诊呈过清音、右下肺呼吸音较左侧减弱、双肺闻及痰鸣音、未闻及哮鸣音、心律不齐、各瓣膜区未闻及病理性杂音、颈静脉无怒张、肝 - 颈静脉回流征(−),腹平软、肠鸣音正常。此次发病以来,病人睡眠、精神、胃纳差。既往有风湿性心脏病和高血压病史(病情及用药不详)。入院后完善三大常规、血气分析、血培养、血生化、痰培养、心脏彩超、胸部CT等检查,给予吸氧、心电血氧监护、抗感染、化痰、解痉平喘、营养补液等治疗。

【护理评估】

　　1. 病人81岁高龄,慢性阻塞性肺疾病反复发作6年,突发高热,体温高达40℃,右下肺叩诊呈实音、双肺闻及痰鸣音,考虑病人由于急性肺部感染引起高热。

　　2. 病人6年来反复出现咳嗽、咳白色或黄色黏痰,伴有喘息、呼吸困难等,入院后查体:R 44次 / 分、SpO$_2$ 79%,桶状胸,右下肺叩诊呈实音、双肺闻及痰鸣音,提示病人存在气道分泌物增多、气道阻塞和通气不足等问题。

　　3. 病人1周前受凉后出现咳嗽、咳痰,痰液黏稠、痰量较多,1周后突发高热、呼吸急促、精神差、言语减少、右下肺叩诊呈实音、双肺闻及痰鸣音,提示病人存在排痰不畅、痰液积聚问题,而病人年老体弱、高热疲乏会影响有效咳嗽、排痰。

4. 病人高热、脉速、呼吸困难等症状会增加机体氧耗量、引起疲乏,入院后查体:精神差、言语减少、神志清楚但查体不配合、无遵嘱动作等,提示病人存在活动无耐力问题。

5. 病人慢性病程,反复发作咳嗽、咳痰、喘息、呼吸困难等不适,会影响病人睡眠、增加机体能量消耗。此次发病以来病人睡眠、精神、胃纳差,外观体型消瘦、轻度贫血貌、眼窝凹陷、皮肤弹性差等,提示病人存在营养失调、脱水、抵抗力下降等问题。

6. 病人高热、脉速、呼吸增快,为了减少氧耗量需卧床休息。同时,病人存在消瘦、脱水、抵抗力下降等问题,均为诱发压疮的高危因素。

7. 慢性阻塞性肺疾病主要累及肺脏,也可引起肺外的不良效应,病情的发展可能会并发慢性呼吸衰竭、自发性气胸和慢性肺源性心脏病等。

8. 病人发病初期,在门诊接受静脉输液治疗,疗程未足,自觉症状减轻,即自行停药,提示病人遵医意识薄弱、遵医行为欠缺。

【护理诊断/问题】

1. 体温过高:体温40℃ 与急性肺部感染有关。
2. 气体交换受损 与气道阻塞、通气不足有关。
3. 清理呼吸道无效 与气道分泌物增多、痰液黏稠、无效咳嗽有关。
4. 活动无耐力 与高热、呼吸困难、氧供与氧耗失衡有关。
5. 营养失调:低于机体需要量 与食欲降低、摄入减少、慢性疾病机体消耗有关。
6. 有皮肤完整性受损的危险 与长期卧床、消瘦、抵抗力下降有关。
7. 潜在并发症:慢性呼吸衰竭、自发性气胸、慢性肺源性心脏病。
8. 不遵医行为。

【护理计划】

1. 护理目标

(1)病人体温逐渐恢复至正常范围。

(2)病人喘息、呼吸困难等症状减轻,血氧分压、血氧饱和度增高。

(3)病人能进行有效咳痰,咳痰后呼吸顺畅、呼吸音清。

(4)病人能进行适量活动,活动后无喘息、心悸及呼吸困难等症状。

(5)病人能自行进食,食欲良好、进食量能满足机体需要,体重有所增加。

(6)病人全身皮肤完好,未发生压疮。

(7)病人未并发慢性呼吸衰竭、自发性气胸和慢性肺源性心脏病,或发生并发症时得到及时发现和处理。

(8)病人及家属能说出遵照医嘱的重要性,未再出现不遵医行为。

2. 护理措施

(1)遵医嘱给予退热药或温水拭浴、冰袋冷敷等降温措施,以逐步降温为宜,防止病人发生虚脱。

(2)嘱病人卧床休息,安置半坐卧位,给予低流量持续吸氧、雾化吸入、定时翻身拍背排痰,指导病人学会有效咳痰的方法,必要时给予吸痰和体位引流。

(3)观察病情:监测并记录生命体征变化;观察咳嗽、咳痰及呼吸困难的情况;观察意识变化;及时采集并送检血、痰、尿、粪便标本,监测动脉血气分析动态;床旁监测心电、血氧、血压变化;观察尿量,记录 24 小时出入量等。

(4) 遵医嘱给予药物治疗,如抗生素、支气管舒张药、祛痰药等的应用,注意观察用药效果及有无药物副作用。

(5) 补充营养与水分,给予高热量、高蛋白、高维生素流质或半流质饮食,少食多餐,避免进食产气食物;鼓励病人多喝水;若病人不能自行进食,给予喂食或鼻饲,必要时遵医嘱给予静脉补液。

(6) 做好口腔护理,协助病人餐后漱口,必要时给予特殊口腔护理。

(7) 做好皮肤护理,退热期及时擦干汗液、更换衣服、定时翻身、给予全背部及受压局部皮肤按摩,预防压疮。

(8) 稳定期指导病人学会呼吸功能锻炼,如缩唇呼吸、腹式呼吸等。

(9) 向病人及家属介绍其所患疾病的相关知识,说明预防疾病复发、遵医嘱用药和定期复查的重要性。教会病人及家属正确进行家庭氧疗的方法。

【实施】

一、静脉输液治疗

(一) 情景与任务

1. 情景导入　病人在家属陪同下,于门诊就诊、缴费、取药后,至门诊输液室。输液室护士接到医生为其开出的医嘱:"0.9% 氯化钠注射液 100ml+ 哌拉西林钠 - 他唑巴坦 4.5g/ivgtt、青霉素皮试( )",并接到病人从药房领取到的药物。

2. 工作任务　输液室护士为病人执行静脉输液治疗。

(二) 操作评估

1. 病人病情　年老体弱,反复发作咳嗽、咳痰、喘息和呼吸困难等症状,心肺功能不良。

2. 输液目的　给予抗生素以控制呼吸道感染。

3. 项目分析

(1) 哌拉西林钠 - 他唑巴坦的药物成分"哌拉西林钠"为半合成青霉素类抗生素,有青霉素类药物过敏史或青霉素药物过敏试验阳性者禁用。

(2) 应根据病人的病情及药物性质合理选择静脉,一般选择粗直、弹性好、固定,避开关节、静脉瓣、输液渗漏、静脉炎和发生水肿处,年老、长期卧床、手术后等病人应尽量避免选用下肢静脉。

(3) 应根据病人病情、年龄和药物性质调节输液滴速,年老体弱、心肺功能不良者输液滴速宜慢。

(三) 操作计划

1. 选用周围静脉输液法(头皮针),尽量选用双上肢静脉,如手背静脉,以利于为病人安置舒适卧位。

2. 使用哌拉西林钠前,先详细询问病人用药史、过敏史及家族史,并进行青霉素药物过敏试验,结果阴性方可用药。

3. 输液速度宜慢,滴速调节为 30~40 滴 / 分,输液时间控制在 40~50 分钟,并告知病人及家属不可自行调节滴速,以免发生不良反应。

4. 输液过程中为病人安置半坐卧位,并加强巡视。注意观察病人呼吸变化、咳嗽咳痰情况、有无缺氧表现和哌拉西林钠过敏反应等,并注意观察针头有无堵塞、移位、脱出现象,穿刺部位有无肿胀、疼痛等,若发生药液外渗及时处理。

(四)操作流程与测评标准

技能 1　青霉素药物过敏试验

1. 操作流程

操作程序	简要流程	操作要点	图示
护士准备	素质要求	着装整洁、举止端庄、语言柔和、表达清晰	
	双人核对	医嘱及注射单,签名	
操作评估	病人病情	年龄、生命体征、意识状态、进食情况、心理状态、对用药的认知和合作程度	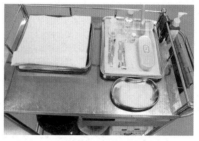
	治疗情况	用药史、过敏史、家族史	
	注射部位	局部皮肤无感染、硬结、瘢痕、出血点	
操作准备	病人准备	了解皮试目的、过程、注意事项及配合要点,并愿意合作;体位舒适,已进食,已排大小便	图 5-1　皮试用物
	环境准备	清洁安静、温湿度适宜、光线适中,操作台、治疗车、治疗盘已用消毒液抹布擦拭,病房备有抢救休克病人的设备	
	护士准备	洗手,戴口罩	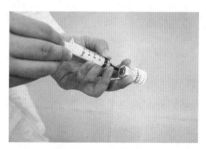
	用物准备	治疗车上层:治疗盘、按医嘱备药、注射器(1ml、5ml)、75% 乙醇、棉签、砂轮、抢救药物及物品(0.1% 盐酸肾上腺素、2ml 注射器)、小治疗盘内铺无菌治疗巾、手消毒凝胶,注射单、笔、表;治疗车下层:医疗废物桶、生活垃圾桶、锐器盒(图 5-1)	图 5-2　配皮试液 A
操作过程	配皮试液	双人核对医嘱及药物,检查药物质量,启开瓶盖、掰开安瓿(用 75% 乙醇消毒),用 5ml 注射器吸取 0.9% 氯化钠 4ml,注入青霉素(80 万 U)药瓶中(图 5-2),摇匀(每毫升溶液含青霉素 20 万 U),用 1ml 注射器配皮试液(图 5-3): ① 取上液 0.1ml+0.9% 氯化钠 0.9ml,摇匀(每毫升溶液含青霉素 2 万 U) ② 推剩上液 0.1ml+0.9% 氯化钠 0.9ml,摇匀(每毫升溶液含青霉素 2000U) ③ 推剩上液 0.1~0.25ml+0.9% 氯化钠 0.9~0.75ml,摇匀(每毫升溶液含青霉素 200~500U)	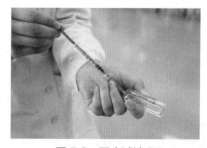 图 5-3　配皮试液 B

续表

操作程序	简要流程	操作要点	图示
操作过程	配皮试液	④ 皮试液置于无菌盘内(图5-4),再次核对	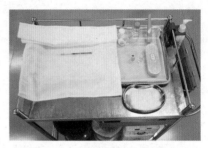 图5-4 皮试液置于无菌盘内
	核对解释	同项目二 技能5 皮内注射	
	定位消毒	同项目二 技能5 皮内注射	
	进针推药	同项目二 技能5 皮内注射	
	快速拔针	同项目二 技能5 皮内注射	
	告知观察	告知病人勿按压皮丘,观察皮丘情况及全身反应,再次核对	
	置抢救盒	放置抢救药物及物品于床旁(图5-5),向病人交代注意事项(嘱病人勿移动抢救物品;在室内休息20分钟;若出现呼吸困难、出冷汗、头晕等不适,及时告知护士)	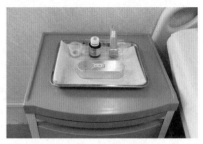 图5-5 置抢救盒
	记录整理	手消毒,记录注射及观察结果时间、签名;协助病人取舒适体位,询问其感受;整理用物、垃圾分类处理;洗手,脱口罩	
	结果判断	20分钟后观察皮丘及全身反应(图5-6),告知病人皮试结果,洗手,记录,签名	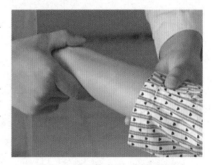 图5-6 观察皮丘、判断结果
操作评价	病人感受	感觉安全、无不良反应	
	操作效果	严格查对制度、无菌技术原则,皮试液浓度、剂量准确,注射部位、注射方法正确,皮丘符合要求,结果判断及时、准确,沟通有效、指导正确	

2. 操作关键点

(1) 严格执行查对制度、严格遵循无菌技术、标准预防原则。

(2) 保证用药安全:①操作前必须询问病人用药史、过敏史和家族史,若有青霉素过敏史者,禁止做过敏试验,并报告医生。②凡初次使用青霉素、使用过程中停药3天以上或更换不同生产批号的青霉素时,均须常规做过敏试验。③做过敏试验时不宜空腹,防止低血糖反应与过敏反应混淆。④皮试液须现配现用,试验前备好0.1%盐酸肾上腺素及注射用物,抢救设备处于备用状态。⑤正确判断皮试结果,结果阴性者方可用药。结果阴性:皮丘大小无改变,周围无红肿、红晕,无自觉症状;结果阳性:皮丘隆起增大,出现红晕硬块,直径大于1cm,周围有伪足,局部有痒感,可出现头晕、心慌、恶心等,严重时发生过敏性休克。⑥若病人皮试结果阳性,须立即报告医生,并在病人的体温单、医嘱单、注射单、床头卡、住院病历、门诊病历上用红笔醒目注明"青霉素(+)",同时告知病人及家属禁止使用青霉素类药物。

3. 操作测评标准

项目		分值	考核评价要点	评分等级				得分	存在问题
				Ⅰ	Ⅱ	Ⅲ	Ⅳ		
护士准备		4	仪表着装规范、语言表达清晰	2	1	0	0		
			双人核对医嘱及注射单正确	2	1	0	0		
操作评估		7	了解病人病情充分	2	1	0	0		
			问用药史、过敏史、家族史及进餐情况正确	3	2	1	0		
			选择、观察注射部位正确	2	1	0	0		
操作准备	病人	2	知情同意,体位舒适,未空腹,已排大小便	2	1	0	0		
	环境	1	符合无菌操作要求,备有抢救设备	1	0	0	0		
	护士	3	洗手、戴口罩正确	3	2	1	0		
	用物	4	准备齐全、放置合理	4	3	2	1		
操作过程	配皮试液	18	双人核对医嘱及药物正确	2	1	0	0		
			检查药物质量方法正确	2	1	0	0		
			选择注射器、针头正确	1	0	0	0		
			抽吸药液、排气方法正确	4	3	2	1		
			稀释药液步骤、方法正确	7	5	3	1		
			摇匀药液方法正确	2	1	0	0		
	核对解释	3	双人核对正确	2	1	0	0		
			解释清楚,并取得合作	1	0	0	0		
	定位消毒	4	注射部位选择正确	2	1	0	0		
			消毒皮肤方法、范围正确	2	1	0	0		
	进针推药	19	再次核对,排尽空气方法正确	2	1	0	0		
			绷紧皮肤及持注射器进针手法正确	3	2	1	0		
			进针角度、深度适宜	4	3	2	1		
			固定针栓及推药手法正确	4	3	2	1		
			注射剂量准确,皮丘符合要求	6	4	2	1		
	快速拔针	3	快速拔针正确	2	1	0	0		
			无按压皮丘	1	0	0	0		
	告知观察	4	告知病人勿按压皮丘	1	0	0	0		
			观察皮丘及全身反应	2	1	0	0		
			再次核对	1	0	0	0		
	置急救盒	4	急救药物及物品放置合理	2	1	0	0		
			交代注意事项准确	2	1	0	0		
	记录整理	7	手消毒、记录、签名正确	2	1	0	0		
			病人体位舒适	1	0	0	0		
			用物、医疗废物处理符合要求	2	1	0	0		
			洗手、脱口罩	2	1	0	0		

续表

项目		分值	考核评价要点	评分等级				得分	存在问题
				I	II	III	IV		
操作过程	结果判断	7	判断结果时间适宜 皮试结果判断准确、告知病人结果清楚 洗手、记录皮试结果、签名正确	1 4 2	0 3 1	0 2 0	0 1 0		
	操作评价	10	关爱病人、沟通有效、舒适安全 无菌观念强、无污染、无跨越无菌区 操作熟练、准确、整体计划性好,操作时间不超过15分钟	3 3 4	2 2 3	1 1 2	0 0 1		
	关键缺陷		无人文关怀、无沟通,皮试前无询问过敏史、无安全意识、查对不严、发生事故,严重污染等均不及格						
	总分	100							

技能 2　周围静脉输液(头皮针)

1. 操作流程

操作程序	简要流程	操作要点	图示
护士准备	素质要求	着装整洁、举止端庄、语言柔和、表达清晰	
	双人核对	医嘱及注射单,签名	
操作评估	病人病情	年龄、体重、生命体征、意识状态、血液循环状况、自理能力、心理状态、对用药的认知和合作程度	
	治疗情况	用药史、过敏史和目前用药状况	
	注射局部	局部皮肤:无感染、硬结、瘢痕、出血点;局部血管:静脉充盈程度、管壁弹性	图5-7　输液用物
操作准备	病人准备	了解输液目的、过程、注意事项及配合要点,并愿意合作;体位舒适,已排大小便	
	环境准备	清洁安静、温湿度适宜、光线适中,操作台、治疗车、治疗盘已用消毒液抹布擦拭	
	护士准备	洗手,戴口罩	图5-8　加药
	用物准备	治疗车上层:治疗盘、按医嘱备药、一次性输液器和针头、输液贴、止血	

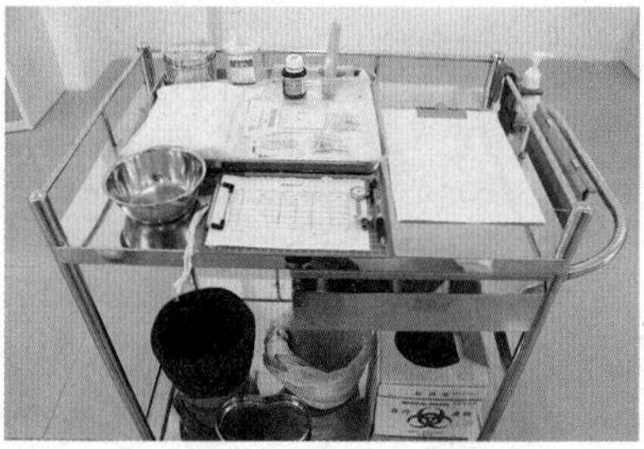

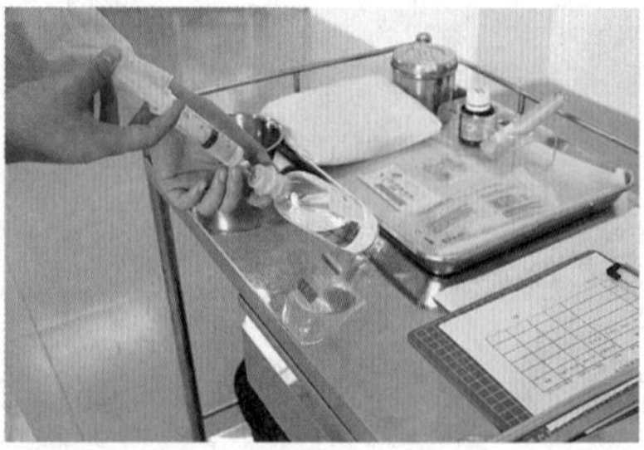

续表

操作程序	简要流程	操作要点	图示
操作准备	用物准备	带、安尔碘、棉签、治疗碗/弯盘、手消毒凝胶,注射单、输液卡、输液瓶签、笔、表;必要时备加药用一次性注射器、砂轮、启瓶器、无菌手套、小夹板、绷带、输液架等;治疗车下层:医疗废物桶、生活垃圾桶、锐器盒、污物回收桶或弯盘(图5-7)	
操作过程	配备药液	双人核对医嘱、药物、输液卡、输液瓶签,检查药物质量,倒贴输液瓶签,启瓶盖,消毒瓶塞,按医嘱抽吸药液、加药(图5-8),检查输液器,取出输液器及针头,关闭调节开关,旋紧头皮针头连接处,将输液器针头插入瓶塞至根部,将输液器及包装袋套于输液瓶上,再次核对,签名	图5-9 排气
	核对解释	携用物至床旁,双人核对,解释并取得合作	
	挂瓶排气	将输液瓶挂于输液架上,展开输液管,将墨菲滴管倒置,抬高滴管下输液管,打开输液器调节开关使液体流入墨菲滴管内,当液面达到1/2~2/3满时,迅速倒转墨菲滴管,使液体缓缓下降,排空气(图5-9),待液体流入头皮针管内即关闭调节开关(首次排气不滴出药液),检查输液管内无气泡,将输液管放置妥当	图5-10 皮肤消毒
	定位消毒	协助病人取舒适卧位,在穿刺静脉肢体下垫小垫枕与治疗巾,在穿刺点上方6cm处扎止血带,选择合适静脉,松止血带,第1次皮肤消毒,准备输液贴,扎止血带,第2次皮肤消毒(图5-10)	
	静脉穿刺	必要时戴手套,再次核对,打开调节开关,再次排气至少量药液滴出,关闭调节开关,检查头皮针及输液管内无气泡,取下护针帽,嘱病人握拳,左手绷紧局部皮肤、固定静脉,右手持头皮针,针头斜面朝上,与皮肤呈15°~30°进针(图5-11),见回血后再将针头沿静脉方向潜行少许,一手固定针柄,一手松开止血带,打开调节开关,嘱病人松拳	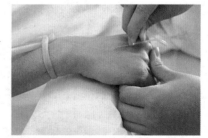\n图5-11 进针手法

操作程序	简要流程	操作要点	图示
操作过程	固定针头	观察液体滴入顺畅、病人无不适,用输液贴固定针柄、针梗和头皮针下端输液管(图 5-12),撤小垫枕、治疗巾和止血带,必要时脱手套,手消毒	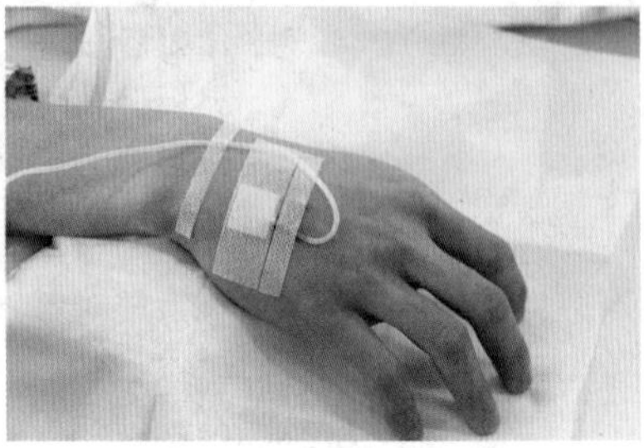
	调节滴速	根据病人年龄、病情、药物性质调节输液滴速(图 5-13),再次核对	
	观察记录	询问病人感觉,观察局部及全身反应,交代注意事项,给予健康指导,安置舒适体位,呼叫器置于病人易取处,手消毒,记录输液开始时间、滴数及签名,挂好输液卡,每隔 15~30 分钟巡视病房 1 次	图 5-12 固定针头
	拔针按压	输液毕,核对,解释,揭除输液贴,用棉签轻压穿刺点上方,关闭调节开关、反折头皮针、快速拔针、按压,嘱病人按压局部 2~3 分钟至不出血止,交代注意事项	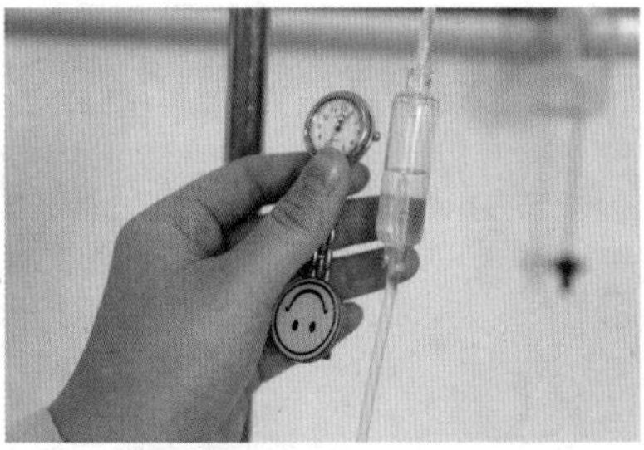
	整理归原	协助病人安置舒适体位,取下输液卡和输液瓶,清理用物,洗手,脱口罩	
操作评价	病人感受	感觉安全、无不良反应	
	操作效果	严格三查七对、无菌技术原则,一次排气成功,一针穿刺成功,滴速调节适宜,沟通有效、指导正确	图 5-13 调节滴速

2. 操作关键点

(1) 严格执行查对制度、严格遵循无菌技术、标准预防原则。

(2) 保证安全输液:①在治疗室或药物配制中心配药,药物现配现用、注意配伍禁忌。②输液前排净输液管及头皮针内空气,输液过程中及时更换药液,加压输液时不得离开病人,输液完毕及时拔针,严防空气进入血管。③若输入刺激性药液应先用 0.9% 氯化钠静脉穿刺,确保穿刺成功后,方可输入药液。④耐心听取病人主诉,密切观察有无输液反应。⑤24 小时持续输液者,应每天更换输液器。

(3) 合理安排输液顺序:根据病人的病情、药物性质和药物在血液中维持的有效浓度等合理安排输液顺序,保证治疗效果。

(4) 合理选用静脉:长期静脉输液者,应注意保护静脉,一般从远心端开始,可选用较小号针头。

3. 操作测评标准

项目		分值	考核评价要点	评分等级				得分	存在问题
				I	II	III	IV		
护士准备		4	仪表着装规范、语言表达清晰 双人核对注射单及医嘱正确	2 2	1 1	0 0	0 0		
操作评估		6	了解病人病情充分 询问用药史、过敏史和目前用药状况正确 选择、观察穿刺静脉正确	2 2 2	1 1 1	0 0 0	0 0 0		
操作准备	病人	2	知情同意,体位舒适,已排大小便	2	1	0	0		
	环境	1	符合无菌操作要求	1	0	0	0		
	护士	3	洗手、戴口罩正确	3	2	1	0		
	用物	4	准备齐全、放置合理	4	3	2	1		
操作过程	配备药液	10	双人核对医嘱及药物正确 检查药物质量方法正确 倒贴输液瓶签 按医嘱加药、方法正确 检查输液器、针头插入药瓶正确,无污染 再次核对正确	2 2 1 2 2 1	1 1 0 1 1 0	0 0 0 0 0 0	0 0 0 0 0 0		
	核对解释	3	双人核对正确 解释清楚,并取得合作	2 1	1 0	0 0	0 0		
	挂瓶排气	6	挂输液瓶、展开输液管正确 排气方法正确、未浪费药液、一次排气成功 墨菲滴管内液面高度适宜	1 4 1	0 3 0	0 2 0	0 1 0		
	定位消毒	7	病人卧位舒适,垫小垫枕、治疗巾正确 选择穿刺静脉适宜,扎止血带方法正确 消毒皮肤范围、方法正确	2 3 2	1 2 1	0 1 0	0 0 0		
	静脉穿刺	15	必要时戴手套,再次核对 排气至少量药液滴出,检查头皮针及输液管内无气泡正确 进针手法、角度正确,深度适宜 一次静脉穿刺成功 穿刺后松止血带、调节开关和松拳及时	1 2 4 5 3	0 1 3 4 2	0 0 2 3 1	0 0 1 2 0		
	固定针头	4	观察,固定针头正确 撤小垫枕、治疗巾和止血带及时 必要时脱手套,手消毒	2 1 1	1 0 0	0 0 0	0 0 0		
	调节滴速	7	滴数调节适宜 再次核对	5 2	3 1	2 0	1 0		
	观察记录	9	询问病人感觉、观察局部及全身反应正确 交代注意事项、给予健康指导正确 安置体位舒适 手消毒、记录正确 每隔15~30分钟巡视病房1次	2 2 2 2 1	1 1 1 1 0	0 0 0 0 0	0 0 0 0 0		

续表

项目		分值	考核评价要点	评分等级				得分	存在问题
				I	II	III	IV		
操作过程	拔针按压	5	核对、解释正确 拔针方法正确 嘱病人按压穿刺部位、交代注意事项正确	2 2 1	1 1 0	0 0 0	0 0 0		
	整理归原	4	病人体位舒适 用物处理妥当 洗手、脱口罩正确	1 1 2	0 0 1	0 0 0	0 0 0		
操作评价		10	关爱病人、沟通有效、舒适安全 无菌观念强、无污染、无跨越无菌区 操作熟练、准确、整体计划性好,操作时间不超过15分钟	3 3 4	2 2 3	1 1 2	0 0 1		
关键缺陷			无人文关怀、无沟通,查对不严、执行医嘱错误,严重违反无菌技术原则、严重污染等均不及格						
总分		100							

二、协助诊断及监测病情

(一) 情景与任务

1. 情景导入　病人下午4时入住呼吸内科病区,医生查房后开出临时医嘱:"三大常规、血气分析、血培养 + 药敏试验、生化八项、肝功八项、痰培养、心脏彩超、胸部 CT"。

2. 工作任务　护士为病人采集各种标本,并预约、安排心脏彩超、胸部 CT 检查。

(二) 操作评估

1. 病人病情　神志清楚、不能言语、高热、脉速、心律不齐、呼吸增快、血氧饱和度下降。

2. 操作目的　协助明确诊断;监测动脉血氧动态;检查血液、痰液中的致病菌,做细菌药物敏感试验,为选用抗生素提供依据。

3. 项目分析

(1) 三大常规包括血常规、尿常规和粪便常规。

(2) 动脉血气分析标本应尽快采集,并立即送检;生化检验应在清晨空腹时采血,此时血液中的各种生化成分处于相对恒定状态,检验结果较为准确。若检验项目对指导病人临时治疗有意义,则应立即采集。

(3) 血培养、痰培养标本用于检查致病菌及做药物敏感试验时,最好在病人应用抗生素及降温措施前采集。若病人已应用抗生素,则痰培养标本应于清晨采集,此时痰量较多,痰内细菌也较多,可提高检测阳性率。

(三) 操作计划

1. 需立即采集的标本

(1) 动脉血标本:检查项目为血气分析,采集标本后立即送检。若病人正在进行氧疗,血气分析单应注明病人吸氧浓度、持续时间、血红蛋白含量及体温等。

(2) 静脉血标本：检查项目为血培养＋药敏试验、生化八项、血常规；血培养标本采用一次性血培养真空采血管或培养瓶，在应用抗生素前采集；生化八项、血常规标本采用一次性真空抗凝采血管或抗凝试管；采血顺序为先采集血培养标本，再采集血抗凝标本。

(3) 痰培养标本：在应用抗生素前采集。

2. 需次晨采集的标本　静脉血标本，检查项目为肝功八项，通知病人次晨采血前勿进食。

3. 需指导病人及家属采集的标本　告知其留取标本的方法及标本放置处，标本留取后2小时内送检。

(1) 尿常规标本：于次晨留取第1次尿。

(2) 粪便常规标本：于病人有便意、排便时留取。

4. 与相关部门预约心脏彩超、胸部CT检查时间，做好检查前准备，协助接送病人完成检查。

（四）操作流程与测评标准

技能3　血标本采集

1. 操作流程

操作程序	简要流程	操作要点	图示
护士准备	素质要求	着装整洁、举止端庄、语言柔和、表达清晰	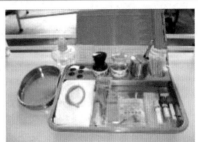 图5-14　采血用物
	双人核对	医嘱及检验单，签名	
操作评估	病人病情	意识状态、心理状态、是否空腹、是否有出血倾向、对采集血标本的认知和合作程度	
	治疗情况	是否已使用抗生素、吸氧状况	
	注射局部	穿刺部位皮肤情况、动脉搏动情况、静脉充盈程度及管壁弹性	
操作准备	病人准备	了解采血目的、过程、操作中可能出现的不适及配合方式，并愿意合作；体位舒适	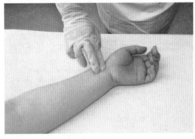 图5-15　选择动脉
	环境准备	清洁安静、温湿度适宜、光线适中，操作台、治疗车、治疗盘已用消毒液抹布擦拭	
	护士准备	洗手，戴口罩	
	用物准备	治疗车上层：治疗盘、一次性采血针和真空采血管（或注射器、血培养瓶、抗凝试管、干燥试管）、一次性动脉血气针（或5ml注射器、0.5%肝素、橡胶塞）、胶布、止血带、安尔碘、棉签、试管架、纱布、弯盘、血标本采集条码和检验单、笔、表、小垫枕、无菌手套、手消毒凝胶，必要时备乙醇灯、火柴等（图5-14）；治疗车下层：医疗废物桶、生活垃圾桶、锐器盒、污物回收桶	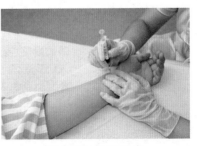 图5-16　采动脉血

续表

操作程序	简要流程	操作要点	图示
操作过程	核对解释	携用物至病旁,双人核对病人及采血管标签,解释并取得合作,协助病人取舒适卧位	
	采动脉血	① 选择动脉:暴露穿刺部位(常用动脉为股动脉、桡动脉),垫治疗巾,触摸动脉搏动最明显处,选择合适穿刺点(图5-15) ② 消毒穿刺:消毒皮肤2次,戴无菌手套,再次核对,用左手示、中指触摸动脉搏动最明显处,确定动脉及其走向,两手指固定动脉,右手持动脉血气针或注射器在两指间垂直或与动脉成40°进针,见鲜红色回血、固定穿刺针头(图5-16) ③ 采血拔针:待血液自动流入动脉血气针至所需采血量(注射器需抽动活塞至所需采血量),采血毕,快速拔针,用无菌纱布垂直按压穿刺点5~10分钟至局部不出血止(图5-17),针头拔出后立即刺入橡皮塞或专用凝胶针帽隔绝空气(图5-18),将动脉血气针或注射器轻轻转动,使血液和肝素充分混匀,再次核对,向病人交代注意事项	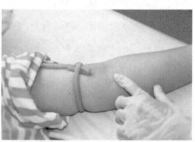 图5-17 按压动脉穿刺点 图5-18 针头插入橡皮塞
	采静脉血	① 选择静脉:暴露穿刺部位(常用静脉为贵要静脉、肘正中静脉和头静脉),垫治疗巾、小垫枕,扎止血带,选择合适穿刺点(图5-19),松止血带 ② 消毒穿刺:消毒皮肤,准备胶布,在穿刺点上方6cm处扎止血带,再次消毒皮肤,嘱病人握拳,再次核对,左手绷紧皮肤、固定静脉,右手持针、针头与皮肤成15°~30°进针,见暗红色回血、固定穿刺针头 ③ 采血拔针:将采血针头插入采血管,待血液自动流入采血管至所需采血量(图5-20),反折针头拔出,插入另一采血管(注射器需抽动活塞至所需采血量),采血毕,松止血带、嘱病人松拳,反折穿刺针头,快速拔针,按压穿刺点3~5分钟至局部不出血止(图5-21),迅速轻轻倒置采血管5~6次(注射器须取下针头,将血液沿试管壁缓缓注入试管,抗凝管须摇匀),再次核对,向病人交代注意事项	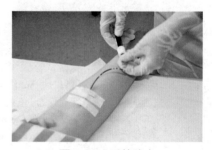 图5-19 选择静脉 图5-20 采静脉血

续表

操作程序	简要流程	操作要点	图示
操作过程	观察指导	撤小垫枕、治疗巾、止血带,脱手套,手消毒;观察病人局部及全身反应,询问其感觉,给予健康指导	
	整理记录	协助病人取舒适卧位,整理病床单位,清理用物,手消毒,再次核对,记录抽血项目、时间、签名,洗手,脱口罩,及时送检标本	
操作评价	病人感受	感觉安全、无不适	
	操作效果	严格三查七对、无菌技术原则,选择穿刺动、静脉正确,一次穿刺成功	

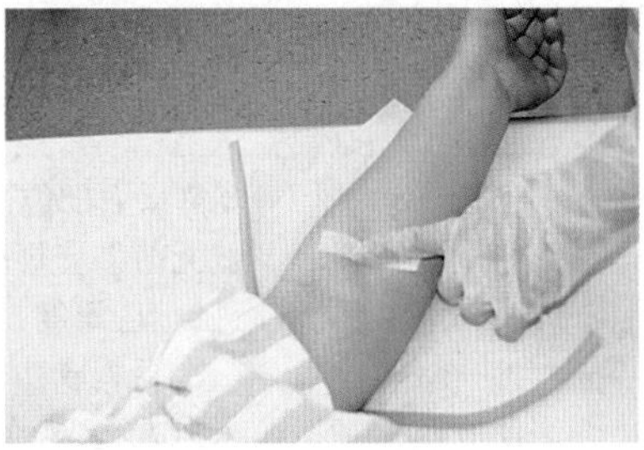

图 5-21 按压静脉穿刺点

2. 操作关键点

(1) 严格执行查对制度,严格遵循无菌技术、标准预防原则。

(2) 正确采集血标本:①禁止同时采集 2 位病人的血标本;②病人正在进行静脉输液、输血时,不宜在同侧手臂采血;③真空采血管不可在静脉穿刺前与采血针头相连,以免采血管内负压消失;④注射器采集动脉血标本时,注射器与针头连接应紧密,注射器内不可留有空气;⑤需抗凝的血标本,采血后应将血液与抗凝剂混匀;⑥病人穿刺部位拔针后应压迫止血,动脉穿刺点必要时使用沙袋加压止血,避免局部出血或形成血肿,有出血倾向者谨慎采集动脉血。

(3) 选择采血管及采血量正确:①真空采血管采用国际通用的头盖和标签颜色显示采血管内添加剂的种类和试验用途,应根据检验项目正确选择真空采血管,采血时血液会自动流入真空管至所需采血量;②注射器采血时,需根据检验项目添加相应抗凝剂,并计算总采血量;③一般血培养采血量为 5ml。

3. 操作测评标准

项目		分值	考核评价要点	评分等级				得分	存在问题
				I	II	III	IV		
护士准备		4	仪表着装规范、语言表达清晰 双人核对医嘱、检验单及采集条码正确	2 2	1 1	0 0	0 0		
操作评估		6	了解病人病情充分 询问治疗情况全面 选择、观察穿刺动脉和静脉正确	2 2 2	1 1 1	0 0 0	0 0 0		
操作准备	病人	2	知情同意,并愿意配合,卧位舒适	2	1	0	0		
	环境	1	符合无菌操作要求	1	0	0	0		
	护士	3	洗手、戴口罩正确	3	2	1	0		
	用物	4	准备齐全、放置合理	4	3	2	1		

续表

项目		分值	考核评价要点	评分等级				得分	存在问题
				I	II	III	IV		
操作过程	核对解释	3	双人核对正确 解释清楚,并取得合作	2 1	1 0	0 0	0 0		
	采动脉血	27	暴露采血部位,消毒皮肤范围和方法正确 戴无菌手套规范,进针前再次核对 进针点、角度、手法和深度正确 一次穿刺成功,固定穿刺针头正确 采血方法、采血量正确 拔针、按压方法正确 针尖刺入橡皮塞或凝胶针帽方法正确 血液和肝素混匀方法正确 再次核对,向病人交代注意事项正确	2 3 5 4 3 4 2 2 2	1 2 4 3 2 3 1 1 1	0 1 3 2 1 2 0 0 0	0 0 2 1 0 1 0 0 0		
	采静脉血	27	暴露采血部位,消毒皮肤范围和方法正确 扎止血带方法正确,进针前再次核对 进针点、角度、手法和深度正确 一次穿刺成功,固定穿刺针头正确 采血方法、采血顺序和采血量正确 拔针、按压方法正确 松止血带、松拳及时 抗凝管混匀方法正确 再次核对,向病人交代注意事项正确	2 3 5 4 5 3 1 2 2	1 2 4 3 4 2 0 1 1	0 1 3 2 3 1 0 0 0	0 0 2 1 2 0 0 0 0		
	观察指导	4	撤小垫枕、治疗巾和止血带正确 脱手套、手消毒正确 观察、指导正确	1 1 2	0 0 1	0 0 0	0 0 0		
	整理记录	9	病人卧位舒适 整理病床单位、清理用物正确 再次核对,记录、签名正确 洗手,脱口罩正确 及时送检标本	2 2 2 2 1	1 1 1 1 0	0 0 0 0 0	0 0 0 0 0		
操作评价		10	关爱病人、沟通有效、舒适安全 无菌观念强、无污染、无跨越无菌区 操作熟练、准确、整体计划性好,操作时间不超过20分钟	3 3 4	2 2 3	1 1 2	0 0 1		
关键缺陷			无人文关怀、无沟通,查对不严、穿刺不成功、采血量严重不足,严重违反无菌技术原则、严重污染等均不及格						
总分		100							

技能 4 痰标本采集

1. 操作流程

操作程序	简要流程	操作要点	图示
护士准备	素质要求	着装整洁、举止端庄、语言柔和、表达清晰	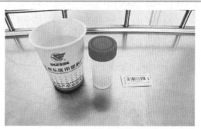
	核对签名	医嘱及检验单,签名	
操作评估	病人病情	意识状态、心理状态、对采集痰标本的认知和合作程度	图5-22 采集痰标本用物
	治疗情况	询问用药情况、是否已使用抗生素	
	口腔局部	口腔黏膜有无异常、咽部有无感染	
操作准备	病人准备	了解采集痰标本目的、过程、操作中可能出现的不适及配合方式,并愿意合作	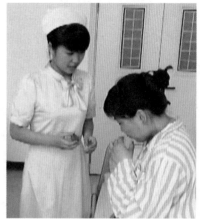
	环境准备	清洁安静、温湿度适宜、光线适中,治疗车、治疗盘已用消毒液抹布擦拭	
	护士准备	洗手,戴口罩,需要时戴手套	
	用物准备	检验单;痰培养标本备无菌集痰杯和漱口溶液 200ml;需要时备负压吸引装置、吸痰管、特殊集痰器、手套等(图 5-22)	
操作过程	核对解释	携用物至床旁,核对病人及采集容器标签,解释并取得合作,协助病人取适宜体位,指导其有效排痰的方法	图5-23 清醒病人采集痰标本
	采集标本	痰培养标本: ① 能自行排痰者,嘱其晨起后先用漱口溶液漱口,再用清水漱口,深呼吸数次后用力咳出气管深处的痰液,将痰液吐入无菌集痰杯内(图5-23),加盖 ② 昏迷或无法自行排痰者,协助其取适宜体位,自下而上叩击其背部数次,将特殊集痰器分别连接吸痰管和负压吸引装置,应用无菌吸痰法将痰液吸入集痰器内(图5-24),加盖	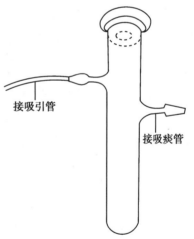 接吸引管 接吸痰管
	观察告知	协助病人漱口或口腔护理,观察其反应,询问其感觉,向其交代注意事项	
	整理记录	协助病人取舒适体位,整理病床单位,清理用物,需要时脱手套,手消毒,再次核对,记录采集标本项目、时间,签名,洗手,脱口罩,及时送检痰标本(图 5-25)	图5-24 负压吸引装置采集痰标本
操作评价	病人感受	感觉良好、安全,无不适	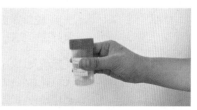
	操作效果	严格三查七对、无菌技术原则,指导病人有效咳痰、采集痰标本方法正确	图5-25 痰标本

2. 操作关键点

(1) 留取痰标本时,不可将唾液、漱口溶液、鼻涕等混入痰液内。

(2) 采集痰培养标本时,应严格遵守无菌操作原则,并及时送检,以免标本被污染。

3. 操作测评标准

项目		分值	考核评价要点	评分等级				得分	存在问题
				I	II	III	IV		
护士准备		4	仪表着装规范、语言表达清晰 核对医嘱、检验单及采集条码正确	2 2	1 1	0 0	0 0		
操作评估		7	了解病人病情充分 询问治疗、用药情况正确 观察口腔黏膜、咽部情况正确	2 3 2	1 2 1	0 1 0	0 0 0		
操作准备	病人	2	知情同意	2	1	0	0		
	环境	1	符合无菌操作要求	1	0	0	0		
	护士	3	洗手、戴口罩,需要时戴手套	3	2	1	0		
	用物	4	准备齐全、放置合理	4	3	2	1		
操作过程	核对解释	12	核对正确 解释清楚,并取得合作 病人体位安置适宜 指导有效排痰方法正确	2 2 2 6	1 0 1 4	0 0 0 2	0 0 1 1		
	采集标本	40	痰培养标本: 指导病人晨起漱口正确 协助病人安置体位适宜 指导病人深呼吸和有效咳嗽排痰正确 叩击病人背部协助排痰方法正确 留取痰液方法正确 痰液未被污染 采集标本后容器加盖保存正确	5 3 9 5 9 6 3	3 2 7 4 7 4 2	2 1 5 2 5 2 1	1 0 3 1 3 1 0		
	观察告知	6	协助病人漱口或口腔护理正确 观察、告知正确	2 4	1 3	0 2	0 1		
	整理记录	11	病人体位舒适 整理病床单位,清理用物正确 需要时脱手套,手消毒正确 再次核对,记录,签名正确 洗手、脱口罩正确 及时送检痰标本	2 2 1 2 2 2	1 1 0 1 1 1	0 0 0 0 0 0	0 0 0 0 0 0		
操作评价		10	关爱病人、沟通有效、指导到位 无菌观念强、无污染 动作轻巧、操作熟练准确、操作时间不超过10分钟	3 3 4	2 2 3	1 1 2	0 0 1		

续表

项目	分值	考核评价要点	评分等级				得分	存在问题
			I	II	III	IV		
关键缺陷		无人文关怀、无沟通,查对不严、发生事故,痰培养标本严重污染等均不及格						
总分	100							

技能 5　尿标本采集

1. 操作流程

操作程序	简要流程	操作要点	图示
护士准备	素质要求	着装整洁、举止端庄、语言柔和、表达清晰	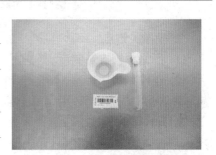
	核对签名	医嘱及检验单,签名	
操作评估	病人病情	意识状态、心理状态、对采集尿标本的认知和合作程度、是否有尿意	
	治疗情况	询问用药情况,是否已使用抗生素	
操作准备	病人准备	了解采集尿标本目的、过程、操作中可能出现的不适及配合方式,并愿意合作	图5-26　尿常规标本用物
	环境准备	清洁安静、温湿度适宜,有床帘或备屏风	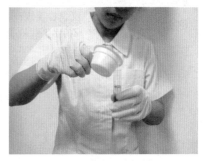
	护士准备	洗手,戴口罩,需要时戴手套	
	用物准备	检验单;尿常规标本备容量为100ml的清洁塑料杯和试管(图5-26);必要时备便盆或尿壶	
操作过程	核对解释	携用物至床旁,核对病人及采集容器标签,解释并取得合作,协助病人取适宜体位,遮挡病人	图5-27　采集尿常规标本
	采集标本	尿常规标本: ① 能自理者,嘱其先将晨起第1次尿留于清洁塑料杯内,再倒入清洁试管中(图5-27),除测定尿比重需留尿100ml外,其余检验项目留尿30~50ml即可 ② 行动不便者,协助其置便盆或尿壶,留取尿液 ③ 留置导尿者,先排空集尿袋,待重新有尿液流出后,打开集尿袋下方引流孔留取尿液	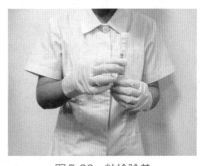 图5-28　粘检验单

续表

操作程序	简要流程	操作要点	图示
操作过程	核对记录	再次核对,粘贴检验单(图5-28),记录采集标本项目、时间,签名	
	观察告知	协助病人安置舒适卧位,观察其反应,询问其感觉,向其交代注意事项	
	整理送检	整理病床单位,清理用物,需要时脱手套,洗手,脱口罩,及时送检尿标本(图5-29)	
操作评价	病人感受	感觉良好、安全,无不适	图5-29 尿标本
	操作效果	严格三查七对、无菌技术原则,指导病人排尿和留取尿标本方法正确	

2. 操作关键点

(1) 严格执行查对制度、严格遵循标准预防原则。

(2) 正确采集尿标本,不可将粪便混入尿标本中。若为女性病人,会阴部分泌物过多时,应先清洁或冲洗会阴部,用无菌干棉球堵塞阴道口后留取尿液,月经期则不宜留取尿标本。

3. 操作测评标准

项目		分值	考核评价要点	评分等级				得分	存在问题
				I	II	III	IV		
护士准备		4	仪表着装规范、语言表达清晰	2	1	0	0		
			核对医嘱、检验单及采集条码正确	2	1	0	0		
操作评估		8	了解病人病情充分	2	1	0	0		
			询问是否有尿意	4	3	2	1		
			询问治疗、用药情况正确	2	1	0	0		
操作准备	病人	2	知情同意	2	1	0			
	环境	2	符合操作要求、有床帘或备屏风	2	1	0			
	护士	3	洗手、戴口罩、需要时戴手套正确	3	2	1	0		
	用物	4	准备齐全、放置合理	4	3	2	1		
操作过程	核对解释	9	核对正确	2	1	0	0		
			解释清楚,并取得合作	2	1	0	0		
			安置病人体位适宜	2	1	0	0		
			遮挡病人适当	3	2	1	0		
	采集标本	38	尿常规标本:选择标本容器正确	4	3	2	1		
			采集标本时间正确	4	3	2	1		
			指导病人留取标本准确	7	5	3	1		
			留取标本方法正确	9	7	5	3		

续表

项目		分值	考核评价要点	评分等级				得分	存在问题
				I	II	III	IV		
操作过程			留取标本的量正确 标本未被污染	9 5	7 4	5 3	3 2		
	核对记录	7	再次核对正确 粘贴检验单正确 记录、签名正确	2 2 3	1 1 2	0 0 1	0 0 0		
	观察告知	4	病人体位舒适 观察、告知正确	2 2	1 1	0 0	0 0		
	整理送检	9	整理病床单位、清理用物正确 需要时脱手套、洗手、脱口罩正确 及时送检尿标本	3 4 2	2 3 1	1 2 0	0 1 0		
操作评价		10	关爱病人、沟通有效、指导到位 无菌观念强、无污染 动作轻巧、操作熟练准确、操作时间不超过10分钟	4 2 4	3 1 3	2 0 2	1 0 1		
关键缺陷			无人文关怀、无沟通、查对不严、发生事故,尿标本严重污染等均不及格						
总分		100							

技能6　粪便标本采集

1. 操作流程

操作程序	简要流程	操作要点	图示
护士准备	素质要求	着装整洁、举止端庄、语言柔和、表达清晰	
	核对签名	医嘱及检验单,签名	
操作评估	病人病情	意识状态、心理状态、对采集粪便标本的认知和合作程度、是否有便意	
	治疗情况	询问用药情况,是否已使用抗生素	
操作准备	病人准备	了解采集粪便标本目的、过程、操作中可能出现的不适及配合方式,并愿意合作	图5-30　粪便常规标本用物
	环境准备	清洁安静、温湿度适宜,有床帘或备屏风	
	护士准备	洗手,戴口罩,需要时戴手套	

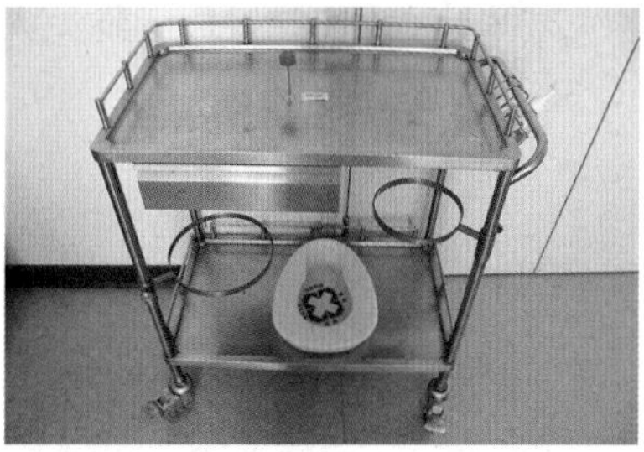

续表

操作程序	简要流程	操作要点	图示
操作准备	用物准备	检验单;粪便常规标本备清洁便盆,蜡纸盒或塑料盒等容器,竹签或检便匙(图5-30)	
操作过程	核对解释	携用物至床旁,双人核对病人及采集容器标签,解释并取得合作,协助病人取适宜体位,遮挡病人	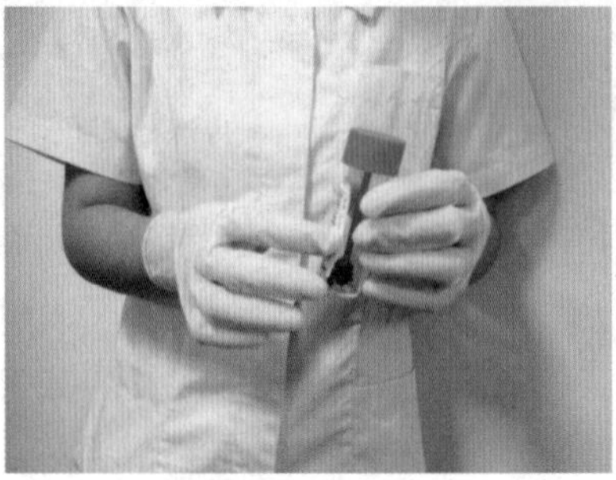 图5-31 粘检验单
	采集标本	粪便常规标本: ① 嘱病人排便于清洁便盆内,用竹签或检便匙取中央部分或黏液脓血部分粪便5g(约蚕豆大小)置于标本容器内 ② 病人排水样便时,应取15~30ml水样便置于容器内	
	核对记录	再次核对,粘贴检验单(图5-31),记录采集标本项目、时间,签名	
	观察告知	协助病人安置舒适卧位,观察其反应、询问其感觉、向其交代注意事项	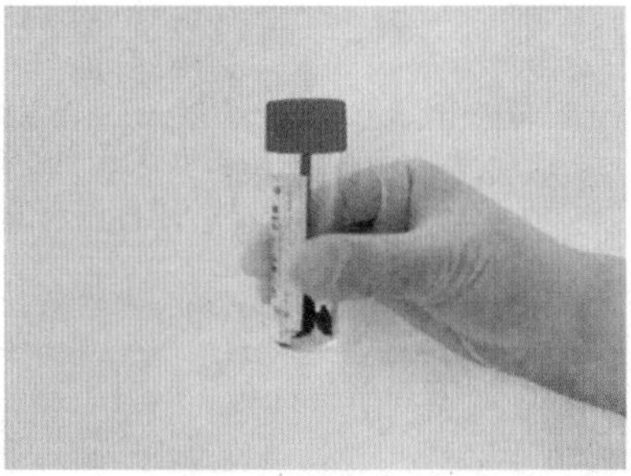
	整理送检	整理病床单位,清理用物,需要时脱手套,洗手,脱口罩,及时送检粪便标本(图5-32)	
操作评价	病人感受	感觉良好、安全、无不适	图5-32 粪便标本
	操作效果	严格三查七对、标准预防原则,指导病人排便和留取粪便标本方法正确	

2. 操作关键点

(1) 严格执行查对制度,严格遵循标准预防原则。

(2) 采集粪便标本时,应避免大、小便混合,标本采集后容易干结,应及时送检。

3. 操作测评标准

项目	分值	考核评价要点	评分等级				得分	存在问题
			I	II	III	IV		
护士准备	5	仪表着装规范、语言表达清晰 核对医嘱、检验单及采集条码正确	2 3	1 2	0 1	0 0		
操作评估	8	了解病人病情充分 询问是否有便意 询问治疗、用药情况正确	2 4 2	1 3 1	0 2 0	0 1 0		

续表

项目		分值	考核评价要点	评分等级				得分	存在问题
				I	II	III	IV		
操作准备	病人	2	知情同意	2	1	0	0		
	环境	2	符合操作要求、有床帘或备屏风	2	1	0	0		
	护士	3	洗手、戴口罩、需要时戴手套正确	3	2	1	0		
	用物	4	准备齐全、放置合理	4	3	2	1		
操作过程	核对解释	9	核对正确 解释清楚,并取得合作 安置病人体位适宜 遮挡病人适当	2 2 2 3	1 1 1 2	0 0 0 1	0 0 0 0		
	采集标本	36	粪便常规标本: 确认病人有便意 选择标本容器正确 采集标本时机适宜 指导病人排便及留取标本的准确 留取标本方法正确 留取标本的量正确 标本未混入尿液	3 4 3 7 9 7 3	2 3 2 5 7 5 2	1 2 1 3 5 3 1	0 1 0 1 3 1 0		
	核对记录	7	再次核对正确 粘贴检验单正确 记录、签名正确	2 2 3	1 1 2	0 0 1	0 0 0		
	观察告知	4	病人体位舒适 观察、告知正确	2 2	1 1	0 0	0 0		
	整理送检	10	整理病床单位,清理用物正确 需要时脱手套、洗手、脱口罩正确 及时送检粪便标本	3 4 3	2 3 2	1 2 1	0 1 0		
操作评价		10	关爱病人、沟通有效、指导到位 无菌观念及防护意识强、无污染 动作轻巧、操作熟练准确、操作时间不超过10分钟	4 2 4	3 1 3	2 0 2	1 1 1		
关键缺陷			无人文关怀、无沟通,查对不严、发生事故,粪便培养标本严重污染等均不及格						
总分		100							

三、降温及排痰

(一)情景与任务

1. 情景导入　病人入院当晚 8 时,晚班护士为病人查体:T 39.6℃、P 140 次 / 分、R 36

次/分、BP 146/85mmHg,右下肺叩诊呈实音,双肺听诊痰鸣音明显,痰量多、黏稠,不能自行咳出。护士立即报告值班医生。医生开出临时医嘱:物理降温,长期医嘱:布地奈德混悬液2mg 雾化吸入(qd)、体位引流及拍背排痰(prn)。

2. 工作任务　护士立即为病人进行物理降温和雾化吸入,并视病情实施体位引流及拍背排痰。

(二) 操作评估

1. 病人病情　年老体弱、神志清楚、呼吸急促、右下肺叩诊呈实音,双肺听诊痰鸣音明显,痰量多、黏稠,不能自行咳出;下午4时入院后已遵医嘱给予持续低流量吸氧,并遵医嘱给予药物降温,现体温超过39.5℃,持续高热;既往有风湿性心脏病病史。

2. 操作目的　降温;控制感染,舒张支气管;促进排痰,保持呼吸道通畅,改善呼吸功能。

3. 项目分析

(1) 风湿性疾病病人不宜采用乙醇拭浴降温;老年人感觉减退,对冷热刺激反应迟钝,使用热水袋时水温不宜超过50℃。

(2) 严重阻塞性肺疾病病人雾化吸入时间不宜过长、湿度不宜过大;布地奈德混悬液为皮质类固醇药物,具有抑制呼吸道炎症反应、减轻呼吸道高反应性、缓解支气管痉挛等作用,但用药后可能会出现过敏症状、疲倦、头痛、肌肉及关节痛等不良反应。

(3) 体位引流是使需要引流的肺叶处于最高位置,引流支气管开口向下,以利于潴留的分泌物随重心作用流入支气管和气管排出。体位引流前应充分考虑病人病情及耐受能力,若病人呼吸衰竭、有明显呼吸困难及发绀、近1~2周内曾有大咯血、有严重心血管疾病及年老体弱无法耐受时,均不宜实施操作。

(三) 操作计划

1. 采用温水拭浴,以逐渐降温为宜,降温时密切观察病人生命体征与出汗情况,注意及时补充营养与水分,以免病人发生虚脱。

2. 温水拭浴降温时,病人足底需放置热水袋,水温不宜超过50℃,注意避免烫伤。

3. 采用氧气雾化吸入,吸入时间控制在5~10分钟,向病人及家属说明布地奈德混悬液雾化吸入的作用及可能出现的不良反应,如病人用药后出现不适症状,应及时告知护士。

4. 采用头低足高、左侧卧位或俯卧位进行体位引流及拍背排痰,操作前应充分评估病人的病情、耐受能力及进餐时间,若病人无法耐受上述体位,则安置坐位或半坐卧位并配合拍背排痰。操作前15分钟应先给予雾化吸入,使痰液稀释,以利于痰液排出。操作时间不宜过长,以避免病人疲劳。操作过程中注意听取病人主诉,观察病人呼吸及咳嗽、咳痰情况,指导并鼓励病人采取有效咳痰的方法及时将痰液咳出,以避免发生气道阻塞。

(四) 操作流程与测评标准

技能7　温水/乙醇拭浴

1. 操作流程

操作程序	简要流程	操作要点	图示
护士准备	素质要求	着装整洁、举止端庄、语言柔和、表达清晰	
	核对签名	医嘱及执行单,签名	

续表

操作程序	简要流程	操作要点	图示
操作评估	病人病情	意识状态、自理能力、心理状态、对操作的认知和合作程度、是否有便意	
	治疗情况	询问有无药物及乙醇过敏史	
	皮肤情况	全身皮肤完整性、清洁状况	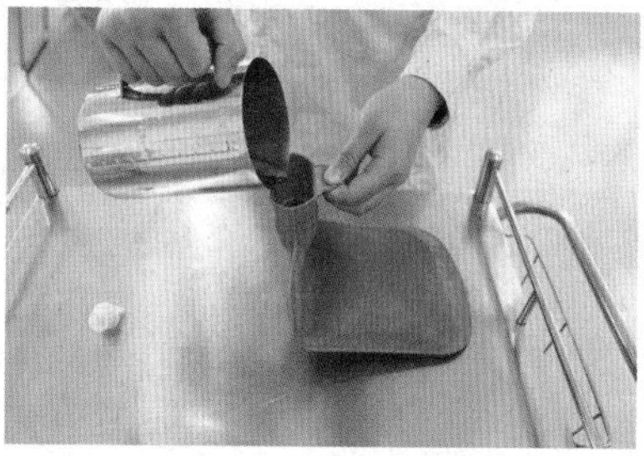
操作准备	病人准备	了解操作目的、过程、操作中可能出现的不适及配合方式,并愿意合作,必要时协助病人排便	图5-33 备热水袋
	环境准备	清洁安静、温湿度适宜,有床帘或备屏风	
	护士准备	洗手,戴口罩	
	用物准备	① 备热水袋:量筒或水壶内盛50℃热水,检查热水袋无破损、放平、取下塞子,一手提热水袋袋口边缘,另一手提量筒或水壶,边灌热水边提高热水袋,至1/2~2/3满(图5-33),排尽热水袋内空气,旋紧塞子,擦干,倒提热水袋检查无漏水,套好布套 ② 备冰袋:小盆内盛小冰块,检查冰袋无破损,将小冰块装入冰袋内至1/2~2/3满,排尽袋内空气,夹紧袋口,擦干,倒提冰袋检查无漏水,套好布套。亦可选用化学冰袋 ③ 脸盆内盛32~34℃温水200~300ml(或备30℃、25%~35%乙醇),小毛巾2块,大毛巾,清洁衣裤,必要时备便器(图5-34)	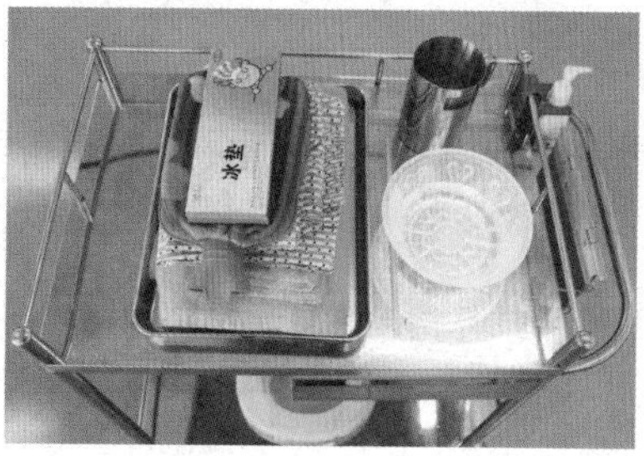 图5-34 拭浴用物
操作过程	核对解释	携用物至床旁,核对病人,解释并取得合作,乙醇拭浴时再次确认病人无乙醇过敏史	
	安置体位	关门窗,遮挡病人,协助病人平卧,置冰袋于病人头部、置热水袋于病人足底部	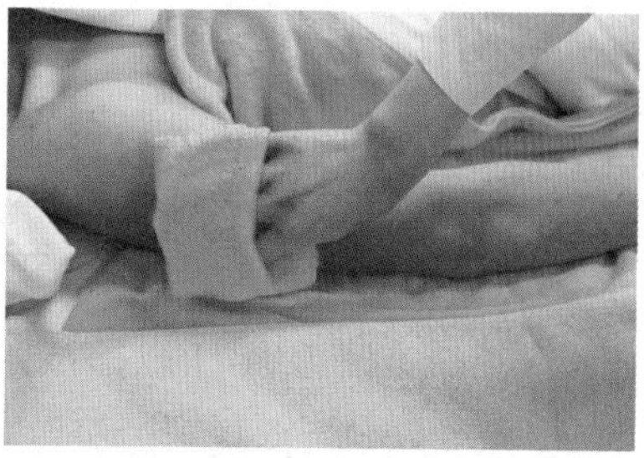
	拍拭降温	① 拍拭上肢:协助病人脱上衣,将大毛巾垫于近侧上肢,将浸有温水或乙醇的小毛巾拧至半干呈手套状缠于手上,以离心方向拍拭:先沿颈外侧、肩、上臂外侧、前臂外侧拍拭至手背,再沿侧胸、腋窝、上臂内侧、肘窝、前臂内侧拍拭至掌心(图5-35),用大毛巾拭干皮肤。同法拍拭远侧上肢	图5-35 拍拭上肢

续表

操作程序	简要流程	操作要点	图示
操作过程	拍拭降温	② 拍拭背部：协助病人翻身侧卧、露出背部，垫大毛巾，拧、缠小毛巾方法同上，以离心方向拍拭背部、腰部和臀部（图5-36），用大毛巾拭干皮肤，协助病人平卧、穿好清洁上衣 ③ 拍拭下肢：协助病人脱裤，将大毛巾垫于近侧下肢，拧、缠小毛巾方法同上，以离心方向拍拭：先沿髋部、下肢外侧拍拭至足背，然后沿腹股沟、下肢内侧拍拭至内踝，再沿股下、腘窝拍拭至足跟（图5-37），用大毛巾拭干皮肤。同法拍拭远侧下肢，协助病人穿好清洁裤子	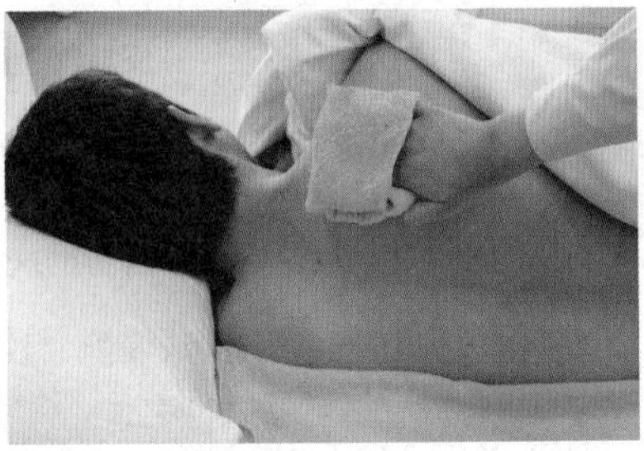 图5-36　拍拭背部
	观察告知	撤热水袋，协助病人取舒适卧位，观察其反应，询问其感受，向其交代注意事项	
	整理记录	整理床单位，开门窗，撤床帘或屏风，清理用物，洗手，脱口罩，记录拭浴时间及病人反应	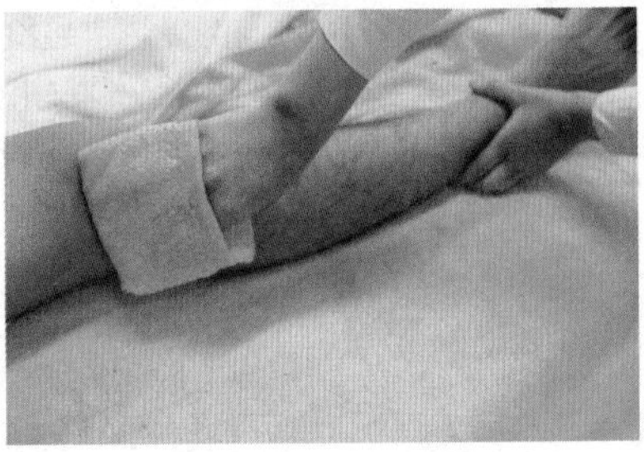
	测温绘制	拭浴30分钟后复测体温，若体温降至39℃以下撤冰袋，记录体温、并绘制于体温单上	
操作评价	病人感受	感觉舒适、无不良反应、卧位适宜	图5-37　拍拭下肢
	操作效果	温水温度或乙醇温度、浓度适宜，床铺无浸湿，拍拭方法、时间正确，拭浴30分钟后体温下降	

2. 操作关键点

（1）严格执行查对及交接班制度，避免烫伤或冻伤病人。

（2）选用化学冰袋时，应先检查冰袋是否已置于冰箱内吸冷4小时、由凝胶状态变为固体状态，使用时外套包布。

（3）拍拭方法正确：①以拍拭方式进行，避免摩擦方式生热；②每侧肢体及背部拍拭时间3分钟，全过程不宜超过20分钟；③颈外侧、腋窝、肘窝、掌心、腹股沟、腘窝等大血管表浅处应稍延长拍拭时间，以促进散热；④胸前区、腹部、后颈、足底等部位禁忌拍拭，以免引起不良反应。

（4）拭浴过程中密切观察病人反应，如发现病人面色苍白、寒战、呼吸及脉搏异常等，应立即停止拭浴并报告医生，给予相应的处理。

3. 操作测评标准

项目		分值	考核评价要点	评分等级				得分	存在问题
				I	II	III	IV		
护士准备		4	仪表着装规范、语言表达规范	2	1	0	0		
			核对医嘱、执行单正确	2	1	0	0		
操作评估		6	了解病人病情充分	2	1	0	0		
			询问治疗、用药情况正确	2	1	0	0		
			观察全身皮肤情况正确	2	1	0	0		
操作准备	病人	2	知情同意	2	1	0	0		
	环境	1	符合操作要求，有床帘或备屏风	1	0	0	0		
	护士	3	洗手、戴口罩正确	3	2	1	0		
	用物	12	热水袋准备方法正确、温度适宜	4	3	2	1		
			冰袋准备方法正确、温度适宜	4	3	2	1		
			所有用物准备齐全、放置合理	4	3	2	1		
操作过程	核对解释	4	核对病人正确	2	1	0	0		
			解释清楚，并取得合作	1	0	0	0		
			再次确认病人无乙醇过敏史	1	0	0	0		
	安置体位	6	关门窗、遮挡病人、协助平卧正确	2	1	0	0		
			置冰袋、热水袋正确	4	3	2	1		
	拍拭降温	30	拍拭部位、拍拭顺序正确	8	6	4	2		
			拍拭方法、拍拭方向正确	6	4	2	1		
			拍拭时间适宜、浅表大血管处拍拭时间延长适当	4	3	2	1		
			垫大毛巾、暴露及遮盖拍拭部位正确	3	2	1	0		
			小毛巾拧干及缠于手上方法正确	3	2	1	0		
			协助病人翻身方法正确	2	1	0	0		
			协助病人穿脱衣裤方法正确	2	1	0	0		
			拍拭过程中密切观察病人反应	2	1	0	0		
	观察告知	5	撤热水袋时机适宜	1	0	0	0		
			病人卧位舒适	2	1	0	0		
			观察、告知正确	2	1	0	0		
	整理记录	7	整理床单位正确	2	1	0	0		
			清理用物正确	1	0	0	0		
			洗手、脱口罩正确	2	1	0	0		
			记录正确	2	1	0	0		
	测温绘制	10	复测体温正确	3	2	1	0		
			测体温读数准确	1	0	0	0		
			撤冰袋时机适宜	2	1	0	0		
			记录、绘制体温方法正确	4	3	2	1		

续表

项目	分值	考核评价要点	评分等级				得分	存在问题
			I	II	III	IV		
操作评价	10	关爱病人、沟通有效、指导到位 病人舒适安全、无不良反应、降温有效 动作轻巧、操作熟练准确、操作时间不超过20分钟	3 3 4	2 2 3	1 1 2	0 0 1		
关键缺陷		无人文关怀、无沟通,无安全意识、查对不严、发生事故等均不及格						
总分	100							

技能 8 雾 化 吸 入

1. 操作流程

操作程序	简要流程	操作要点	图示
护士准备	素质要求	着装整洁、举止端庄、语言柔和、表达清晰	
	核对签名	医嘱及执行单,签名	
操作评估	病人病情	意识状态、配合能力、心理状态、对用药的认知和合作程度	
	治疗情况	用药史及目前用药状况、氧疗情况	
	局部情况	呼吸及痰液状况、口腔清洁状况	
操作准备	病人准备	了解用药目的、操作过程、操作中可能出现的不适及配合方式,并愿意合作;学会有效吸入雾气的方法	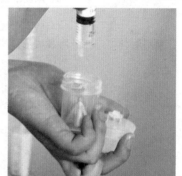 图5-38 药液注入氧气雾化吸入器内
	环境准备	清洁安静、温湿度适宜,光线适中,治疗车、治疗盘已用消毒液抹布擦拭	
	护士准备	洗手,戴口罩	
	用物准备	治疗车上层:治疗盘、氧气雾化吸入器1套、氧气装置1套(湿化瓶内不装水)、弯盘、0.9%氯化钠、药液、5ml注射器、启瓶器或砂轮、安尔碘、棉签、毛巾,必要时备漱口用物;治疗车下层:医疗废物桶、生活垃圾桶	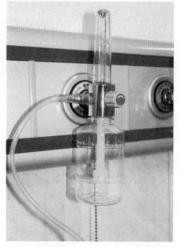
操作过程	核对解释	携用物至病旁,核对病人,解释并取得合作,指导并确认病人已学会有效吸入雾气的方法	图5-39 连接雾化器与氧气装置

续表

操作程序	简要流程	操作要点	图示
操作过程	配制药液	核对、检查药液,抽吸药液并稀释至 5ml、注入氧气雾化吸入器内(图 5-38),旋紧雾化器	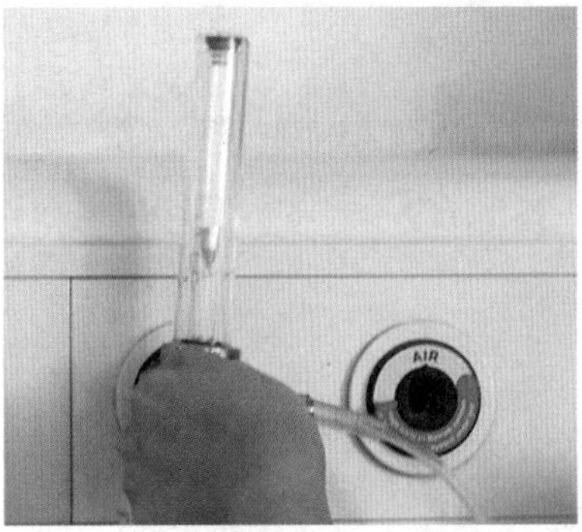 图 5-40 调氧流量
	雾化吸入	必要时协助病人漱口,安置舒适体位;安装氧气装置,检查各部件连接紧密、无漏气,将雾化器与氧气装置连接(图 5-39),调节氧流量至 6~8L/min(图 5-40);指导病人手持雾化器,将口含嘴放入口中(图5-41),如使用面罩,则将面罩扣住病人口鼻(图 5-42);指导病人紧闭口唇、用嘴深吸气,用鼻深呼气,反复进行至药液吸完止,撤雾化器,关闭氧气	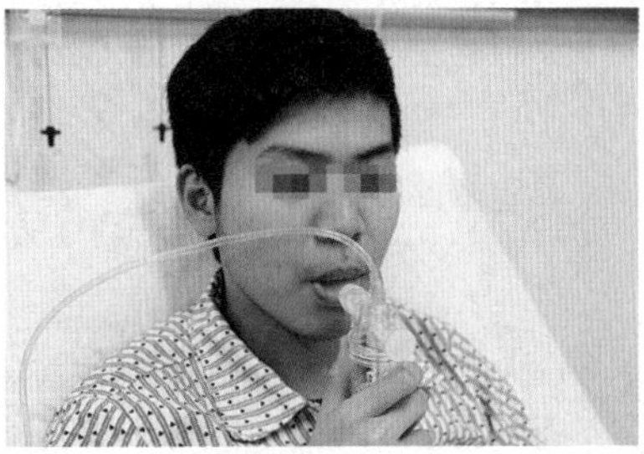 图 5-41 含口含嘴
	观察指导	协助病人清洁口腔、擦净面部,安置舒适卧位,观察病人反应及雾化后效果,询问其感受,向其交代注意事项	
	整理记录	整理床单位,清理用物,将雾化器浸泡于消毒液中,洗手,脱口罩,记录雾化吸入开始时间、结束时间、病人反应及雾化后效果,签名	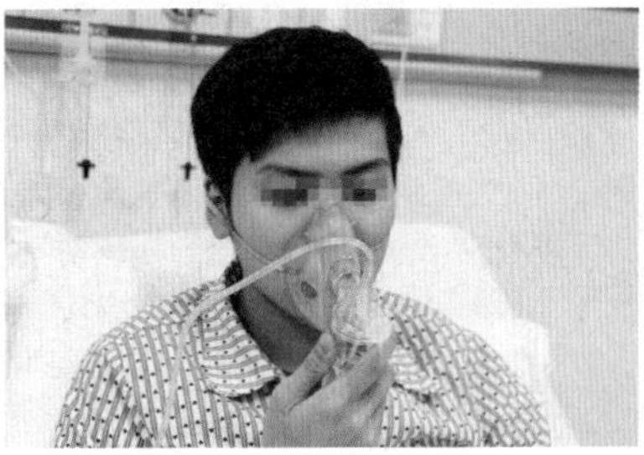
操作评价	病人感受	感觉舒适、不疲劳、无不良反应、体位适宜	
	操作效果	指导病人雾化吸入方法正确,病人呼吸、排痰、通气功能等有改善	图5-42 使用面罩

2. 操作关键点

(1) 严格执行查对制度,严格遵循安全用氧原则。

(2) 有效雾化吸入:①使用前应检查雾化器及氧气装置,性能良好、连接紧密;②示范并指导病人尽可能深吸气,使药液充分进入支气管和肺内;③湿化瓶内勿加水,以免稀释药液、影响疗效。

(3) 雾化结束后雾化器、口含嘴或面罩等先用消毒液浸泡消毒 1 小时,再洗净晾干备用。

3. 操作测评标准

项目		分值	考核评价要点	评分等级				得分	存在问题
				I	II	III	IV		
护士准备		4	仪表着装规范、语言表达清晰	2	1	0	0		
			核对医嘱、执行单正确	2	1	0	0		
操作评估		6	了解病人病情充分	2	1	0	0		
			询问用药、氧疗情况正确	2	1	0	0		
			观察呼吸、痰液及口腔状况正确	2	1	0	0		
操作准备	病人	4	知情同意	2	1	0	0		
			学会有效吸入雾气的方法	2	1	0	0		
	环境	1	符合操作要求	1	0	0	0		
	护士	3	洗手、戴口罩正确	3	2	1	0		
	用物	4	准备齐全、放置合理	4	3	2	1		
操作过程	核对解释	4	核对病人正确	2	1	0	0		
			解释清楚，并取得合作	1	0	0	0		
			指导并确认病人已学会有效吸入雾气的方法	1	0	0	0		
	配制药液	10	核对、检查药液正确	4	3	2	1		
			抽吸、稀释药液正确	4	3	2	1		
			药液注入氧气雾化吸入器内正确	2	1	0	0		
	雾化吸入	36	必要时协助病人漱口正确、安置体位适宜	2	1	0	0		
			安装、检查氧气装置正确，无漏气	6	4	2	1		
			连接雾化器与氧气装置正确	4	3	2	1		
			调节氧流量准确	4	3	2	1		
			指导病人雾化吸入方法正确	3	2	1	0		
			选用口含嘴、面罩适宜，使用方法正确	4	3	2	1		
			病人正确深吸、呼气，药液吸入完全	8	6	4	2		
			雾化吸入时间适宜	2	1	0	0		
			撤雾化器、关闭氧气正确	3	2	1	0		
	观察指导	8	协助病人清洁口腔、擦净面部正确	2	1	0	0		
			安置卧位舒适	2	1	0	0		
			观察、指导正确	4	3	2	1		
	整理记录	10	整理床单位、清理用物正确	3	2	1	0		
			雾化器浸泡消毒正确	2	1	0	0		
			洗手、脱口罩正确	3	2	1	0		
			记录、签名正确	2	1	0	0		
操作评价		10	关爱病人、沟通有效、指导到位	3	2	1	0		
			病人感觉舒适、不疲劳、无不良反应、雾化吸入有效	4	3	2	1		
			动作轻巧、操作熟练准确、操作时间不超过15分钟	3	2	1	0		

续表

项目	分值	考核评价要点	评分等级				得分	存在问题
			I	II	III	IV		
关键缺陷		无人文关怀、无沟通、无效雾化吸入,查对不严、发生事故,严重污染等均不及格						
总分	100							

技能 9 体位引流及拍背排痰

1. 操作流程

操作程序	简要流程	操作要点	图示
护士准备	素质要求	着装整洁、举止端庄、语言柔和、表达清晰	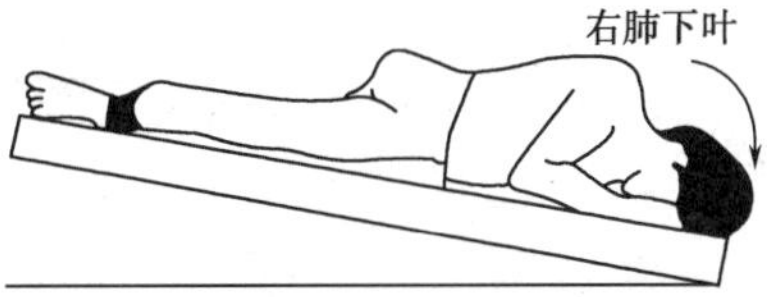 　图5-43　右肺下叶引流
	核对签名	医嘱及执行单,签名	
操作评估	病人病情	生命体征、意识状态、耐受能力、进食情况、心理状态、对操作的认知和合作程度	
	治疗情况	用药状况、氧疗情况	
	局部情况	呼吸困难、发绀及痰液状况,胸片提示炎性病灶所在的肺叶或肺段	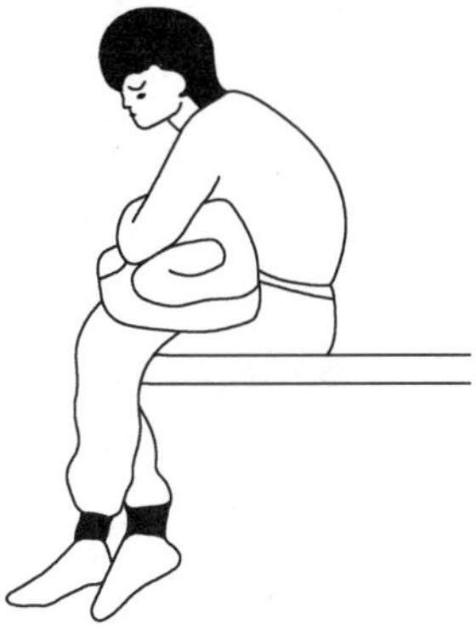
操作准备	病人准备	了解操作目的、过程、操作中可能出现的不适及配合方式,并愿意合作;2 小时内无进食;学会有效咳嗽、咳痰的方法	图5-44　安置坐位
	环境准备	清洁安静、温湿度适宜,光线适中,治疗车、治疗盘已用消毒液抹布擦拭	
	护士准备	洗手,戴口罩	
	用物准备	治疗车上层:治疗盘、听诊器、大毛巾、垫巾、弯盘、漱口杯、痰杯、纸巾,必要时备枕头、软垫、吸痰用物等;治疗车下层:医疗废物桶、生活垃圾桶	
操作过程	核对解释	携用物至病旁,核对病人,解释并取得合作,指导并确认病人已学会有效咳嗽、咳痰的方法,告知病人在操作过程中若有痰液应及时咳出	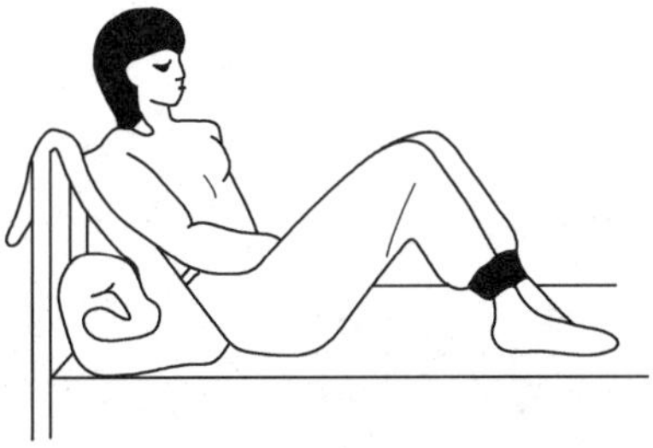 　图5-45　安置半坐卧位
	安置体位	协助病人安置头低足高、左侧卧位或俯卧位(图5-43),若病人无法耐受上述体位,则安置坐位(图5-44)或半坐卧位(图5-45),用软枕或软垫支撑病人身体空隙处,铺大毛巾及治疗巾	

143

续表

操作程序	简要流程	操作要点	图示
操作过程	拍背排痰	体位引流时配合肺部叩击排痰： ① 找到背部第 10 肋间隙，从腋中线开始，自下而上、由外至内叩击胸壁至肩部(图 5-46)，注意避开肾区、脊柱、肩胛骨、引流管等 ② 叩击时五指弯曲并拢，使掌侧呈空杯状，以手腕力量，迅速而有节奏地叩击胸壁，震动气道(图 5-47) ③ 每一肺叶叩击 1~3 分钟，叩击频率为每分钟 120~180 次 ④ 指导病人间歇深呼吸并用力咳嗽排痰，若病人自觉痰液量较多、有痰液憋于喉部或出现剧烈咳嗽、呼吸困难等，应暂停操作	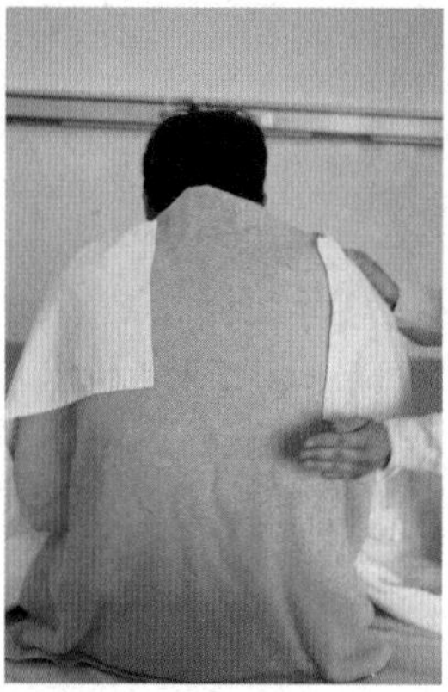 图 5-46　自下而上、由外至内叩击排痰
	观察指导	观察病人呼吸、面色及排出痰液的性质、颜色、气味和量等，询问其感觉，向其交代注意事项，鼓励其咳嗽排痰	
	整理记录	协助病人清洁口腔、擦净面部，撤大毛巾及治疗巾，安置舒适卧位，整理病床单位，清理用物，洗手，脱口罩，记录体位引流时间、病人反应及排出痰液的性质、颜色、气味和量等，签名	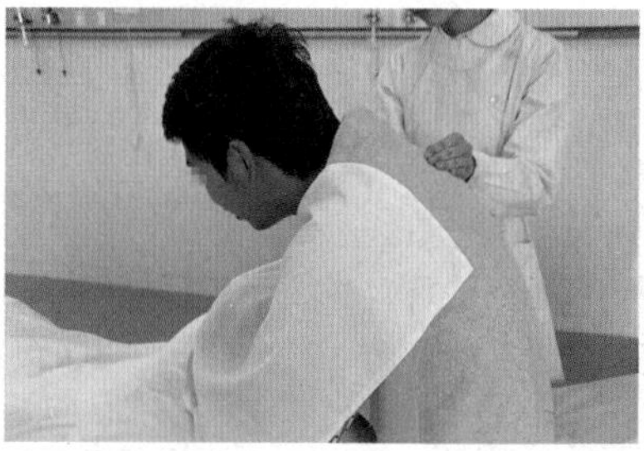 图 5-47　空杯状叩击方法
操作评价	病人感受	不疲劳、无出现呼吸困难及发绀、体位适宜	
	操作效果	病人有效咳嗽、咳痰，呼吸顺畅、通气功能有所改善，沟通有效、指导正确	

2. 操作关键点

(1) 严格执行查对制度、严格遵循标准预防原则。

(2) 操作时间适宜：一般选择餐前 30 分钟、餐后 2 小时后或睡前进行；间隔时间根据痰量而定，痰量少者每天 1~2 次，痰量多者每天 3~4 次；每次体位引流、拍背排痰时间 10~15 分钟为宜。

(3) 操作过程中密切观察病人呼吸节律和频率、心率和心律、血氧饱和度和舒适程度等以了解病人的耐受程度，若病人出现呼吸困难、发绀等不适，应立即停止操作，并给予相应处理。

3. 操作测评标准

项目	分值	考核评价要点	评分等级				得分	存在问题
			I	II	III	IV		
护士准备	4	仪表着装规范、语言表达清晰 核对医嘱及执行单正确	2 2	1 1	0 0	0 0		

续表

项目		分值	考核评价要点	评分等级				得分	存在问题
				I	II	III	IV		
操作评估		8	了解病人病情充分 询问用药、氧疗情况正确 观察呼吸、痰液及炎性病灶所在部位正确	2 2 4	1 1 3	0 0 2	0 1 1		
操作准备	病人	4	知情同意 学会有效咳嗽、咳痰方法,已知及时咳痰	2 2	1 1	0 0	0 0		
	环境	1	符合操作要求	1	0	0	0		
	护士	3	洗手、戴口罩正确	3	2	1	0		
	用物	4	准备齐全、放置合理	4	3	2	1		
操作过程	核对解释	4	核对病人正确 解释清楚,并取得合作 指导并确认病人已学会有效咳嗽、咳痰方法,并已知及时咳痰	2 1 1	1 0 0	0 0 0	0 0 0		
	安置体位	14	确定痰液部位正确 安置体位正确、病人感觉舒适 铺大毛巾及治疗巾正确	4 8 2	3 6 1	2 4 0	1 2 0		
	拍背排痰	27	叩击部位正确 叩击手法、力度正确 叩击顺序正确 叩击时间、频率正确 指导病人深呼吸、咳嗽、排痰方法正确	6 9 5 4 3	4 7 4 3 2	2 5 3 2 1	1 3 2 1 0		
	观察指导	14	观察病人呼吸、面色及排出痰液正确 协助病人清洁口腔、擦净面部正确 撤大毛巾及治疗巾正确 协助病人安置卧位舒适 询问、指导病人正确	4 2 2 2 4	3 1 1 1 3	2 0 0 0 2	1 0 0 0 1		
	整理记录	7	整理床单位,清理用物正确 洗手、脱口罩正确 记录正确,签名	2 2 3	1 1 2	0 0 1	0 0 0		
操作评价		10	关爱病人、沟通有效、指导到位 病人感觉不疲劳、无出现呼吸困难及紫绀、安置体位适宜 动作轻巧、操作熟练准确、操作时间不超过15分钟	3 4 3	2 3 2	1 2 1	0 1 0		
关键缺陷			无人文关怀、无沟通、无效引流、无效咳嗽排痰,查对不严、发生事故等均不及格						
总分		100							

四、营养支持及生活护理

(一) 情景与任务

1. 情景导入　病人住院第 2 天,持续高热、呼吸急促、神志清楚,精神疲倦,不能言语,不能自行进食。医生开出长期医嘱:鼻饲饮食、口腔护理。

2. 工作任务　护士为病人进行鼻饲流质饮食,并给予口腔护理。

(二) 操作评估

1. 病人病情　持续高热,神志清楚,精神疲倦,不能言语,不能自行进食;腹部平软、肠鸣音正常;口腔黏膜完好、无异味;无活动义齿。

2. 操作目的　通过鼻饲管补充营养与水分;保持口腔清洁湿润,预防口臭、口腔感染等并发症。

3. 项目分析　清醒合作者与昏迷或不能合作者在执行鼻饲饮食和口腔护理操作时采取的方法有所不同。如清醒合作者鼻饲时可安置半坐卧位、插入胃管时可指导病人做吞咽动作以利于胃管进入食管、拔除胃管时可指导病人深呼气及屏气以防止胃液误吸入气管,进行口腔护理时可指导病人漱口、配合张口以暴露擦洗部位等;而昏迷或不能合作者鼻饲与口腔护理时则应采取平卧位、头偏向一侧,禁忌漱口,并需使用张口器协助完成口腔擦洗。

(三) 操作计划

1. 鼻饲牛奶、米汤、肉汁、菜汁、果汁等流质饮食,每日 7~8 次,每次 200ml,间隔时间不能少于 2 小时。

2. 鼻饲前给病人安置半坐卧位,鼻饲后维持该体位 30 分钟,并使用床档以保证病人安全。若病人确实无法配合,则取平卧位,头偏向一侧。

3. 插胃管时注意胃管插入是否顺利,耐心指导病人做吞咽动作,并观察胃管有无盘曲于口腔内。若病人确实无法配合,可按昏迷病人插入胃管。

4. 选用 0.9% 氯化钠为病人进行口腔护理,每日 2~3 次。协助病人漱口时注意指导病人正确吐出漱口液,以避免发生呛咳和误吸。若病人确实无法配合,则按昏迷病人禁忌漱口、并使用张口器配合完成口腔擦洗。

(四) 操作流程与测评标准

技能 10　鼻 饲 护 理

1. 操作流程

操作程序	简要流程	操作要点	图示
护士准备	素质要求	着装整洁、举止端庄、语言柔和、表达清晰	
	核对签名	医嘱及执行单,签名	
操作评估	病人病情	意识状态、配合能力、心理状态、对操作的认知和合作程度	
	治疗情况	用药状况、出入液量	
	局部情况	鼻腔状况、吸氧管使用情况、有无活动义齿	

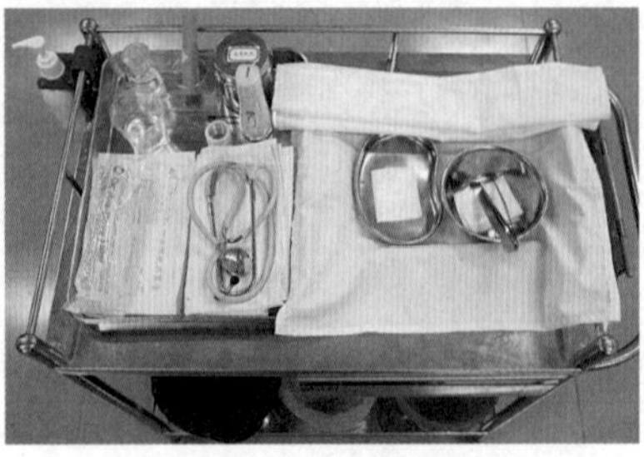

图5-48　插胃管用物

续表

操作程序	简要流程	操作要点	图示
操作准备	病人准备	了解操作目的、过程、操作中可能出现的不适及配合方式，并愿意合作；已学会做吞咽动作配合插管；口腔无活动义齿	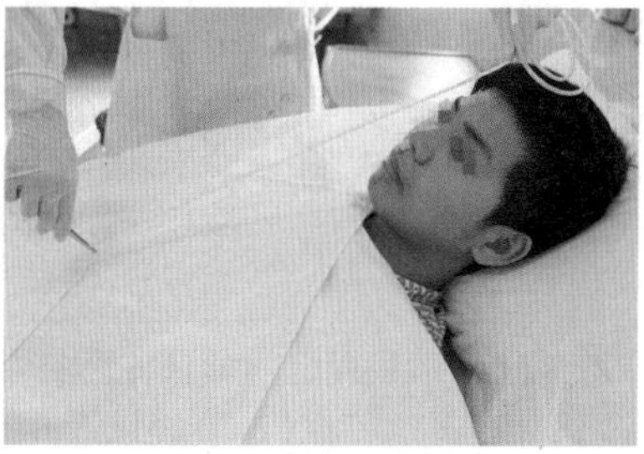
	环境准备	清洁安静、温湿度适宜、光线适中，治疗车、治疗盘已用消毒液抹布擦拭	
	护士准备	洗手，戴口罩	
	用物准备	① 插管用物：治疗车上层：治疗盘、无菌治疗巾、治疗碗、镊子、纱布、压舌板、一次性胃管、液状石蜡、棉签、胶布、别针、听诊器、60ml灌注器、橡皮圈、手电筒、手套、胃管标识、水杯（内盛温开水）、水杯（内盛流质饮食200ml，温度38~40℃）、治疗巾、弯盘，必要时备张口器；治疗车下层：医疗废物桶、生活垃圾桶（图5-48）② 拔管用物：治疗盘、治疗碗、纱布、乙醇、棉签、治疗巾、弯盘、纸巾或毛巾	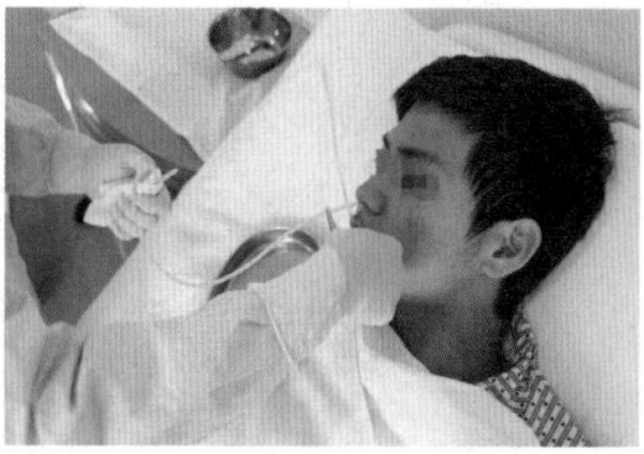
操作过程	核对解释	携用物至病旁，核对病人，解释并取得合作，指导并确认病人已学会做吞咽动作配合插管	
	安置体位	协助病人取半坐卧位或平卧位、头偏向一侧，铺治疗巾于颌下、置弯盘于口角旁	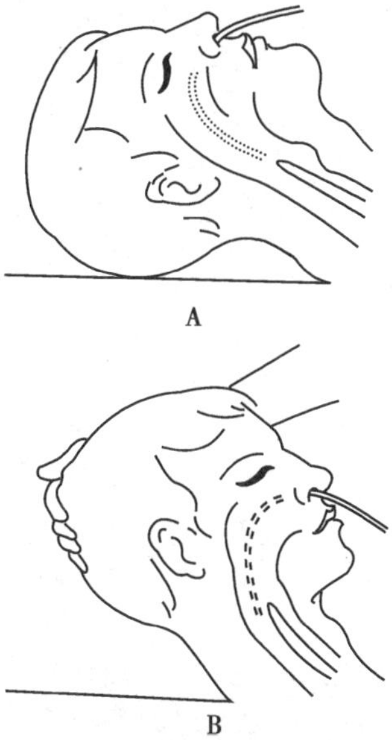
	检查量管	检查及清洁鼻腔，打开一次性胃管、戴手套、检查胃管通畅，测量插管长度：从发际至剑突距离，约45~55cm（图5-49），做小标记	
	插管观察	润滑胃管前端（约所量长度的1/3），插入胃管：① 清醒合作病人：将胃管从一侧鼻孔插入，插至14~16cm时，指导病人做吞咽动作，再将胃管缓缓插入至所量长度（图5-50）② 昏迷或不合作病人：取去枕平卧位，头向后仰，将胃管从一侧鼻孔插入，插至14~16cm时，用左手托起病人头部，使其下颌贴近胸骨柄，再将胃管缓缓插入至所量长度（图5-51）。插管过程中注意观察病人反应，若	

图5-49 测量插管长度

图5-50 清醒合作病人插入胃管

A

B

图5-51 昏迷或不合作病人插入胃管

续表

操作程序	简要流程	操作要点	图示
操作过程	插管观察	出现恶心、呕吐,可暂停插管,嘱病人做深呼吸;若插入不畅时,可将胃管抽出少许,再缓慢向前推进,或检查胃管是否盘曲于口腔内,不得强行插入,以免损伤鼻腔黏膜;若出现呛咳、呼吸困难、发绀等,应立即拔出胃管,休息片刻后再重新插入	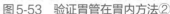图 5-52 验证胃管在胃内方法①
	验证固定	验证胃管在胃内,有三种方法: ① 将胃管末端连接灌注器,抽吸,有胃液抽出(图 5-52) ② 将听诊器置于病人胃底部,用灌注器从胃管末端快速注入 10ml 空气,听到气过水声(图 5-53) ③ 将胃管末端放入水中(拇指与食指做好折管准备,防止胃管误插入肺部时病人因吸气将水吸入肺内),无气泡逸出(图 5-54)。用胶布固定胃管于鼻翼及同侧脸颊部(图 5-55)	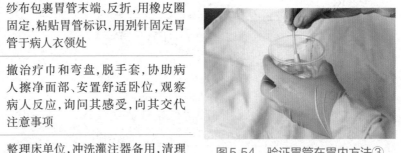图 5-53 验证胃管在胃内方法②
	灌食留管	用灌注器先注入少量温开水湿润胃管,再缓慢灌注流质饮食,灌注过程中注意观察流质饮食的温度、灌注的速度和量,灌注毕,再注入少量温开水冲管,并缓缓抬高胃管末端,用纱布包裹胃管末端,反折,用橡皮圈固定,粘贴胃管标识,用别针固定胃管于病人衣领处	
	观察告知	撤治疗巾和弯盘,脱手套,协助病人擦净面部、安置舒适卧位,观察病人反应,询问其感受,向其交代注意事项	图 5-54 验证胃管在胃内方法③
	整理记录	整理床单位,冲洗灌注器备用,清理用物,洗手,脱口罩,记录插入胃管时间及长度、灌注饮食种类、温度、灌注量及病人反应等,签名	
	拔管指导	携用物至病旁,核对、解释,铺治疗巾于颌下、置弯盘于口角旁、戴手套,松别针,揭胶布,反折胃管末端,用纱布包裹胃管近鼻孔处,指导病人深吸气、呼气,在病人呼气时拔管,当胃管拔至咽喉处(余管约 14~16cm 时),嘱病人屏气,并快速拔出胃管	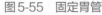图 5-55 固定胃管

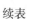

续表

操作程序	简要流程	操作要点	图示
操作过程	整理记录	脱手套,擦净病人面部,询问其感受,向其交代注意事项,整理床单位,清理用物,洗手,记录拔管时间及病人反应,签名	
操作评价	病人感受	感觉安全,无不良反应	
	操作效果	指导病人配合插胃管方法正确,插管成功,确定胃管在胃内方法正确,灌食方法正确,处理插管过程中出现的问题及时妥当,拔胃管方法正确	

2. 操作关键点

(1) 严格执行查对制度、严格遵循标准预防原则。

(2) 插管时动作应轻柔,注意食管的三个狭窄,以免损伤食管黏膜。

(3) 正确灌注食物或药物:①每次灌注前应验证胃管在胃内、确认胃管通畅。②新鲜果汁与奶液应分别灌注,防止产生凝块。③灌注食物的过程中应做到"三避免":避免灌入空气,以免造成腹胀;避免灌注速度过快,以免不适应;避免鼻饲液过冷或过热,以免烫伤或引起胃部不适。④须服用口服药物时,应将药片研碎,用温水溶解后再由鼻饲管灌入。

(4) 长期鼻饲者应每周更换胃管1次,于晚间末次灌食后拔出胃管,次晨从另一侧鼻孔插入。

(5) 上消化道出血,食管、胃底静脉曲张,鼻腔、食管手术后,食管癌、食管梗阻等病人,禁忌鼻饲。

3. 操作测评标准

项目		分值	考核评价要点	评分等级				得分	存在问题
				I	II	III	IV		
护士准备		4	仪表着装规范、语言表达清晰 核对医嘱及执行单正确	2 2	1 1	0 0	0 0		
操作评估		6	了解病人病情充分 了解用药、出入液量正确 观察鼻腔、吸氧管及活动义齿情况正确	2 2 2	1 1 1	0 0 0	0 0 0		
操作准备	病人	3	知情同意 已学会做吞咽动作配合插管,口腔内无活动义齿	2 1	1 0	0 0	0 0		
	环境	1	符合操作要求	1	0	0	0		
	护士	2	洗手、戴口罩	2	1	0	0		
	用物	4	准备齐全、放置合理	4	3	2	1		

续表

项目		分值	考核评价要点	评分等级				得分	存在问题
				I	II	III	IV		
操作过程	核对解释	4	核对病人正确 解释清楚,并取得合作 指导并确认病人已学会做吞咽动作配合插管	2 1 1	1 0 0	0 0 0	0 0 0		
	安置体位	3	安置卧位正确 铺治疗巾、置弯盘正确	2 1	1 0	0 0	0 0		
	检查量管	7	检查及清洁鼻腔正确 戴手套时机适宜 检查胃管方法正确 测量插管长度准确	2 1 1 3	1 0 0 2	0 0 0 1	0 0 0 0		
	插管观察	13	润滑胃管前端正确 插入胃管方法正确、深度适宜 插管过程及时指导病人、有效配合 处理插管过程中出现的问题及时妥当	2 5 3 3	1 4 2 2	0 3 1 1	0 2 0 0		
	验证固定	5	验证胃管在胃内方法正确 固定胃管方法正确、牢固	3 2	2 1	1 0	0 0		
	灌食留管	12	鼻饲液量、温度适宜 灌注方法正确 灌注过程中及时观察 胃管末端处理正确、留置胃管固定正确 粘贴胃管标识正确	2 4 2 3 1	1 3 1 2 0	0 2 0 1 0	0 1 0 0 0		
	观察告知	7	撤治疗巾、弯盘及脱手套正确 协助病人擦净面部正确,安置卧位舒适 观察、告知正确	2 2 3	1 1 2	0 0 1	0 0 0		
	整理记录	7	整理床单位、冲洗灌注器、清理用物正确 洗手、脱口罩正确 记录正确,签名	3 2 2	2 1 1	1 0 0	0 0 0		
	拔管指导	9	核对、解释正确 铺治疗巾、置弯盘正确 戴、脱手套时机适宜 拔管方法正确,指导病人深吸、呼气及屏气正确 擦净病人面部,询问、指导病人正确	2 1 1 4 1	1 0 0 3 0	0 0 0 2 0	0 0 1 1 0		
	整理记录	3	整理床单位、清理用物正确 洗手、记录正确,签名	1 2	0 1	0 0	0 0		
操作评价		10	关爱病人、沟通有效、指导到位 病人感觉舒适、安全,无不良反应 动作轻巧、操作熟练准确、操作时间不超过18分钟	3 3 4	2 2 3	1 1 2	0 0 1		

续表

项目	分值	考核评价要点	评分等级				得分	存在问题
			I	II	III	IV		
关键缺陷		无人文关怀、无沟通、无测量胃管长度、无验证胃管是否在胃内、无固定胃管,查对不严、发生事故等均不及格						
总分	100							

技能 11 口 腔 护 理

1. 操作流程

操作程序	简要流程	操作要点	图示
护士准备	素质要求	着装整洁、举止端庄、语言柔和、表达清晰	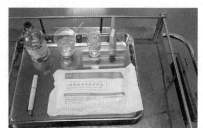
	核对签名	医嘱及执行单,签名	
操作评估	病人病情	意识状态、配合能力、心理状态、对口腔卫生及保健知识的认知、合作程度	
	治疗情况	手术及用药状况	图5-56　口腔护理用物
	局部情况	口腔状况、有无活动义齿	
操作准备	病人准备	了解操作目的、过程、操作中可能出现的不适及配合方式,并愿意合作;口腔内无活动义齿	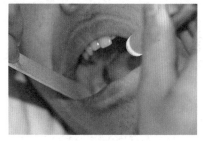
	环境准备	清洁安静、温湿度适宜、光线适中,治疗车、治疗盘已用消毒液抹布擦拭	
	护士准备	洗手、戴口罩	图5-57　观察口腔
	用物准备	治疗车上层:治疗盘、一次性无菌口腔护理包(内盛方盘、弯盘、干棉球16个、纱布、弯血管钳、镊子、压舌板、治疗巾)、温开水、漱口溶液、吸水管、棉签、液状石蜡、手电筒,需要时备张口器、外用药等(图5-56);治疗车下层:医疗废物桶、生活垃圾桶	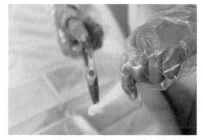
操作过程	核对解释	携用物至病旁,核对病人,解释并取得合作,指导并确认病人能配合漱口及张口配合擦洗	
	安置体位	协助病人取侧卧位或平卧位、头偏向一侧,打开一次性无菌口腔护理包,戴手套,铺治疗巾于颌下、置弯盘于口角旁	图5-58　拧干棉球

151

续表

操作程序	简要流程	操作要点	图示
操作过程	润唇观察	用漱口溶液湿润干棉球,清点棉球数,用湿棉球润唇,协助病人用温开水漱口,擦干口角,观察口腔有无出血、溃疡、真菌感染及特殊气味等(图5-57)	
	擦洗口腔	夹紧棉球、拧干(图5-58),指导病人咬合上、下齿,用压舌板撑开左侧颊部,由内向外沿齿缝纵向擦洗上下牙齿左侧面至门齿(图5-59),同法擦洗右外侧面;指导病人张口,依次擦洗左侧牙齿的上内侧面、上咬合面、下内侧面、下咬合面、面颊部(上、下齿内侧面由内向外沿齿缝纵向擦洗,上、下齿咬合面螺旋擦洗,面颊部弧形擦洗),同法擦洗右侧牙齿及面颊部;指导病人张口,由内向外横向擦洗硬腭、舌面和舌下(图5-60)	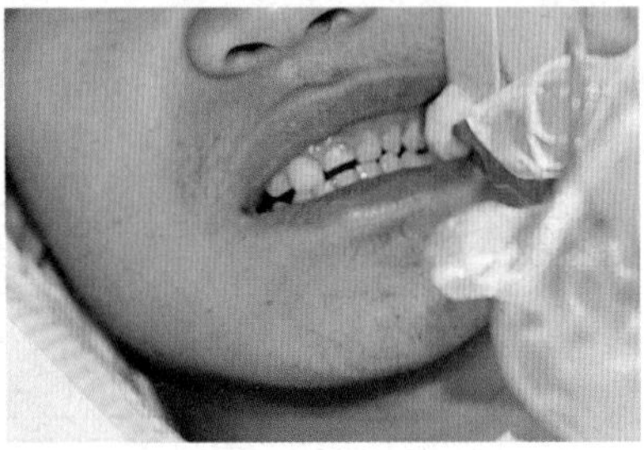 图5-59 擦洗牙齿外侧面
	观察指导	清点污棉球数,协助病人漱口,擦干口角,撤治疗巾、弯盘,脱手套,观察口腔是否擦洗干净、有无炎症、出血等异常情况,需要时患处涂外用药、口唇涂液状石蜡或润唇膏,协助病人安置舒适卧位,询问其感受,给予口腔健康指导	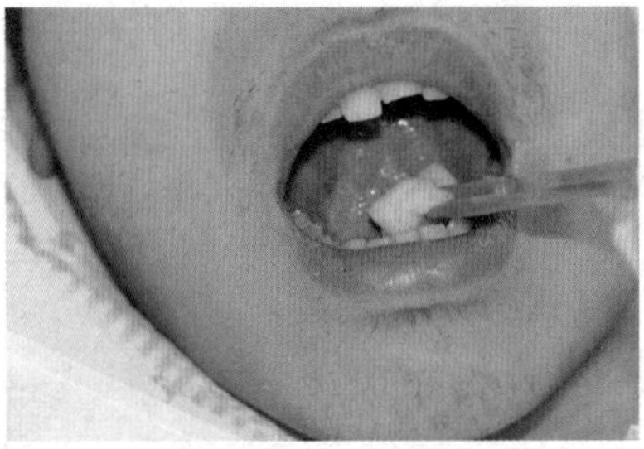 图5-60 擦洗舌下
	整理记录	整理病床单位,若有活动义齿妥善处理,清理用物,洗手,脱口罩,记录,签名	
操作评价	病人感受	感觉舒适、安全,无不良反应	
	操作效果	指导病人配合擦洗正确,擦洗口腔方法正确,病人口唇及口腔黏膜清洁、湿润,发现口腔有异常情况处理及时正确	

2. 操作关键点

(1) 严格执行查对制度、严格遵循标准预防原则。

(2) 确保病人安全:①昏迷病人禁忌漱口;②擦洗动作要轻柔,棉球应包裹血管钳尖端,特别对凝血功能较差的病人,应避免损伤牙龈及口腔黏膜;③擦洗时用血管钳夹紧棉球,每次只能夹棉球1个,以防棉球遗留在口腔内;④棉球不宜过湿,以免溶液误吸入呼吸道导致呛咳或窒息;⑤若病人牙关紧闭、不能自行张口,需使用张口器时,应从臼齿放入,不可使用暴力。

(3) 长期应用抗生素者,应注意观察口腔黏膜有无真菌感染。

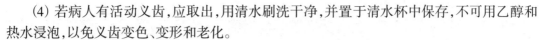

（4）若病人有活动义齿，应取出，用清水刷洗干净，并置于清水杯中保存，不可用乙醇和热水浸泡，以免义齿变色、变形和老化。

3. 操作测评标准

项目		分值	考核评价要点	评分等级 I	II	III	IV	得分	存在问题
护士准备		4	仪表着装规范、语言表达清晰	2	1	0	0		
			核对医嘱及执行单正确	2	1	0	0		
操作评估		6	了解病人病情充分	2	1	0	0		
			了解手术及用药情况正确	2	1	0	0		
			观察口腔及有无活动义齿正确	2	1	0	0		
操作准备	病人	3	知情同意，口腔内无活动义齿	3	2	1	0		
	环境	1	符合操作要求	1	0	0	0		
	护士	2	洗手、戴口罩正确	2	1	0	0		
	用物	4	准备齐全、放置合理	4	3	2	1		
操作过程	核对解释	4	核对病人正确	2	1	0	0		
			解释清楚，并取得合作	1	0	0	0		
			确认病人能配合漱口、口腔内无活动义齿	1	0	0	0		
	安置体位	4	安置卧位正确	2	1	0	0		
			戴手套、铺治疗巾、置弯盘正确	2	1	0	0		
	润唇观察	8	清点棉球数准确	2	1	0	0		
			润唇、协助漱口方法正确	4	3	2	1		
			观察口腔全面、彻底	2	1	0	0		
	擦洗口腔	30	夹紧、拧干棉球方法正确	4	3	2	1		
			棉球湿度适宜、血管钳尖端无外露	4	3	2	1		
			指导病人配合擦洗适当	3	2	1	0		
			擦洗方法正确	9	7	5	3		
			擦洗顺序正确	4	3	2	1		
			擦洗口腔干净、无遗漏部位	4	3	2	1		
			压舌板使用正确	2	1	0	0		
	观察指导	15	清点污棉球数准确	2	1	0	0		
			协助漱口、擦干口角正确	2	1	0	0		
			撤治疗巾、弯盘正确，脱手套适宜	2	1	0	0		
			观察口腔全面，发现异常情况处理正确	4	3	2	1		
			安置卧位舒适	2	1	0	0		
			询问、指导正确	3	2	1	0		
	整理记录	9	整理病床单位、清理用物正确	2	1	0	0		
			有活动义齿处理正确	2	1	0	0		
			洗手、脱口罩正确	2	1	0	0		
			记录、签名正确	3	2	1	0		

续表

项目	分值	考核评价要点	评分等级				得分	存在问题
			I	II	III	IV		
操作评价	10	关爱病人、沟通有效、指导到位 病人感觉舒适、安全,无不良反应 动作轻巧、操作熟练准确、操作时间不超过15分钟	3 3 4	2 2 3	1 1 2	0 0 1		
关键缺陷		无人文关怀、无沟通,压舌板及血管钳使用不当损伤病人口腔黏膜、棉球过湿或过干导致病人呛咳或擦洗不干净,无清点棉球数或棉球遗留在口腔内等均不及格						
总分	100							

【评价】

1. 病人体温是否逐渐恢复正常。

2. 病人喘息、呼吸困难症状是否改善,血氧分压、血氧饱和度是否增高。

3. 病人呼吸道是否通畅,双肺呼吸音是否清晰。

4. 病人活动量是否增加,活动后有无气促、心悸等不适症状。

5. 病人营养状况是否得到改善。

6. 病人全身皮肤是否完好,有无发生压疮。

7. 病人是否并发慢性呼吸衰竭、自发性气胸和慢性肺源性心脏病。

8. 病人及家属是否遵照医嘱。

拓 展 训 练

 案例

　　李××,男,62岁。6天前无明显诱因出现发热,最高体温超过38℃,于当地医院就诊后体温恢复正常(具体用药不详)。2天前晨起自觉全身乏力、阵发性干咳、痰量少,活动后胸闷、气促,登2~3级楼梯可出现症状,来医院就诊,查体:T 36.3℃、P 95次/分、R 20次/分、BP 130/80mmHg、体重71.5kg,神志清楚,右中下肺呼吸音粗,可闻及湿啰音,HR 95次/分、律齐,诊断"肺部感染"收住呼吸内科。入院后给予哌拉西林钠-他唑巴坦静脉输液抗感染治疗。今晨病人出现高热、烦躁、气促,测量体温39.8℃、SpO_2 83%,给予药物降温、吸氧等处理后未见好转,急查动脉血气分析:pH 7.51、PaO_2 51mmHg、$PaCO_2$ 22mmHg,急查胸部CT示:双肺感染、双侧胸腔少量积液,急请感染病区专家会诊,以"不明原因肺炎、H_7N_9 感染待排"转入感染病区。转入感染病区后,病人病情继续恶化,BP 94/60mmHg、SpO_2 86%,神志不清、躁动,双肺呼吸音粗,可闻及湿啰音及痰鸣音、痰量多、黄色黏稠,给予无创呼吸机辅助通气、抗感染、抗病毒、镇静、化痰、营养支持等治疗。

一、情景与任务

（一）静脉输液治疗及协助诊断

1. 情景导入　病人收住呼吸内科,医生查房后,开出长期医嘱:5% 葡萄糖 250ml+ 哌拉西林钠 - 他唑巴坦 4.5g/ivgtt q8h,临时医嘱:青霉素皮试(　)、三大常规。

2. 工作任务　护士为病人执行静脉输液治疗,并采集血、尿、粪常规标本。

（二）降温及对症处理

1. 情景导入　病人住院次晨,出现高热、烦躁、气促等症状,测量体温 39.8℃、SpO₂ 83%。医生开出长期医嘱:中流量吸氧;临时医嘱:物理降温、急查动脉血气分析、急查胸部 CT、急请感染病区专家会诊。

2. 工作任务　病区护士长立即组织人力物力,协调合作完成上述护理工作。

（三）排痰及监测病情

1. 情景导入　病人转入感染病区后,BP 94/60mmHg、SpO₂ 86%、神志不清、躁动,痰量多、黄色黏稠,即给予无创呼吸机辅助通气。医生开出长期医嘱:中流量吸氧、盐酸氨溴索 30mg 雾化吸入 bid、吸痰、体位引流及拍背排痰 prn,临时医嘱:痰培养、血培养、动脉血气分析。

2. 工作任务　护士为病人进行氧气吸入、雾化吸入、吸痰和采集痰、血标本,并视病人病情给予体位引流及拍背排痰。

（四）营养支持与生活护理

1. 情景导入　病人转入感染病区第 2 天,处于浅昏迷状态,无法自行进食、进水。医生开出长期医嘱:鼻饲饮食、口腔护理。

2. 工作任务　护士为病人实施鼻饲流质饮食和口腔护理。

二、分析

（一）指引

1. 病人 62 岁,以"肺部感染"收住呼吸内科,入院后给予抗生素静脉输液治疗以控制肺部感染,护士应根据病人的病情、年龄及药物性质调节输液滴速,并注意观察用药效果和有无药物过敏等不良反应。

2. 病人病程短、病情变化快,短时间内迅速恶化,呈高热、浅昏迷状态,血氧饱和度快速下降,护士须立即组织人力物力、配合医生实施各项抢救措施,并密切观察病情进展。

3. 病人以"不明原因肺炎、H₇N₉ 感染待排"转入感染病区,护士为病人实施各项护理措施时,应严格遵循隔离消毒原则和标准预防原则。

4. 病人既往无对冷敏感疾病病史、无对乙醇过敏史,高热降温时,可采用乙醇拭浴法。

5. 盐酸氨溴索为祛痰药,有促进呼吸道分泌物溶解、排除和润滑呼吸道作用,使用前应向病人家属说明药物作用、用药后正常反应和可能发生的不良反应等。

6. 病人处于浅昏迷状态,为其执行各项护理操作时,应注意与清醒者有所区别。如雾化吸入时,应选择适宜的雾化装置;鼻饲流质饮食时,应选用昏迷病人插入胃管的方法;口腔护理时,应禁忌漱口,并正确使用张口器暴露擦洗部位等。

7. 病人双侧肺部感染,双肺均闻及湿啰音及痰鸣音,痰量多、黄色黏稠,实施体位引流及拍背排痰时,应根据肺部病变部位及病人的耐受能力选择合适的体位,如采用坐位或半坐卧位以促进肺上叶引流;采用由一侧卧位转为平卧位,再转为另一侧卧位,以促进肺中叶引流;采用头低足高、俯卧位以促进肺下叶引流等。

(二) 实践

1. 将全班学生分成若干小组,各小组针对上述案例、情景与任务,进行小组讨论,要求书面列出该病人的主要护理诊断 / 问题、并初步制订护理计划。

2. 各小组成员分配任务,分别扮演护士、病人、家属、医生等不同角色,进行角色扮演、模拟综合实训。

(黄惠清)

项目六　重症病人的护理

学习目标

1. 具有严格的无菌观念、严谨的工作态度;具有严格的查对意识和爱伤观念;具有观察、分析、解决问题的能力及团队合作精神。
2. 熟练掌握末梢血糖监测、皮下注射、胰岛素笔注射、静脉注射、病人跌倒预防、糖尿病足预防和保护具使用等技能。
3. 学会心电图检查、床边心电监护和血氧饱和度监测等技能。

案例

　　冯××,男,67岁。7年前无明显诱因出现头晕、头痛伴乏力,到当地医院就诊,当时血压160/90mmHg,诊断为原发性高血压。之后间断服用降压药,血压时高时低,最高210/130mmHg,最低110/60mmHg。1年前出现多饮、多尿,经医院确诊为2型糖尿病,平时服用格列吡嗪控释片控制血糖。3天前出现四肢麻痹,在家观察症状无好转,遂来医院就诊,门诊以"①2型糖尿病、糖尿病周围神经病变;②高血压3级(高危组)"收住心血管内科。入院后查体:T 36.6℃、P 80次/分、R 20次/分、BP 210/100mmHg,神志清楚,唇无发绀,伸舌居中,双肺呼吸音粗,未闻及干湿性啰音,心前区无隆起,心界无扩大,心率80次/分,律齐,各瓣膜听诊区未闻及杂音。腹平软,全腹无压痛及反跳痛。肝、脾均未触及,双肾区无叩击痛,无移动性浊音,肠鸣音4次/分。四肢末梢感觉减弱,四肢肌力肌张力正常。此次发病以来,病人睡眠、精神、胃纳差。入院后完善相关检查,血常规示:白细胞$5.1×10^9$/L、红细胞$3.82×10^{12}$/L,甘油三酯4.59mmol/L,胆固醇7.0mmol/L,低密度脂蛋白3.77mmol/L,糖化血红蛋白7.0%,颅脑CT未见异常,胸片示:双肺纹理粗多。给予改善循环,控制血压、血糖,营养神经和对症支持治疗等。

【护理评估】

1. 病人诊断为原发性高血压7年,反复头晕、头痛,血压最高210/130mmHg,最低110/60mmHg。此次发病入院时血压210/100mmHg。考虑病人由于原发性高血压而引起头晕、头痛、乏力等不适。

2. 病人1年前出现多饮、多尿症状,经医院确诊为2型糖尿病,而此次发病以来,病人精神、胃纳差。考虑病人因糖尿病引起代谢紊乱综合征,存在营养失调的问题。

3. 病人3天前出现四肢麻痹,入院查体主要阳性体征为四肢末梢感觉减弱,考虑病人出现糖尿病慢性并发症"神经病变",存在感觉紊乱问题。

4. 病人年龄大、血压高,伴有头晕、头痛、四肢麻痹等,均为容易发生意外受伤、跌倒的高危因素。

5. 病人7年前已被诊断为原发性高血压,之后血压时高时低,1年前又被诊断为2型糖尿病,而3天前出现四肢感觉减退等症状,病人未及时来院就诊。提示病人存在未遵医嘱规律服药及缺乏所患疾病相关知识的问题。

6. 病人2型糖尿病,已出现糖尿病周围神经病变;高血压3级,入院时血压210/100mmHg,为高危组。疾病的发展可能会并发高血压脑病和酮症酸中毒。

【护理诊断/问题】

1. 慢性疼痛:头痛 与血压升高有关。

2. 营养失调:低于机体需要量 与糖尿病病人胰岛素分泌和(或)作用缺陷引起代谢紊乱有关。

3. 感觉紊乱 与糖尿病慢性病变神经病变有关。

4. 有受伤的危险 与头晕、头痛、四肢感觉障碍有关。

5. 知识缺乏:缺乏高血压与糖尿病预防保健、用药和自我护理的知识。

6. 潜在并发症:高血压脑病、酮症酸中毒。

【护理计划】

1. 护理目标

(1) 病人血压控制在合适范围,头痛减轻。

(2) 病人能自觉参与制订并执行饮食计划,血糖控制在正常水平。

(3) 病人感觉障碍改善。

(4) 病人未发生意外。

(5) 病人能描述高血压与糖尿病的预防保健、用药和自我护理知识,能坚持合理用药。

(6) 病人未并发高血压脑病和酮症酸中毒,或发生并发症时得到及时发现和处理。

2. 护理措施

(1) 遵医嘱给予药物治疗,如应用降压药、降糖药、神经营养药等,缓解病人头痛症状,并注意观察用药效果及有无药物副作用。

(2) 嘱病人适当休息,并保证充足睡眠;指导病人合理膳食,适当运动,掌握并自觉执行饮食治疗的具体要求和措施。必要时协助病人生活护理。

(3) 观察病情:监测并记录生命体征变化;严密监测血压、末梢血糖、心电图、血氧饱和度等,并做好记录;观察意识变化;及时采集与送检血、尿、粪便标本。

(4) 做好安全防护:指导病人出现头晕、视力模糊、乏力、心悸、意识模糊等,立即采取平卧位;外出时有人陪同;教会病人保护具应用和跌倒预防的措施,将受伤的可能性降到最小。

(5) 做好皮肤护理,指导病人注意个人卫生,保持口腔、皮肤和会阴部清洁。注射胰岛素时严格消毒皮肤,以防感染。

(6) 指导病人学会足部护理,保持足部清洁,促进足部血液循环,避免足部受伤。

(7) 向病人及家属介绍所患疾病的相关知识,指导其做好预防跌倒和预防糖尿病足的相关措施;告知其预防疾病复发、遵医嘱用药和定期复查的重要性;必要时教会其正确测量血压、监测血糖和皮下注射胰岛素等。

【实施】

一、协 助 诊 断

(一) 情景与任务

1. 情景导入　病人上午 10 时收住心血管内科。主管医生接诊病人后,开出临时医嘱:"测血压 bid、末梢血糖监测、心电图测量"。

2. 工作任务　护士为病人监测血压和末梢血糖,并进行心电图测量。

(二) 操作评估

1. 病人病情　67 岁,反复头晕、头痛 7 年,诊断为原发性高血压;多饮、多尿 1 年,诊断为 2 型糖尿病,再并发四肢麻痹 3 天入院。

2. 操作目的　协助诊断;了解病人病情程度及脏器功能状况,为诊断及治疗提供依据。

3. 项目分析　末梢血糖测定值受病人是否进餐或应用降糖药物等因素影响,餐前血糖比餐后血糖低。心电图测量结果的准确性受病人情绪运动、身体佩戴饰物和环境温度、噪声等影响,操作前应尽量排除可能干扰测量结果的因素。

(三) 操作计划

1. 严密监测血压　遵医嘱给病人测血压,每天 2 次,要求做到"四定",即定时间、定体位、定部位和定血压计。操作方法:见项目一　技能 3　生命体征测量及记录。

2. 测量末梢血糖前,询问病人是否进餐、并详细了解应用降糖药的情况,测定末梢血糖后,注明测量时间、是餐前或是餐后。教会病人测量餐前末梢血糖的方法,指导其有关糖尿病病人正确饮食与运动的知识。

3. 心电图测量前,告知病人不能饱餐、喝冷饮和抽烟,解释操作的安全性和需配合的注意事项,必要时休息 20 分钟,以消除其紧张情绪;保持检查室内温暖,以避免病人受寒冷刺激;检查床宽度不应窄于 80cm,测量时协助病人平卧,指导病人取下所佩戴金属饰物及手机,并保持安静、全身肌肉放松、自然呼吸、勿移动体位等,以避免肌电受干扰。

(四) 操作流程与测评标准

技能 1　末梢血糖监测

1. 操作流程

操作程序	简要流程	操作要点	图示
护士准备	素质要求	着装整洁、举止端庄、语言柔和、表达清晰	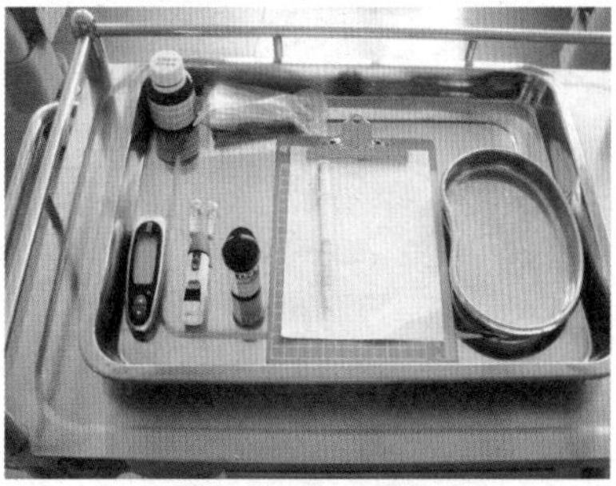
	核对签名	核对医嘱及执行单,签名	
操作评估	病人病情	身体状况、意识状态、血糖水平、心理状态和合作程度	
	治疗情况	降糖药用药史	
	采血部位	皮肤完好,局部皮肤无感染、硬结、瘢痕、出血点	

图 6-1　监测血糖用物

续表

操作程序	简要流程	操作要点	图示
操作准备	病人准备	了解操作目的、过程、注意事项及配合要点;情绪放松,稍作休息,体位舒适,清洗双手	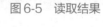
	环境准备	清洁安静、温湿度适宜、光线适中,操作台、治疗车、治疗盘已用消毒液抹布擦拭	
	护士准备	洗手,戴口罩	图6-2 调校试纸代码
	用物准备	治疗车上层:治疗盘、血糖仪、采血笔、采血针头、血糖试纸、75%乙醇、棉签、棉球、笔、表;治疗车下层:医疗废物桶、生活垃圾桶、锐器盒(图6-1)	
操作过程	核对解释	携用物至床旁,核对病人,解释并取得合作,询问进餐情况	图6-3 消毒指端皮肤
	安置体位	协助病人取平卧位,暴露采血部位(无名指指尖),揉搓采血部位至局部血运丰富	
	开机调校	检查血糖仪与试纸代码是否一致(图6-2),如一致,插入血糖试纸自动开机,安装采血针头	
	皮肤消毒	选择采血部位(指端),用75%乙醇消毒皮肤2次(图6-3),再次核对,待干	
	进针采血	将病人手臂下垂10°~15°,将采血笔端放在手指指腹侧面,按下中间按钮(弹簧开关),轻轻挤压手指,用棉签擦去第一滴血,再使血滴轻触试纸顶部(图6-4),5秒后读取结果(图6-5),并告知病人,用棉签或棉球按压采血指端片刻	图6-4 采血
	观察指导	协助病人取舒适体位,观察采血部位止血情况,询问其感受,向其解释测量结果并给予健康指导	图6-5 读取结果

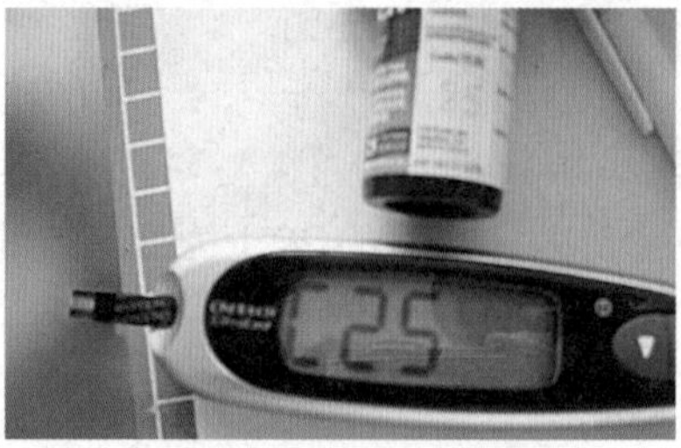

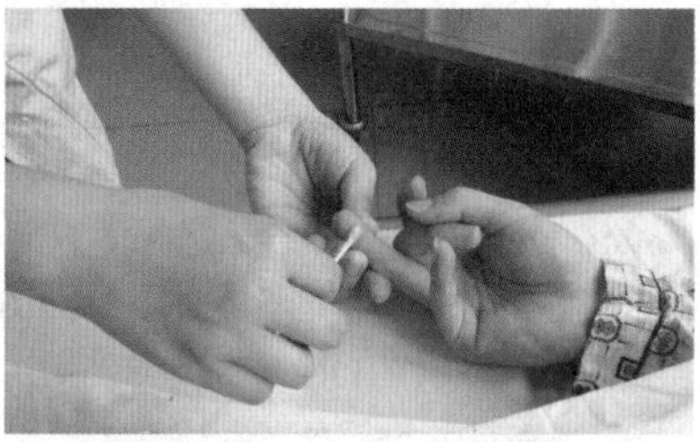

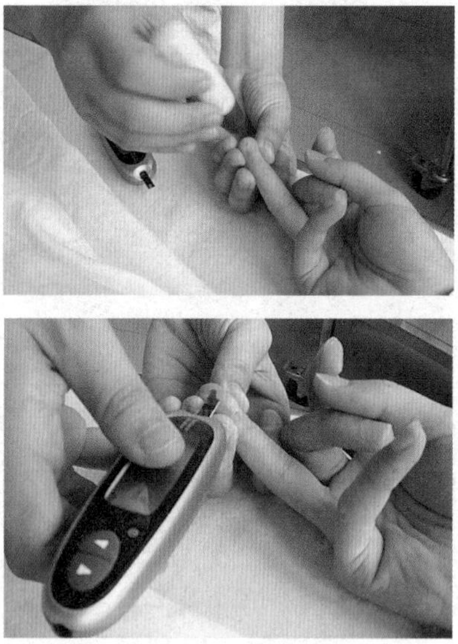

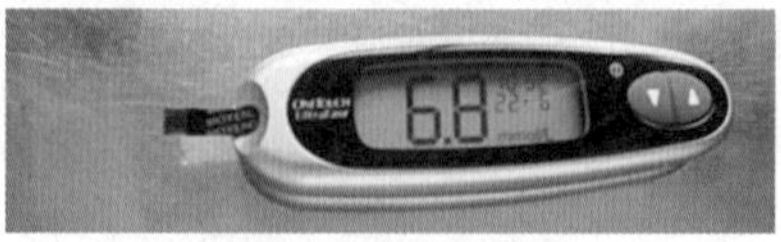

续表

操作程序	简要流程	操作要点	图示
操作过程	整理记录	整理床单位,清理用物,正确处理采血针(图6-6),洗手,脱口罩,记录,签名	
操作评价	病人感受	感觉安全,无不良反应	
	操作效果	严格查对制度、无菌技术原则,采血部位正确,读取结果及时、准确,沟通有效、指导正确	图6-6 用物处理

2. 操作关键点

(1) 严格执行查对制度,严格遵循无菌技术、标准预防原则。

(2) 测定前检查血糖仪与试纸代码的一致性,注意血糖试纸的有效期。不能触摸血糖试纸的测试区和滴血区,以免影响测定结果。

(3) 采血量不能少于0.05ml,取血时不能涂血,轻轻挤压手指,挤压方向由手指根部至指尖,不可过度用力挤压采血部位,采到血液立即测定。

(4) 遵医嘱严格掌握采血时间,如空腹、餐后1小时、餐后2小时、随机血糖等。

(5) 测定过程中血糖仪力求放置平稳,避免移动与倾斜。

(6) 如测定的血糖值异常高(大于16.7mmol/L)或异常低(小于2.8mmol/L),需复测核查,并将测定结果报告医生。

3. 操作测评标准

项目		分值	考核评价要点	评分等级				得分	存在问题
				I	II	III	IV		
护士准备		4	仪表着装规范、语言表达清晰	2	1	0	0		
			核对医嘱及执行单正确	2	1	0	0		
操作评估		6	了解病人病情充分	2	1	0	0		
			了解降糖药用药史正确	2	1	0	0		
			选择、观察采血部位正确	2	1	0	0		
操作准备	病人	2	理解、合作,放松,双手已清洁	2	1	0	0		
	环境	1	符合无菌操作要求	1	0	0	0		
	护士	3	洗手、戴口罩	3	2	1	0		
	用物	4	备物齐全,放置合理	4	3	2	1		
操作步骤	核对解释	4	核对病人正确	2	1	0	0		
			解释清楚,并取得合作	2	1	0	0		

续表

项目		分值	考核评价要点	评分等级				得分	存在问题
				I	II	III	IV		
操作步骤	安置体位	7	病人体位舒适	2	1	0	0		
			选择、暴露采血部位正确	2	1	0	0		
			揉搓被采血的手指直到血运丰富	3	2	1	0		
	开机调校	12	检查微量血糖仪功能正确	2	1	0	0		
			核对试纸代码一致	3	2	1	0		
			检查试纸有效期正确	2	1	0	0		
			开机正确	2	1	0	0		
			安装采血针正确	3	2	1	0		
	皮肤消毒	4	消毒采血皮肤方法正确	2	1	0	0		
			消毒范围适宜	2	1	0	0		
	进针采血	23	采血笔放置正确	3	2	1	0		
			按采血笔开关正确	2	1	0	0		
			针刺指腹深度适宜	5	4	3	2		
			病人手臂下垂角度正确	4	3	2	1		
			血样本合格、采血量准确	4	3	2	1		
			血糖仪无倾斜	2	1	0	0		
			读取结果准确、告知病人正确	3	2	1	0		
	观察指导	11	按压采血指端正确	3	2	1	0		
			观察采血部位、处理异常情况正确	2	1	0	0		
			解释测量结果清楚	2	1	0	0		
			病人体位舒适	2	1	0	0		
			询问病人感受、给予健康指导正确	2	1	0	0		
	整理记录	9	卸采血针正确	3	2	1	0		
			整理床单位、分类处置用物正确	2	1	0	0		
			洗手、脱口罩正确	2	1	0	0		
			记录、签名正确	2	1	0	0		
操作评价		10	操作规范熟练、准确	3	2	1	0		
			关爱病人,主动沟通解释、技巧运用恰当	4	3	1	0		
			无菌观念强、测定结果有效,操作时间不超过5分钟	3	2	1	0		
关键缺陷			无人文关怀、无沟通,查对不严、发生事故,严重污染等均不及格						
总分		100							

技能2 心电图测量

1. 操作流程

操作程序	简要流程	操作要点	图示
护士准备	素质要求	着装整洁、举止端庄、语言柔和、表达清晰	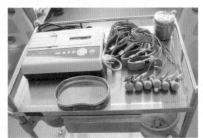
	核对签名	核对医嘱及心电图检查单,签名	
操作评估	病人病情	年龄、生命体征、意识状态、进食情况、心理状态、对心电图操作的认知和合作程度	
	治疗情况	用药情况	
	操作部位	安装导联电极部位皮肤情况	图6-7 测量用物
操作准备	病人准备	了解操作目的、过程、注意事项及配合要点;体位舒适,已排大小便	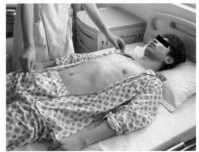
	环境准备	清洁安静、温湿度适宜、光线适中;装置安全,无漏电及短路隐患;病房备有抗心律失常的药物与除颤仪器	
	护士准备	洗手,戴口罩	
	用物准备	治疗车上层:心电图机及导联线、导电膏、棉签、弯盘、记录单、笔;治疗车下层:医疗废物桶、生活垃圾桶(图6-7)	图6-8 暴露测量部位
操作过程	核对解释	携用物到床旁,核对病人,解释并取得配合	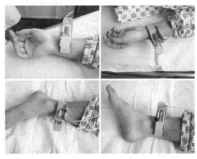
	接通电源	连接好地线后接通电源,开机预热5分钟	
	安置体位	安置平卧位,暴露四肢末端,解开上衣暴露胸部(图6-8)	图6-9 连接肢体导联
	连接导联	用导电膏涂擦放置电极的皮肤。上肢电极一般放置于腕关节上方(屈侧)3cm处,下肢一般放于小腿内踝上方7cm处。肢体导联线红(R)、黄(L)、绿(F)、黑(RF)四种颜色,分别与右上肢、左上肢、左下肢、右下肢相连(图6-9)。胸导联导线其末端颜色不同,按红(C1)、黄(C2)、绿(C3)、棕(C4)、黑(C5)、紫(C6)六色,分别放置在V_1、V_2、V_3、V_4、V_5、V_6的相应位置(图6-10)	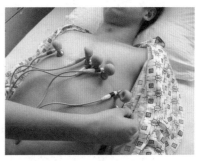 图6-10 连接胸导联

续表

操作程序	简要流程	操作要点	图示
操作过程	设速定压	走纸速度设为 25mm/s;定标电压设为 1mV=10mm;置描笔于中间位置(图6-11)	
	描记波形	采用标准灵敏度:(10±0.2)mm/mV;描记方波即"打标准"(按动 1mV 定标电压按钮,再调节灵敏度使 1mV 标准电压描笔振幅为 10mm)依次描记Ⅰ、Ⅱ、Ⅲ、aVR、aVL、aVF、V_1、V_2、V_3、V_4、V_5、V_6 等 12 个导联的心电图。每个导联记录的长度不应少于 3~4 个完整的心动周期(图6-12)	图 6-11 设速定压
	整理记录	将心电图机面板上各控制按钮恢复原位,松解电极,取下心电图纸;在心电图纸上标注:导联名称、病人姓名、性别、年龄、描记时间等;协助病人擦净皮肤上的导电膏、穿衣,取舒适体位,交代注意事项,整理床单位,洗手、脱口罩	图 6-12 描记波形
操作评价	病人感受	感觉良好、无不良反应	
	操作效果	严格查对制度,设定电压和走纸速度准确,测量方法正确,沟通有效、指导正确	

2. 操作关键点

(1) 严格执行查对制度、严格遵循标准预防原则。

(2) 严格遵守操作规程,注意用电安全:操作前检查心电图机的性能,使用交流电源的心电图机必须接可靠的专用地线。检查室远离大型电器设备,心电图机电源线尽可能远离诊察床和导联电缆,床旁勿摆放其他电器及穿行的电源线。

(3) 若为女性且乳房下垂者,应托起乳房,将 V_3、V_4、V_5 电极安放在乳房下缘胸壁上。

(4) 如病人正在服用洋地黄、钾盐、钙剂及抗心律失常药,应报告医生。

3. 操作测评标准

项目		分值	考核评价要点	评分等级				得分	存在问题
				Ⅰ	Ⅱ	Ⅲ	Ⅳ		
护士准备		3	仪表着装规范、语言表达清晰	2	1	0	0		
			核对医嘱及心电图检查单正确	1	0	0	0		
操作评估		7	了解病人病情充分	3	2	1	0		
			了解用药情况正确	2	1	0	0		
			检查导联电极部位皮肤正确	2	1	0			
操作准备	病人	2	理解、合作,有安全感	2	1	0	0		
	环境	3	符合心电图检查安全要求	3	2	1	0		
	护士	2	洗手、戴口罩正确	2	1	0	0		
	用物	3	备物齐全,放置合理	3	2	1	0		

续表

项目		分值	考核评价要点	评分等级				得分	存在问题
				I	II	III	IV		
操作步骤	核对解释	4	核对病人正确	2	1	0	0		
			解释清楚,取得配合	2	1	0	0		
	接通电源	4	连接地线、接通电源正确	3	2	1	0		
			开机预热正确	1	0	0	0		
	安置体位	4	安置体位正确	2	1	0	0		
			暴露连接部位正确	2	1	0	0		
	连接导联	24	涂导电膏正确	3	2	1	0		
			肢体导联电极放置部位及连接正确	9	7	5	3		
			胸导联电极放置部位及连接正确	9	7	5	3		
			电极与皮肤接触良好	3	2	1	0		
	设速定压	8	设定走纸速度正确	3	2	1	0		
			校对定标电压正确	3	2	1	0		
			置描笔位置准确	2	1	0	0		
	描记波形	18	采用标准灵敏度正确	3	2	1	0		
			12 导联切换顺序正确	6	4	2	0		
			描记波形正确	4	3	2	0		
			基线平稳	3	2	1	0		
			按需加做特殊导联正确	2	1	0	0		
	整理记录	8	处理心电图机正确	2	1	0	0		
			协助擦净导电膏、穿衣、交代注意事项正确	2	1	0	0		
			整理床单位、清理用物	2	1	0	0		
			洗手、记录正确	2	1	0	0		
操作评价		10	操作规范、熟练、准确	3	2	1	0		
			关爱病人,主动沟通解释、技巧运用恰当	3	2	1	0		
			有效排除干扰因素,导联连接正确,描记波形正确,操作时间不超过 10 分钟	4	3	2	1		
关键缺陷			严重违反心电图操作原则、导联线连接错误、记录严重错误、无人文关怀、无沟通解释等均不及格						
总分		100							

二、用药护理

(一)情景与任务

1. **情景导入** 入院后,护士为病人测得空腹末梢血糖为 14.6mmol/L,立即报告医生。医生根据病人四肢感觉减退状况和空腹末梢血糖测定值,开出临时医嘱:门冬胰岛素 30 注射液 18U H st;长期医嘱:0.9% 氯化钠注射液 500ml+ 维生素 B_6 40mg+ATP 20mg+ 辅酶 A 50U/ivgtt qd。

2. **工作任务** 护士立即为病人皮下注射胰岛素,并执行静脉输液治疗。

(二)操作评估

1. **病人病情** 头晕、头痛,四肢感觉减退,末梢空腹血糖 14.6mmol/L。

2. 操作目的 降低血糖,营养末梢神经,促进神经功能改善与恢复。

3. 项目分析

(1) 胰岛素剂型不同,药物作用与注射要求有所不同。注射前应认真查对胰岛素的剂型,严格掌握注射剂量及注射时间,避免发生低血糖反应。速效或短效胰岛素宜于饭前半小时注射,中效或长效胰岛素宜于早餐前 1 小时注射,注射前提醒病人备好食物,立即执行的临时医嘱(st 医嘱)则须立即执行。

(2) 皮下注射胰岛素可选择胰岛素笔或 1ml 注射器两种注射方法。胰岛素笔注射法,操作简便,计量准确,但费用较高。注射器注射法,经济实惠,但技术要求较高。应根据胰岛素剂型、病人病情及经济条件等合理选用。

(3) 皮下注射胰岛素常选用的部位有:腹部、上臂三角肌下缘、臀部、背部和大腿外侧,腹部注射部位应在脐周(左、右、下)2~10cm 处。注射短效胰岛素首选腹部,注射中效胰岛素首选大腿和臀部。长期注射者应经常轮换注射部位,若在同一部位注射,必须与上一次注射部位相距 2cm 以上。

(三) 操作计划

1. 立即选用胰岛素笔为病人皮下注射胰岛素,操作前详细了解病人进餐及应用降糖药情况。

2. 选用腹部或上臂三角肌注射,注射后密切观察病人,注意有无出现胰岛素过敏或低血糖等不良反应,一旦发现及时处理。

3. 按医嘱执行静脉输液治疗,方法见项目五 技能 2 周围静脉输液(头皮针)。

4. 指导病人及家属学会使用胰岛素笔或 1ml 注射器注射胰岛素的方法。

(四) 操作流程与测评标准

技能 3 皮 下 注 射

1. 操作流程

操作程序	简要流程	操作要点	图示
护士准备	素质要求	着装整洁、举止端庄、语言柔和、表达清晰	
	双人核对	核对医嘱及注射单,签名	
操作评估	病人病情	年龄、生命体征、意识状态、进餐情况、心理反应、对用药的认知和合作程度	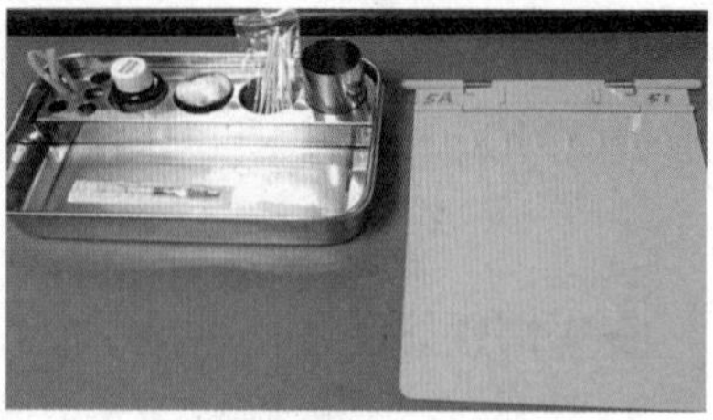
	治疗情况	用药史及现用药情况	图 6-13 皮下注射用物
	注射部位	局部皮肤无感染、硬结、瘢痕、出血点	
操作准备	病人准备	了解注射目的、方法、注意事项和配合要点,体位舒适	
	环境准备	整洁安静,温湿度适宜、光线适中,操作台、治疗车、治疗盘已用消毒液抹布擦拭	
	护士准备	洗手,戴口罩	

166

续表

操作程序	简要流程	操作要点	图示
操作准备	用物准备	治疗车上层:治疗盘、安尔碘、棉签、砂轮、1ml 注射器及针头、按医嘱备胰岛素及防治低血糖的药物、无菌盘、注射单、手消毒凝胶(图6-13);治疗车下层:医疗废物桶、生活垃圾桶、锐器盒	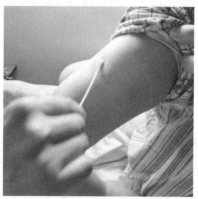
操作过程	抽吸药液	核对药物,摇匀,开启、消毒瓶盖(或消毒、割锯、掰开安瓿),检查并取出 1ml 注射器及针头,吸抽吸药液,排尽空气,套回针帽,再次核对,置无菌治疗巾内备用	图6-14 定位消毒
	核对解释	携用物至床旁,双人核对病人,解释并取得合作	
	定位消毒	安置舒适卧位,用安尔碘消毒上臂三角肌下缘皮肤 2 次(图6-14)	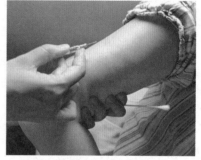
	进针注射	再次核对、排气,左手绷紧皮肤,右手持针,针头与皮肤呈 30°~40°(图6-15),刺入针梗 1/2~2/3,右手固定针栓,左手回抽,无回血,左手均匀缓慢推注药液	
	拔针观察	注射毕,快速拔针,并用棉签按压穿刺点上方(图6-16),告知病人按压注射部位 2~3 分钟、至不出血止,再次核对,观察局部及全身反应	图6-15 进针手法
	整理记录	协助病人取舒适卧位,询问其感受,交代注意事项,给予健康指导,整理床单元,妥善处理用物,洗手,脱口罩,记录、签名	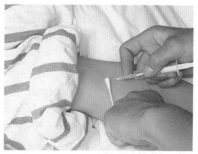
操作评价	病人感受	感觉安全舒适,无头晕、胸闷等不良反应	
	操作效果	严格三查七对制度、无菌技术原则,注射剂量准确,注射部位及方法正确	图6-16 拔针手法

2. 操作关键点

(1) 严格执行查对制度,严格遵循无菌技术、标准预防原则。

(2) 注射前应详细询问病人的用药史。注射时针头刺入角度不宜超过 45°,以免刺入肌层;对过于消瘦者,可捏起局部组织、适当减小穿刺角度。需长期注射者,应有计划地更换注射部位,以促进药物的充分吸收。

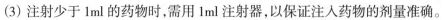

（3）注射少于1ml的药物时，需用1ml注射器，以保证注入药物的剂量准确。

3. 操作测评标准

项目		分值	考核评价要点	评分等级				得分	存在问题
				I	II	III	IV		
护士准备		4	仪表着装规范、语言表达清晰	2	1	0	0		
			双人核对医嘱及注射单正确	2	1	0	0		
操作评估		8	了解病人病情充分	3	2	1	0		
			询问用药史及用药情况正确	3	2	1	0		
			选择、观察注射部位正确	2	1	0	0		
操作准备	病人	2	理解、合作，舒适安全	2	1	0	0		
	环境	2	符合无菌操作要求	2	1	0	0		
	护士	3	洗手、戴口罩正确	3	2	1	0		
	用物	4	物品齐全、放置合理	4	3	2	1		
操作步骤	抽吸药液	12	核对、检查、摇匀、开启药物正确	3	2	1	0		
			注射器、针头选择恰当	2	1	0	0		
			抽吸药液、排尽空气方法正确	5	4	2	1		
			无跨越无菌区	2	1	0	0		
	核对解释	4	双人核对正确	2	1	0	0		
			解释清楚，并取得配合	2	1	0	0		
	定位消毒	6	选择部位正确	3	2	1	0		
			消毒范围、方法正确	3	2	1	0		
	进针注射	26	进针前再次核对、排气	2	1	0	0		
			绷紧皮肤正确	3	2	1	0		
			持针手法正确	3	2	1	0		
			进针角度、深度正确	8	6	4	2		
			固定针栓、回抽、推药方法正确	7	5	3	1		
			注射剂量准确	3	2	1	0		
	拔针观察	8	拔针、按压方法正确	3	2	1	0		
			观察局部及全身反应正确，指导及时	3	2	1	0		
			再次核对正确	2	1	0	0		
	整理记录	11	病人体位舒适	2	1	0	0		
			询问病人感觉、给予健康指导正确	3	2	1	0		
			整理床单元正确、处理用物正确	2	1	0	0		
			洗手、脱口罩正确	2	1	0	0		
			记录、签名正确	2	1	0	0		
操作评价		10	关爱病人，沟通有效	3	2	1	0		
			操作熟练、动作连贯	4	3	2	1		
			无违反无菌操作原则，操作时间不超过10分钟	3	2	1	0		
关键缺陷			严重违反无菌操作原则、执行医嘱错误、注射部位及注射方法错误等均不及格						
总分		100							

技能 4　胰岛素笔注射

1. 操作流程

操作程序	简要流程	操作要点	图示
护士准备	素质要求	着装整洁、举止端庄、语言柔和、表达清晰	
	双人核对	核对医嘱及注射单,签名	
操作评估	病人病情	年龄、生命体征、意识状态、进食情况、心理状态、对胰岛素笔皮下注射的认知和合作程度	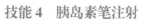图 6-17　胰岛素笔
	治疗情况	用药史及现用药情况、血糖水平	
	注射部位	局部皮肤无感染、硬结、瘢痕、出血点	
操作准备	病人准备	了解胰岛素笔注射目的、过程、注意事项及配合要点;体位舒适,已排大小便,已知晓注射胰岛素半小时后进餐	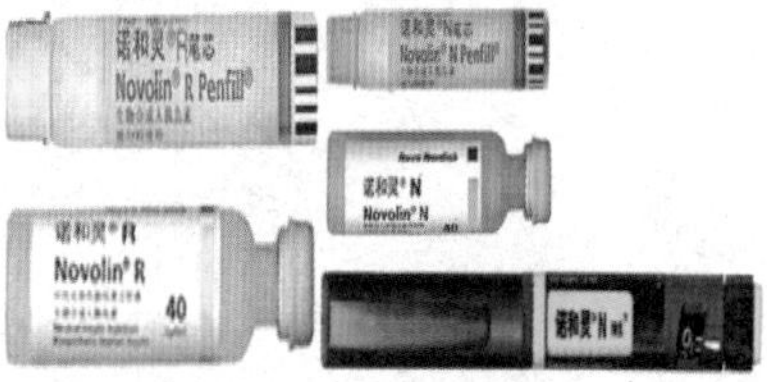
	环境准备	清洁安静、温湿度适宜、光线适中,操作台、治疗车、治疗盘已用消毒液抹布擦拭。病房备有防治低血糖的药物及物品	
	护士准备	洗手,戴口罩	
	用物准备	治疗车上层:治疗盘、胰岛素笔(图6-17)、安尔碘、棉签、记录单、笔;治疗车下层:医疗废物桶、生活垃圾桶、锐器盒	
操作过程	核对解释	携用物至床旁,双人核对病人,解释并取得合作,核对胰岛素剂量、剂型	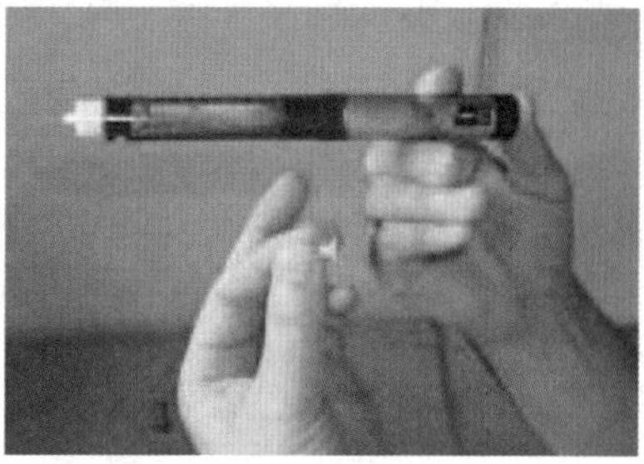
	安置体位	协助病人取平卧位或半坐卧位	
	备专用笔	检查胰岛素笔装置,旋开笔芯架,推回活塞杆,插入笔芯,混匀胰岛素(图6-18)	图 6-18　装笔
	安装针头	安装胰岛素笔针头,取掉外针帽和内针帽	
	查流动性	拔出注射推键,旋转注射推键,调取剂量:新笔芯 4 个单位(已用笔芯 1个单位)	

续表

操作程序	简要流程	操作要点	图示
操作过程	排尽空气	竖直笔身,使针头向上,轻弹笔芯架数次,可见气泡聚集在笔芯上端。完全按下注射推键,听到或感觉到咔哒声,剂量显示回到零位,针尖应出现胰岛素液滴。若不出现胰岛素液滴,重复上述步骤,直到针尖上出现液滴止	
	选择剂量	拔出注射推键,旋转注射推键直至剂量指示的读数为使用所需要的剂量单位。若在调节剂量时不慎过量,可直接回旋注射推键直到指示为正确剂量	
			图 6-19 腹部注射
	定位消毒	选择注射部位,以注射点为中心用安尔碘消毒皮肤,待干	
	穿刺注射	再次核对病人,取备好的胰岛素笔,确认剂量,捏起注射部位皮肤,针头与皮肤成90°,迅速刺入皮下(图6-19和图6-20),完全按下注射推键,直到听到或感觉到"滴答"提示音,剂量显示读数为"0"	
	拔针按压	注射后,勿立即拔针,针头须在皮下保留 6~10 秒,再用无菌棉签按压注射部位,迅速拔针,再次核对,置呼叫器于病人易取处	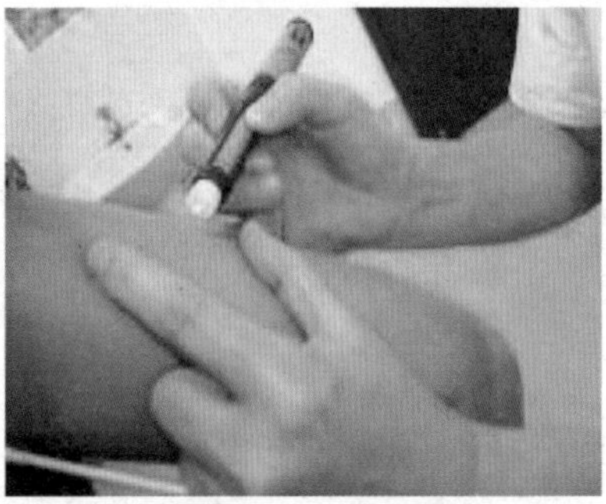
	整理记录	套上外针帽,捏住笔芯架,旋下针头,放入锐器盒内。将笔帽盖紧,向病人交代注意事项,嘱其 5~30 分钟内须进食(依据胰岛素类型),以免发生低血糖。清理用物,洗手,脱口罩,记录、签名	图6-20 上臂注射
操作评价	病人感受	感觉安全、无头晕、胸闷等不良反应	
	操作效果	严格查对制度、无菌技术原则,注射剂量准确,注射方法正确,沟通有效、指导正确	

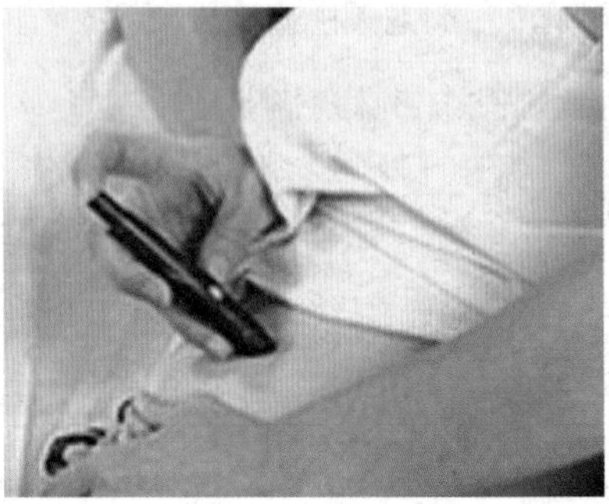

2. 操作关键点

(1) 胰岛素笔笔芯上的色带表示胰岛素不同剂型,注射前应仔细查对,确认无误后方可注射。

(2) 嘱病人注射短效胰岛素 15~30 分钟后或注射速效胰岛素 5 分钟后,必须进食,以免发生低血糖反应。

（3）胰岛素笔应保存于 25℃ 左右常温下。注射完毕后应取下针头，盖回笔帽，以免温度变化造成药液外溢。

（4）未开封的胰岛素放于冰箱 4~8℃ 冷藏保存，正在使用的胰岛素在常温下（不超过 28℃）可使用 28 天，不需放入冰箱，应避免过冷、过热。如药液储存于冰箱内，使用时需提前 30 分钟取出，以免注射时引起病人不适。

3. 操作测评标准

项目		分值	考核评价要点	评分等级				得分	存在问题
				Ⅰ	Ⅱ	Ⅲ	Ⅳ		
护士准备		4	仪表着装规范、语言表达清晰	2	1	0	0		
			双人核对医嘱及注射单正确	2	1	0	0		
操作评估		8	了解病情充分	3	2	1	0		
			了解用药史和现用药情况正确	3	2	1	0		
			选择、观察局部皮肤正确	2	1	0	0		
操作准备	病人	2	理解、合作，舒适、安全	2	1	0	0		
	环境	2	符合无菌技术要求	2	1	0	0		
	护士	3	洗手、戴口罩	3	2	1	0		
	用物	4	备物齐全，放置合理	4	3	2	1		
操作步骤	核对解释	4	双人核对正确	2	1	0	0		
			解释清楚，并取得合作	2	1	0	0		
	安置体位	2	体位安置正确	2	1	0	0		
	备专用笔	6	检查、安装胰岛素笔正确	4	3	2	1		
			混匀胰岛素正确	2	1	0	0		
	安装针头	6	安装胰岛素笔针头正确	3	2	1	0		
			取掉外针帽和内针帽正确	3	2	1	0		
	查流动性	7	调取剂量方法正确	4	3	2	1		
			调取剂量准确	3	2	1	0		
	排尽空气	5	排尽空气方法正确	3	2	1	0		
			空气排尽、针尖出现液滴	2	1	0	0		
	选择剂量	6	选择剂量方法正确	3	2	1	0		
			剂量选择准确	3	2	1	0		
	定位消毒	4	选择注射部位正确	2	1	1	1		
			消毒皮肤方法、范围正确	2	1	1	1		
	穿刺注射	11	再次核对病人正确，确认剂量准确	3	2	1	0		
			注射方法正确	4	3	2	1		
			注射剂量准确	4	3	2	1		
	拔针按压	7	拔针方法正确	2	2	1	0		
			按压注射部位正确	2	1	0	0		
			再次核对、置呼叫器正确	3	2	1	0		

续表

项目		分值	考核评价要点	评分等级				得分	存在问题
				I	II	III	IV		
操作步骤	整理记录	9	病人体位舒适床单位整洁 处理胰岛素笔、整理床单位、清理用物正确 洗手、脱口罩正确 记录、签名正确	2 3 2 2	1 2 1 1	0 1 0 0	0 0 0 0		
	操作评价	10	关爱病人,沟通有效 操作熟练、动作连贯 无违反无菌操作原则,操作时间不超过10分钟	3 4 3	2 3 2	1 2 1	0 1 0		
	关键缺陷		无人文关怀、无沟通,无安全意识、查对不严、严重污染,发生事故等均不及格						
	总分	100							

三、抢救配合及病情监测

(一) 情景与任务

1. 情景导入　病人入院当天,因不适应医院环境,休息不好,中午进食较少,下午 3 时,病人主诉头晕、心慌、胸闷等不适,护士即为病人测量血压与末梢血糖,发现血糖值为 2.6mmol/L,立即报告医生。医嘱:50% 葡萄糖 30ml iv st,持续床边心电监护和血氧饱和度监测 st。

2. 工作任务　护士立即为病人进行静脉注射,并给予持续床边心电监护和血氧饱和度监测。

(二) 操作评估

1. 病人病情　病人入院当天中午进食较少,下午 3 时感头晕、心慌、胸闷等不适,测得血糖值为 2.6mmol/L。

2. 操作目的　纠正低血糖;监测病情变化和了解心脏活动状况。

3. 项目分析　低血糖反应为糖尿病急性并发症,一旦发现,应立即为病人补充糖分,解除脑细胞缺糖症状,以免引起脑部损伤。宜选择粗、直的静脉立即推注 50% 葡萄糖,以加速糖的吸收,尽快纠正低血糖。

(三) 操作计划

1. 立即为病人安置平卧位,让其放松,选择肘部头静脉、贵要静脉或正中静脉进行 50% 葡萄糖静脉注射,注射时密切观察病人有无心慌、心悸等不适,注射后注意观察病人头晕、心慌、胸闷等低血糖症状有无改善。

2. 给予持续床边心电监护和血氧饱和度监测,每 15~30 分钟巡视 1 次,观察并记录监测情况,注意观察局部皮肤情况,定期更换电极片、电极片位置及血氧饱和度指套位置。如发现监护仪报警,病人心率、血氧饱和度、心电图波形异常等,立即报告医生,并及时处理。

3. 指导病人及家属不能自行移动或摘除电极片和传感器,不得放置任何物品于监护仪上,避免在监护仪旁使用手机等,以免干扰监测波形。告知病人如安放电极片局部皮肤出现红疹、痒、痛感时,应及时告知护士。

（四）操作流程与测评标准

技 能 5　静 脉 注 射

1. 操作流程

操作程序	简要流程	操作要点	图示
护士准备	素质要求	着装整洁、举止端庄、语言柔和、表达清晰	
	双人核对	核对医嘱及注射单,签名	
操作评估	病人病情	年龄、生命体征、意识状态、心理反应、心肺功能、对用药的认知和合作程度	 图 6-21　选择静脉
	治疗情况	用药史及现用药情况	
	注射部位	局部皮肤:无感染、硬结、瘢痕、出血点 局部血管:静脉充盈程度、血管壁弹性	 图 6-22　消毒皮肤
操作准备	病人准备	了解静脉注射目的、方法、注意事项和配合要点、体位舒适,利于暴露静脉注射部位	
	环境准备	清洁安静、温湿度适宜、光线适中,操作台、治疗车、治疗盘已用消毒液抹布擦拭	
	护士准备	洗手,戴口罩	
	用物准备	治疗车上层:治疗盘、一次性注射器及针头、按医嘱备药、止血带、软枕、治疗巾、注射单、无菌治疗盘、砂轮、启瓶器、手消毒凝胶;治疗车下层:医疗垃圾桶、生活垃圾桶、锐器盒、污物回收桶	 图 6-23　进针手法
操作过程	抽吸药液	核对、检查药液,消毒、开启安瓿(或密封瓶),检查、取出注射器,抽吸药液,排尽空气,必要时换头皮针头,再次核对	
	核对解释	携用物至床旁,核对病人,解释并取得合作	 图 6-24　抽回血
	定位消毒	协助病人平卧,卷袖过肘,垫治疗巾、小枕,准备胶布,选择静脉(图6-21),第1次消毒皮肤,必要时戴手套,扎止血带,第2次消毒皮肤(图6-22)	

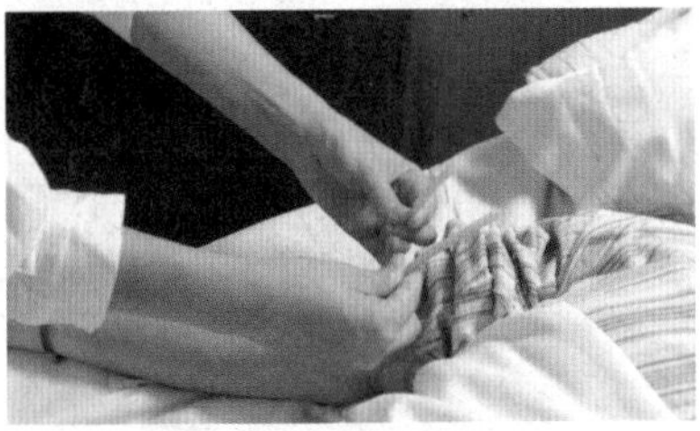

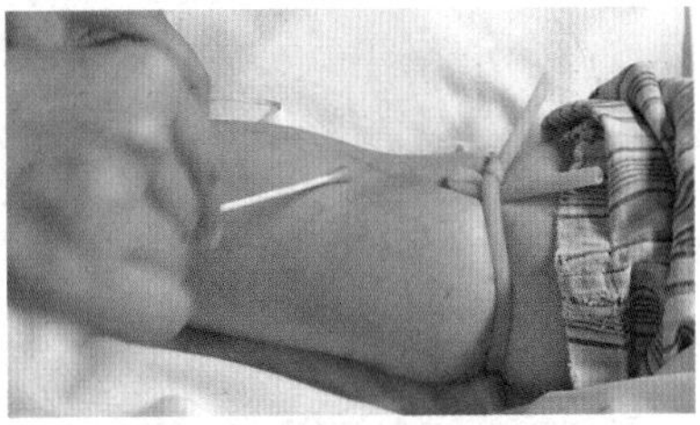

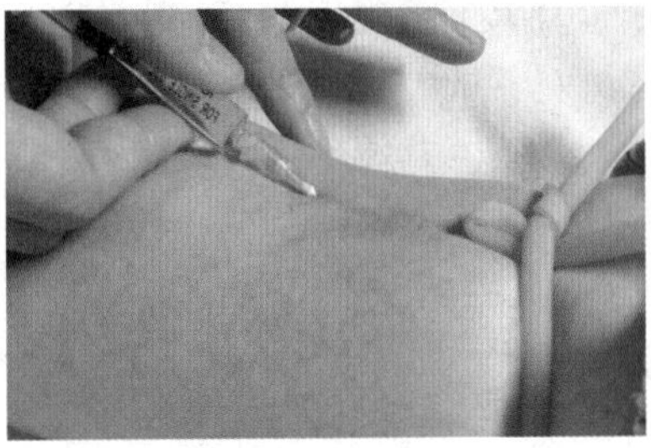

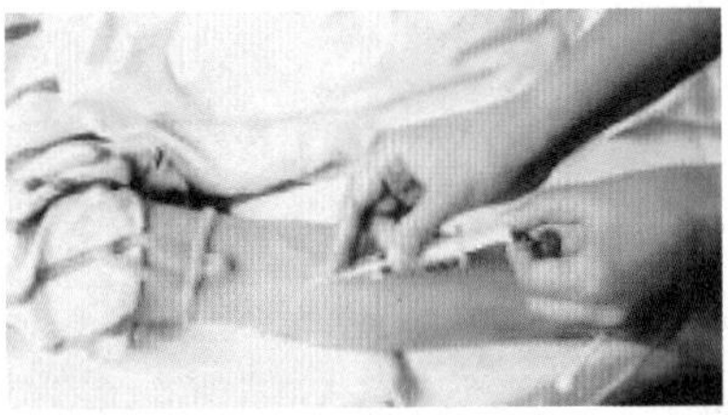

续表

操作程序	简要流程	操作要点	图示
操作过程	穿刺推药	再次排气,嘱握拳,再次确认病人及药物剂量,左手绷紧皮肤,右手持针,针头与皮肤呈15°~30°穿刺(图6-23),见回血(图6-24),将针头再向前推进少许,松止血带,嘱病人松拳,必要时胶布固定针头,回抽有回血后缓慢推注药液(图6-25)	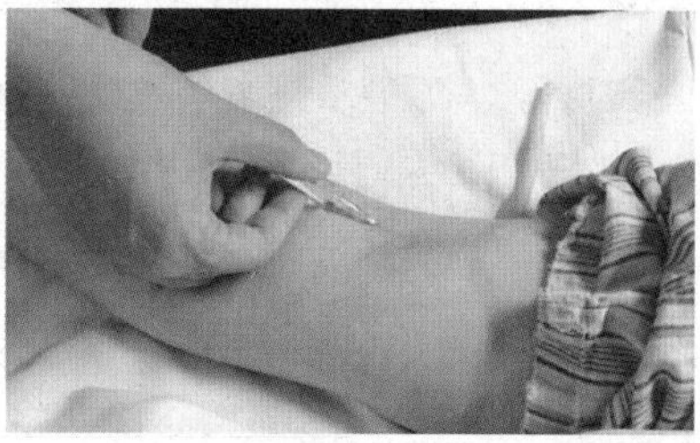 图6-25 推注药液
	拔针观察	推注完毕,快速拔针(图6-26),用棉签按压穿刺点,嘱病人按压2~3分钟,至局部不出血止;撤治疗巾、小枕、止血带,必要时脱手套,询问病人感觉,观察局部及全身反应,向其交代注意事项,再次核对	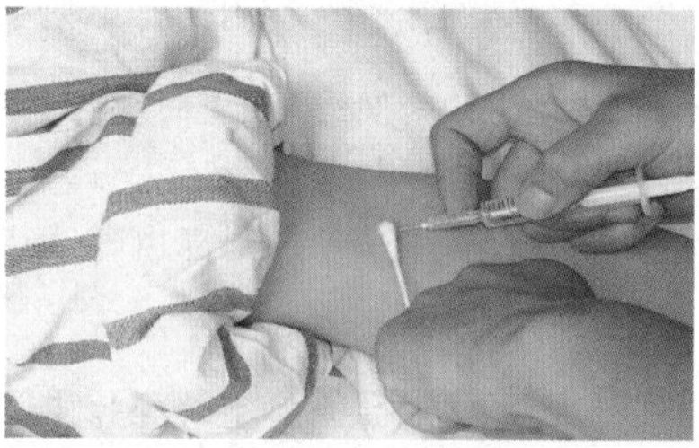
	整理记录	协助病人取舒适卧位,整理床单位,清理用物,洗手,脱口罩,记录、签名	
操作评价	病人感受	感觉安全、无头晕、胸闷等不良反应	图6-26 拔针
	操作效果	严格三查七对制度、无菌技术原则,选择静脉合适,注射方法正确,注射剂量准确,静脉穿刺一次成功	

2. 操作关键点

(1) 严格执行查对制度,严格遵循无菌技术、标准预防原则。

(2) 根据药物的性质、作用及治疗目的,以合适的速度推注。密切观察病人用药后的反应。

(3) 若注射局部疼痛、肿胀、回抽未见回血时,应拔出针头,更换部位重新穿刺。

3. 操作测评标准

项目		分值	考核评价要点	评分等级				得分	存在问题
				I	II	III	IV		
护士准备		4	仪表着装规范、语言表达清晰	2	1	0	0		
			双人核对医嘱及注射单正确	2	1	0	0		
操作评估		8	了解病人病情充分	3	2	1	0		
			了解用药史及现用药情况正确	3	2	1	0		
			选择、观察局部皮肤及血管情况正确	2	1	0	0		
操作准备	病人	2	理解、合作、舒适、安全	2	1	0	0		
	环境	2	符合无菌操作要求	2	1	0	0		
	护士	3	洗手、戴口罩正确	3	2	0	0		
	用物	4	备物齐全,放置合理	4	3	2	1		

续表

项目		分值	考核评价要点	评分等级				得分	存在问题
				I	II	III	IV		
操作步骤	抽吸药液	11	核对、检查药物正确	3	2	1	0		
			注射器、针头选择适当	2	1	0	0		
			抽吸药液、排气方法正确	4	3	2	1		
			无跨越无菌区,再次核对正确	2	1	0	0		
	核对解释	4	双人核对正确	2	1	0	0		
			解释清楚,并取得合作	2	1	0	0		
	定位消毒	9	病人卧位适宜、垫治疗巾、小枕正确	2	1	0	0		
			选择穿刺静脉合适,扎止血带方法正确	3	2	1	0		
			消毒皮肤方法、范围正确	2	1	0	0		
			必要时戴手套、扎止血带正确	2	1	0	0		
	穿刺推药	24	再次排气、嘱握拳、再次确认病人及药物剂量正确	3	2	1			
			进针点、角度、深度适宜	8	6	4	2		
			一次穿刺成功	4	3	2	1		
			穿刺后松止血带、嘱松拳及时	2	1	0	0		
			固定针头正确	2	1	0	0		
			推注药液方法正确、速度适当	2	1	0	0		
			注射剂量准确	3	2	1	0		
	拔针观察	11	拔针方法正确	3	2	1	0		
			嘱病人按压、告知注意事项正确	2	1	0	0		
			撤治疗巾、小枕、必要时脱手套正确	2	1	0	0		
			观察、指导病人正确	2	1	0	0		
			再次核对正确	2	1	0	0		
	整理记录	8	病人体位舒适	2	1	0	0		
			整理床单位、清理用物正确	2	1	0	0		
			洗手、脱口罩正确	2	1	0	0		
			记录、签名正确	2	1	0	0		
操作评价		10	关爱病人,沟通技巧运用恰当	3	2	1	0		
			操作熟练、动作连贯	4	3	2	1		
			严格遵循无菌操作原则,操作时间不超过 10 分钟	3	2	1	0		
关键缺陷			严重违反无菌操作原则、执行医嘱错误、静脉穿刺不成功等均为不及格						
总分		100							

技能6 床边心电监护和血氧饱和度监测

1. 操作流程

操作程序	简要流程	操作要点	图示
护士准备	素质要求	着装整洁、举止端庄、语言柔和、表达清晰	
	核对签名	核对医嘱及执行单,签名	
操作评估	病人病情	年龄、生命体征、意识状态、心理状态、对床边心电监护的认知和合作程度	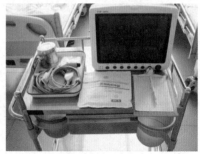 图6-27 监测用物
	治疗情况	用药史、用氧情况、血氧饱和度	
	局部情况	胸部皮肤:无感染、硬结、瘢痕、出血点,贴电极片部位无毛发 指端末梢:皮肤、指甲、血运情况	
操作准备	病人准备	了解床边心电监护目的、过程、注意事项及配合要点;体位舒适、肢体放松,无情绪紧张,已排大小便	
	环境准备	清洁安静、温湿度适宜、光线适中	
	护士准备	洗手,戴口罩	
	用物准备	治疗车上层:治疗盘、75%乙醇、棉球、电极片、弯盘、安全别针、橡皮筋、记录单、笔、心电监护仪、电插板、电缆线;治疗车下层:医疗废物桶、生活垃圾桶;必要时备备皮用物,抢救药物和设备(图6-27)	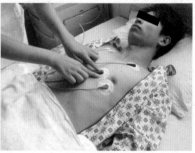 图6-28 安放电极片
操作过程	核对解释	携用物至床旁,核对病人,解释并取得合作,安置合适卧位,并保护病人隐私	
	暴露消毒	解开上衣,暴露操作区域,用75%乙醇棉球擦拭局部皮肤	
	安放电极	将右上(RA)置于右锁骨中线第1肋间,左上(LA)置于左锁骨中线第1肋间,左下(LL)置于左锁骨中线剑突水平处;右下(RL)置于右锁骨中线剑突水平处。中间(C)置于胸骨左缘第4肋间(图6-28)	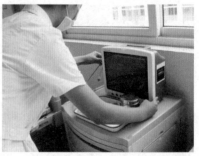 图6-29 连接导联线和血氧饱和度插件
	连接仪器	连接ECG、SpO_2、血压袖带(袖带平整,无皱折缠于上臂中部,下缘距肘窝2~3cm,松紧以插入1指为宜),将血氧饱和度监测指套套入病人指端,指套光点对甲床(图6-29和图6-30),整理固定各种导线,勿折叠	

续表

操作程序	简要流程	操作要点	图示
操作过程	设置参数	打开心电监护仪电源,观察心电监护仪运作是否正常,选择适当的导联、波幅、波形、波速,根据病情设定测量血压的频次、调节报警参数、设置评估监测时间等(图6-31)	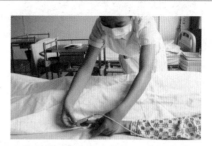
	观察告知	观察并记录各项监测数据,发现异常及时报告医生,询问病人感觉,向其交代注意事项	
	整理记录	整理床单位,洗手,脱口罩,记录,签名	图6-30 安放血氧饱和度传感器
	遵嘱停机	核对,解释,关机,断开电源,撤电极、血压计袖带和血氧饱和度传感器等,清洁局部皮肤,协助病人穿衣,观察病人反应,给予健康指导	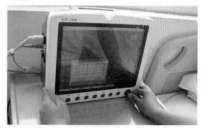
	整理归原	协助病人取舒适卧位,整理床单位,清理用物,洗手,记录,签名	
操作评价	病人感受	感觉安全、无不适	
	操作效果	严格查对制度、操作方法正确,结果判断及时、准确,沟通有效,指导正确	图6-31 选择导联,设定报警参数

2. 操作关键点

(1) 注意清洁病人胸部皮肤及测量血氧饱和度的手指、指甲,保证电极片、指套与皮肤表面接触良好。

(2) 电极片贴于病人胸部位置正确;血压计袖带缠绕位置正确、松紧适宜、测量部位与右心房同一水平。对于躁动者,可适当给予约束。固定好电极和导线,避免导线打折或缠绕。

(3) 选择波形清晰、无干扰的导联观察,正确设置报警参数。

(4) 操作过程中,注意保暖、保护病人隐私。

(5) 如须持续监测,应每2小时更换血压计袖带及血氧饱和度传感器的位置,以免局部长期受压。

3. 操作测评标准

项目		分值	考核评价要点	评分等级				得分	存在问题
				I	II	III	IV		
护士准备		4	仪表着装规范、语言表达清晰	2	1	0	0		
			核对医嘱及执行单正确	2	1	0	0		
操作评估		8	了解病人病情充分	3	2	1	0		
			了解治疗情况正确	3	2	1	0		
			观察胸部及指端情况正确	2	1	0	0		
操作准备	病人	2	理解、合作,舒适、放松	2	1	0	0		
	环境	2	符合操作要求,必要时备有抢救药物和设备	2	1	0	0		
	护士	2	洗手、戴口罩	2	1	0	0		
	用物	5	用物齐全,放置合理	3	2	1	0		
			仪器性能良好	2	1	0	0		

续表

项目		分值	考核评价要点	评分等级				得分	存在问题
				I	II	III	IV		
操作步骤	核对解释	3	核对正确,解释清楚,并取得合作 体位安置正确,舒适	2 1	1 0	0 0	0 0		
	暴露消毒	3	暴露操作区域正确 乙醇棉球擦拭相应部位皮肤正确	1 2	0 1	0 0	0 0		
	安放电极	6	安放电极正确	6	4	2	1		
	连接仪器	16	连接 ECG 正确 连接 SpO_2 正确 缠血压计袖带正确 连接血氧饱和度传感器正确 整理固定导线、无打折或缠绕	4 4 3 3 2	3 3 2 2 1	2 2 1 1 0	1 1 0 0 0		
	设置参数	10	打开电源,观察仪器运作正常 选择导联、波幅、波形、波速适当 设定测血压的频次正确 调节报警参数、设置评估监测时间正确	2 4 2 2	1 3 1 1	0 2 0 0	0 1 0 0		
	观察告知	6	观察、记录各项监测数据正确 发现异常情况处理正确 告知病人注意事项正确	2 2 2	1 1 1	0 0 0	0 0 0		
	整理记录	6	整理床单位正确 洗手、脱口罩正确 记录、签名正确	2 2 2	1 1 1	0 0 0	0 0 0		
	遵嘱停机	11	核对、解释正确 关机、断开电源顺序正确 撤电极、血压计袖带和血氧饱和度传感器正确 清洁局部皮肤、协助穿衣正确 观察、指导正确	2 2 3 2 2	1 1 2 1 1	0 0 1 0 0	0 0 0 0 0		
	整理记录	6	病人体位舒适 整理床单位、清理用物正确 洗手、记录、签名正确	2 2 2	1 1 1	0 0 0	0 0 0		
操作评价		10	操作规范、熟练、准确 关爱病人,沟通技巧运用恰当 有效排除干扰因素,连接仪器、设定参数正确,操作时间不超过 10 分钟	3 3 4	2 2 3	1 1 2	0 0 1		
关键缺陷			无人文关怀、无沟通,连接仪器错误、设定参数错误、查对不严、发生事故等均不及格						
总分		100							

四、安全防护与健康指导

(一) 情景与任务

1. 情景导入 病人入院当天下午 6 时,经积极抢救治疗,病人低血糖反应得以纠正,病情得到控制。病人自觉口渴,而家人暂离床旁,即自行起床倒温开水饮用,不慎将温开水打翻,溅湿裤子和鞋袜。

2. 工作任务 护士为病人进行足部皮肤护理,应用保护具,进行健康评估,并给予健康指导。

(二) 操作评估

1. 病人病情 出现低血糖反应,经积极抢救治疗 3 小时后;四肢末梢感觉麻痹,睡眠、精神、胃纳差。

2. 操作目的 保持病人皮肤清洁、干燥,预防发生糖尿病足;应用保护具,做好跌倒预防宣教和指导,防止病人意外受伤。

3. 项目分析 糖尿病病人因长期血糖高可导致末梢神经病变,由于下肢动脉供血不足、感知觉减退及细菌感染等多因素作用,可引起足部皮肤溃疡、疼痛、甚至肢端坏疽等,而并发糖尿病足。同时,由于神经营养供给不良、外伤等共同作用,可引起足部和下肢各关节出现营养不良性关节炎,受累关节发生广泛骨质破坏和畸形,致使病人更容易发生坠床、跌倒等意外。因此,应加强糖尿病足预防和跌倒预防,重视安全防护,并积极治疗末梢神经病变。

(三) 操作计划

1. 为病人安置舒适体位,脱去湿衣裤和鞋袜,用温水清洗足部,并用柔软毛巾擦干双脚及脚趾间隙。注意水温适宜,不烫脚。

2. 做好安全防护,防止病人发生意外。可酌情应用床档保护,必要时使用约束带。

3. 进行糖尿病足预防和跌倒预防评估,针对病人的实际情况,给予健康指导。可采用知识宣教、视频播放、示教与实践等多种健康教育方式,使病人及家属获得或学会相关预防知识与技能。

(四) 操作流程与测评标准

技能 7 跌倒预防

1. 操作流程

操作程序	简要流程	操作要点	图示
护士准备	素质要求	着装整洁、举止端庄、语言柔和、表达清晰	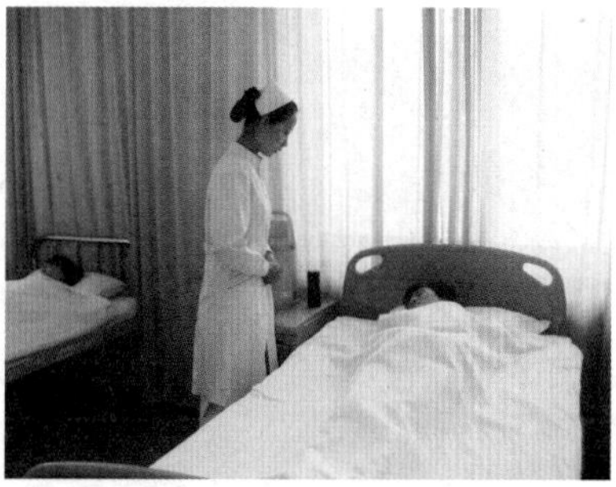
操作评估	病人病情	年龄、生命体征、意识状态、进食情况、心理状态、自理能力、步态、体力活动、合作程度	
	治疗情况	用药史、过敏史,有无使用镇静催眠药、抗高血压药等	
操作准备	病人准备	了解跌倒预防的目的、措施及配合要点,有家属陪同	

图6-32 评估原因

续表

操作程序	简要流程	操作要点	图示
操作准备	环境准备	清洁安静、光线适宜,宽敞,地面干燥、标示醒目	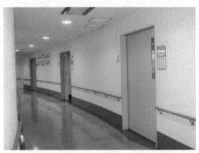
	护士准备	洗手	
	用物准备	评估单、知识小册子、防滑鞋、助步器	
操作过程	核对解释	核对病人,解释并取得合作	
	评估原因	与病人及家属一起讨论、评估引起跌倒的主要危险因素(图6-32)	
	知识宣教	① 告知病人及家属跌倒的危害性和严重性 ② 介绍预防跌倒的基本措施: A. 采用防滑地面、保持地面干燥,走廊整洁、畅通、无障碍物,走廊两侧、浴室、马桶旁边安装扶手(图6-33和图6-34),浴室内放置防滑地垫 B. 光线适宜,防滑提示、台阶提示等标识明显醒目(图6-35) C. 物品摆放有序 D. 将病床调至最低位置,固定好床闸,头晕、心慌、乏力时卧床休息,必要时使用床档或约束带保护 E. 下床前先放下床档,切忌翻越,下床时穿防滑鞋,裤腿长短合适,鞋子放于床旁合适位置,便于穿着 F. 合理安排陪护人员	图6-33 防滑地面、走廊两侧安装扶手 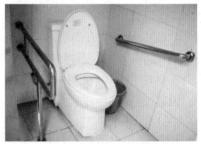 图6-34 马桶附近安装扶手 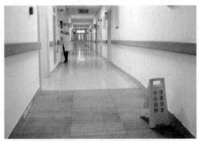
	演示实践	护士演示,病人或家属同步实践: ① 正确使用呼叫器 ② 正确使用助步器、穿防滑鞋 ③ 正确使用走廊、浴室、厕所内安装的防滑倒扶手及防滑地垫等 ④ 正确应用保护具	图6-35 提示标识醒目
	整理记录	整理用物、洗手、记录、签名	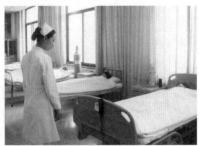
	巡查沟通	定期巡视病房(图6-36),加强与病人及家属的沟通交流,关注病人的身心需求,提供必要的生活护理,保证病人安全	
操作评价	病人感受	感觉良好、愉悦、接受	
	操作效果	沟通有效,指导正确,病人及家属能复述相关安全知识,学会应用各种安全措施	图6-36 加强巡视

2. 操作关键点

(1) 知识宣教时,注意语言通俗易懂;演示各种防滑倒设施设备的应用时,应清晰,并确保病人及家属已学会。

(2) 若病人病情允许下床活动,应指导病人下床活动前做到"3个半分钟":在床上平躺半分钟,在床上坐半分钟,双腿下垂床沿半分钟,再下床活动。

3. 操作测评标准

项目		分值	考核评价要点	评分等级				得分	存在问题
				I	II	III	IV		
护士准备		4	仪表着装规范、语言表达清晰	4	3	2	1		
操作评估		6	了解病人病情充分 了解用药史、现治疗情况正确	3 3	3 2	2 1	1 0		
操作准备	病人	2	理解、合作,有家属陪同	2	1	0	0		
	环境	2	符合知识宣教与技能示教要求	2	1	0	0		
	护士	2	洗手正确	2	1	0	0		
	用物	4	用物齐全,放置合理,性能良好	4	3	2	1		
操作步骤	核对解释	4	核对病人正确 解释清楚,并取得合作	2 2	1 1	0 0	0 0		
	评估原因	7	评估跌倒原因全面 病人及家属积极参与	5 2	4 1	3 0	2 0		
	知识宣教	22	宣教跌倒预防内容全面、正确 宣教方法适当 病人及家属能复述预防跌倒的措施	9 7 6	7 5 4	5 3 2	3 1 1		
	演示实践	25	演示跌倒预防内容全面、正确 演示方法适当 病人及家属学会正确应用预防跌倒的各项设施设备	9 7 9	7 5 7	5 3 5	3 1 3		
	整理记录	6	用物处理得当 洗手、记录正确	2 4	1 3	0 2	0 1		
	巡视沟通	6	巡视时间适宜 沟通交流及时、有效 发现问题处理及时	2 2 2	1 1 1	0 0 0	0 0 0		
操作评价		10	宣教方法适宜,演示技能熟练、清晰 关爱病人、沟通技巧运用良好 健康指导时间不超过20分钟	4 4 2	3 3 1	2 2 0	1 1 0		
关键缺陷			无人文关怀、无沟通,无演示实践、发生事故等均不及格						
总分		100							

技能 8　糖尿病足预防

1. 操作流程

操作程序	简要流程	操作要点	图示
护士准备	素质要求	着装整洁、举止端庄、语言柔和、表达清晰	
操作评估	病人病情	年龄、生命体征、意识状态、心理状态、自理能力、肢体活动能力、合作程度	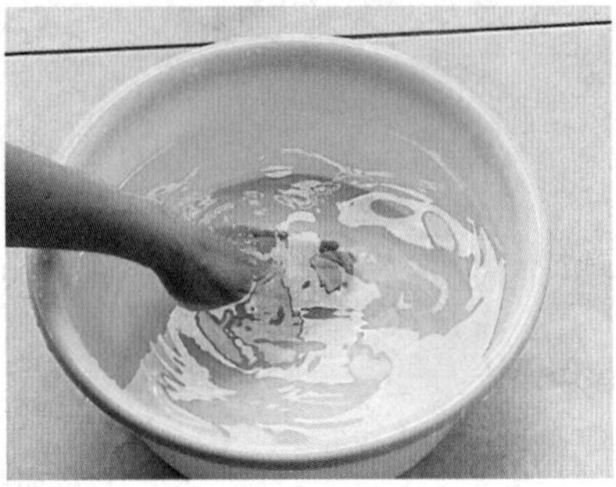
	治疗情况	用药史、家族史、血糖水平	
	局部情况	足部腿部皮肤状况:弹性、颜色、温度、感觉及完整性	
操作准备	病人准备	了解糖尿病足预防的目的、措施及配合事项,有家属陪同	
	环境准备	清洁安静、温湿度适宜、光线适中	
	护士准备	洗手,戴口罩	
	用物准备	脸盆、浅色毛巾、尼龙单丝;医疗废物桶、生活垃圾桶	
操作过程	核对解释	携用物至床旁,核对病人,向病人及家属解释并取得合作	
	评估危险	与病人及家属一起讨论、评估引起糖尿病足的主要危险因素:既往足溃疡史、神经病变和缺血性血管病变表现、足畸形情况、个人因素等	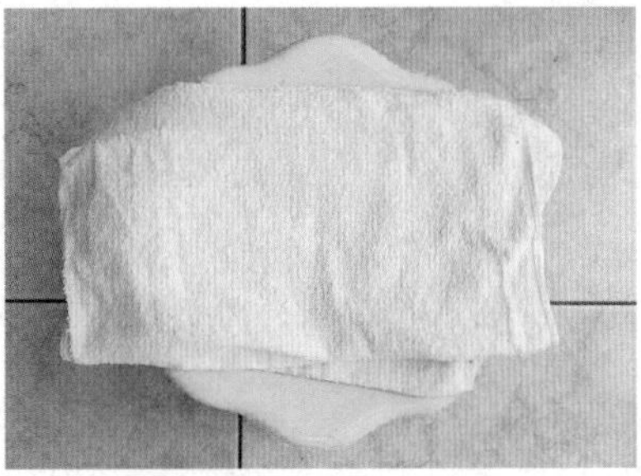
	知识宣教	①告知病人及家属相关知识: A.糖尿病足预防的意义 B.血糖水平与糖尿病足发生发展的相关性 C.吸烟与糖尿病足的相关性,强调戒烟 ②介绍预防糖尿病足的基本措施: A.观察足部:每天检查足部1次,了解足部的感觉状况(感觉减退、麻木、刺痛感);观察足部皮肤颜色、温度及足背动脉搏动情况;检查趾间、趾甲、足底部皮肤状况等 B.感觉测试:用尼龙单丝测试,及时了解足部感觉功能,主要测试足部关节位置觉、振动觉、痛温触压觉 C.足部清洁:每天用不烫脚的温水清洗足部1次(图6-37),每次10分钟,洗完后用柔软的浅色毛巾擦干(图6-38),尤其是脚趾间 D.预防外伤:穿柔软透气前端圆头宽大的软底平底鞋(图6-39);选择浅色	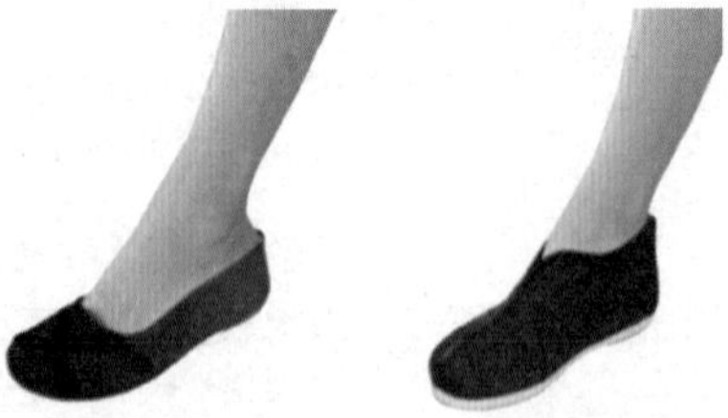

图6-37　测试水温

图6-38　柔软浅色毛巾

宽头软底女鞋　　宽头软底男鞋

图6-39　宽头软底鞋

续表

操作程序	简要流程	操作要点	图示
操作过程		弹性好吸汗透气散热性好的棉质细软袜子(图6-40);修剪趾甲略呈弧形,与脚趾平齐,锉圆边缘尖锐部分;避免热水袋、电热毯、烤灯烫伤皮肤,冬天预防冻伤,夏天避免蚊虫叮咬 E. 促进循环:指导病人采用多种方法促进肢体血液循环,如多走路、多做腿部运动,避免盘腿坐和跷二郎腿等	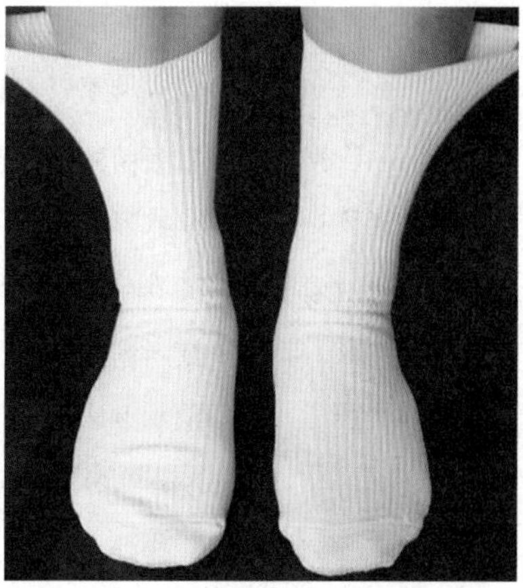
	演示实践	护士演示,病人或家属同步实践: ①观察足部的方法 ②感觉测试的方法 ③足部清洁、修剪趾甲的方法	
	整理记录	整理用物,洗手,脱口罩,记录	
	巡视沟通	定期巡视病房,加强与病人及家属的沟通交流,关注病人足部状况,发现异常及时处理	
操作评价	病人感受	感觉良好、愉悦、接受	
	操作效果	沟通有效,指导正确,病人及家属能复述预防糖尿病足相关知识,学会各种预防措施	

图6-40　棉质松口袜

2. 操作关键点

(1) 每天全面详细检查病人足部痛、温、触觉1次。

(2) 进行足部感觉测试时,避免病人看见测试过程;避免在溃疡、胼胝、伤疤和坏死组织的部位上测试;尼龙丝弯曲时,大约固定1秒;两次测试之间需要停留2~3秒,以便尼龙丝恢复形状;要避免尼龙丝在皮肤上滑动,如滑动,需重测。

3. 操作测评标准

项目		分值	考核评价要点	评分等级				得分	存在问题
				I	II	III	IV		
护士准备		4	仪表着装规范、语言表达清晰	4	2	1	0		
操作评估		8	了解病人病情充分	2	1	0	0		
			了解用药情况、血糖水平正确	3	2	1	0		
			观察足部腿部皮肤状况正确	3	2	1	0		
操作准备	病人	2	理解、合作,有家属陪同	2	1	0	0		
	环境	2	符合知识宣教与技能示教要求	2	1	0	0		
	护士	2	洗手、戴口罩正确	2	1	0	0		
	用物	4	用物齐全,放置合理	4	3	2	1		

续表

项目		分值	考核评价要点	评分等级				得分	存在问题
				I	II	III	IV		
操作步骤	核对解释	4	核对病人正确	2	1	0	0		
			解释清楚,并取得合作	2	1	0	0		
	评估危险	7	评估糖尿病足危险因素全面	5	4	3	2		
			病人及家属积极参与	2	1	0	0		
	知识宣教	20	宣教糖尿病足预防内容全面、正确	9	7	5	3		
			宣教方法适当	5	3	2	1		
			病人及家属能复述预防糖尿病足的措施	6	4	2	1		
	演示实践	25	演示糖尿病足预防内容全面、正确	9	7	5	3		
			演示方法适当	7	5	3	1		
			病人或家属学会正确预防糖尿病足的措施	9	7	5	3		
	整理记录	6	用物处理得当	2	1	0	0		
			洗手、记录正确	4	3	2	1		
	巡视沟通	6	巡视时间适宜	2	1	0	0		
			沟通交流及时、有效	2	1	0	0		
			发现问题处理及时	2	1	0	0		
操作评价		10	宣教方法适宜,演示技能熟练、清晰	4	3	2	1		
			关爱病人、沟通技巧运用良好	4	3	2	1		
			健康指导时间不超过20分钟	2	1	0	0		
关键缺陷			无人文关怀、无沟通,无演示实践、发生事故等均不及格						
总分		100							

技能9 保护具应用

1. 操作流程

操作程序	简要流程	操作要点	图示
护士准备	素质要求	着装整洁、举止端庄、语言柔和、表达清晰	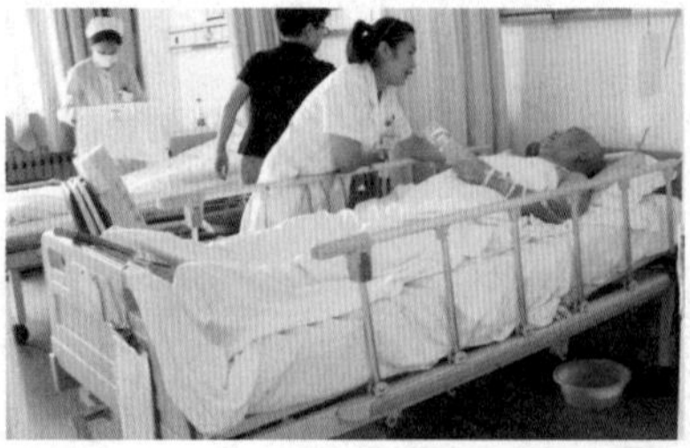
	核对签名	核对医嘱及执行单,签名	
操作评估	病人病情	年龄、生命体征、意识状态、心理状态、自理能力、肢体活动能力、合作程度	
	局部情况	有无损伤、管道,约束部位皮肤和循环情况	

图6-41 使用床档保护病人

续表

操作程序	简要流程	操作要点	图示
操作准备	病人准备	病人及家属了解保护具使用的意义和注意事项,同意使用并签署同意书	
	环境准备	清洁安静、温湿度适宜、光线适中,宽敞	
	护士准备	洗手	
	用物准备	根据病人病情需要准备床档、约束带	
操作过程	核对解释	携用物至床旁,核对病人,向病人及家属介绍保护具使用的必要性、安全性和配合事项	
	安置体位	协助病人取舒适体位,肢体处于功能位,无血液循环障碍	
	保护约束	根据评估结果选择合适的保护具: ① 使用床档: A. 多功能床档,于床尾取出床档,插入两侧床缘 B. 半自动床档,按住按钮,将两侧床档升起 ② 使用约束带: A. 绷带:用棉垫包裹手腕和踝部,用宽绷带打成双套结,套在棉垫外稍拉紧,松紧以能容2指,使肢体不脱出为宜,将绷带系于床缘上(图6-42) B. 肩部约束带:病人两侧肩部套进袖筒,腋窝衬棉垫,将两袖筒上的细带在胸前打结固定,两条长带系于床头(图6-43) C. 膝部约束带:两膝及膝下衬棉垫,将约束带横放于两膝上,两头带各固定一侧膝关节,将宽带系于床缘(图6-44)	
	观察告知	观察局部及全身反应,询问病人感觉,向病人及家属交代注意事项	
	整理记录	整理床单位,清理用物,洗手,记录使用保护具的原因、目的、开始时间等	
操作评价	病人感受	感觉安全、无不适	
	操作效果	肢体处于功能位,局部血液循环良好,病人固定,无发生意外	

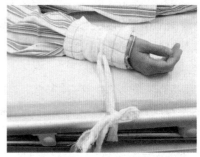
图6-42 绷带约束法

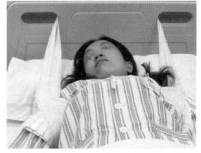
图6-43 肩部约束法

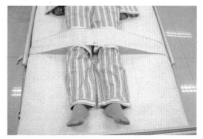
图6-44 膝部约束法

2. 操作关键点

（1）严格掌握保护具使用适应证,向病人及家属介绍保护具使用的必要性,征得病人及家属同意并愿意配合。

（2）使用约束带时,松紧应适宜,以能伸入 1~2 个手指为宜。约束手腕和踝部等骨隆突处时,为避免摩擦皮肤,需先垫棉垫,再上约束带。

（3）保持病人肢体于功能位,约束带需每 2 小时松解 1 次,每 15~30 分钟观察约束部位血液循环情况,必要时给予局部按摩,以防被约束部位发生血液循环障碍及皮肤受损。告知病人如有不适及时通知护士。

3. 操作测评标准

项目		分值	考核评价要点	评分等级				得分	存在问题
				I	II	III	IV		
护士准备		4	仪表着装规范、语言表达清晰	2	1	0	0		
			核对医嘱及执行单正确	2	1	0	0		
操作评估		6	了解病情充分	3	2	1	0		
			观察局部皮肤及血运情况正确	3	2	1	0		
操作准备	病人	3	理解、合作,同意使用并签署同意书	3	2	1	0		
	环境	1	符合操作要求	1	0	0	0		
	护士	2	洗手正确	2	1	0	0		
	用物	4	用物齐全,放置合理	4	3	2	1		
操作步骤	核对解释	8	核对病人正确	2	1	0	0		
			解释清楚,征得同意并愿意配合	6	4	2	1		
	安置体位	10	体位舒适	2	1	0	0		
			肢体处于功能位	8	6	4	2		
	保护约束	40	选择保护具正确	3	2	1	0		
			使用保护具方法正确	9	7	5	3		
			使用约束带部位正确	5	3	2	1		
			使用约束带方法正确	9	7	5	3		
			约束带松紧适宜	9	7	5	3		
			肢体血液循环良好	5	3	2	1		
	观察告知	8	观察局部及全身情况正确	4	3	2	1		
			告知注意事项正确	4	3	2	1		
	整理记录	4	整理床单位、清理用物正确	2	1	0	0		
			洗手、记录正确	2	1	0	0		
操作评价		10	操作熟练、动作轻巧	3	2	1	0		
			关爱病人、沟通技巧运用良好	3	2	1	0		
			约束带松紧适宜,局部血液循环良好,操作时间不超过 5 分钟	4	3	2	1		
关键缺陷			无人文关怀,无沟通,无安全意识、查对不严、发生事故等均不及格						
总分		100							

【评价】

1. 病人血压是否控制在合适范围,头痛是否减轻。

2. 病人能否自觉参与制订并执行饮食计划,血糖是否控制在正常水平。

3. 病人感觉障碍是否改善。

4. 病人有无发生意外。

5. 病人有无能描述高血压、糖尿病的预防保健、用药和自我护理知识,能否能坚持合理用药。

6. 病人有无并发高血压脑病和酮症酸中毒,或发生并发症时能否得到及时发现和处理。

拓 展 训 练

 案例

  蒋××,男,71岁。4小时前无明显诱因出现喘憋,不能平卧,端坐呼吸,烦躁不安,伴心悸、大汗淋漓、咳嗽、咳粉红色泡沫痰,无恶心、呕吐,无畏寒、发热,无腹痛、腹泻,无心前区及后背部疼痛,来院就诊。急诊查心电图示:窦性心动过速,HR 125次/分,ST-T改变。诊断"急性左心衰",予利尿、扩血管药后,立即转入心血管内科。既往高血压病史20余年,最高血压200/110mmHg,平日服用降压药,血压控制欠佳;2型糖尿病病史10余年,皮下注射胰岛素控制血糖;陈旧脑梗死病史8年。无吸烟、饮酒嗜好。入院后查体:T 37.1℃、P 120次/分、R 32次/分、BP 210/100mmHg,喘息貌,端坐呼吸,双下肺可闻及湿啰音,伴少量哮鸣音,心率120次/分,心音低钝,律齐,无杂音。双下肢无水肿。此次发病以来,病人精神、胃纳差。入院后立即给予吸氧、持续心电监护与血氧饱和度监测、利尿、扩血管、控制血压、测血糖、控制血糖等治疗与处理。

一、情景与任务

(一)药物治疗与病情监测

1. 情景导入 病人收住心血管内科,医生查房后,开出医嘱:呋塞米40mg iv 2分钟内,q4h;吗啡5mg iv 必要时每15分钟重复,共3次;0.9%氯化钠注射液20ml+0.25g氨茶碱 iv缓慢;0.9%氯化钠注射液200ml+硝普钠50mg/ivgtt,缓慢;心电图测量;持续床边心电监护和血氧饱和度监测;三餐前后及凌晨2时末梢血糖监测;血生化全套。

2. 工作任务 护士立即为病人执行静脉注射和静脉输液治疗,并给予心电图测量,持续床边心电监护和血氧饱和度监测,末梢血糖监测和采集血标本。

(二)对症处理

1. 情景导入 护士测得病人空腹末梢血糖为17.1mmol/L,立即报告医生,医生开出医嘱:门冬胰岛素30注射液早18U中10U晚10U H三餐餐前5分钟。

2. 工作任务 护士为病人执行皮下注射胰岛素。

(三)安全防护与健康指导

1. 情景导入 病人入院后第2天,病情好转,生命体征平稳,无胸闷、气促等症状。护士预约病人及家属开展安全防护与健康指导。

2. 工作任务 护士为病人进行糖尿病足和跌倒的危险因素评估,并对病人及家属进行胰岛素皮下注射、糖尿病足预防、跌倒预防和保护具应用等的知识宣教和操作演示指导。

二、分析

（一）指引

1. 病人以"急性左心衰"急诊收入院,年龄大,病情重、心肺功能不良。护士执行药物治疗时,应根据病人病情、药物的药理作用和用药目的严格掌握给药速度并严密观察用药效果。如静脉注射呋塞米,速度宜快,以达到快速利尿的作用,用药后准确记录尿量、监测电解质和血压变化;静脉注射氨茶碱,速度宜慢,用药后注意观察病人喘息与缺氧症状有无改善;静脉滴注硝普钠,需遵医嘱严格控制滴速,注意药物遮光,并严密监测血压变化等。

2. 病人 2 型糖尿病病史 10 余年,入院后测得空腹末梢血糖为 17.1mmol/L,护士为病人皮下注射胰岛素时,应根据胰岛素的剂型、病人的病情和经济条件等正确选择注射方法与注射部位,并严格掌握注射剂量与注射时间,注射后严密观察病人,注意有无出现胰岛素过敏或低血糖等不良反应,一旦发现及时处理。

3. 病人年老体弱、血压高、血糖高、心肺功能不良,存在容易发生跌倒、坠床、并发糖尿病足等危险因素,应注意加强安全防护措施,病情稳定后可给予糖尿病、高血压、心衰等疾病相关知识的宣教,并指导病人及家属学会糖尿病足预防、跌倒预防、保护具应用和皮下注射胰岛素等方法。

（二）实践

1. 将全班学生分成若干小组,各小组针对上述案例、情景与任务,进行小组讨论,要求书面列出该病人的主要护理诊断/问题、并初步制订护理计划。

2. 各小组成员分配任务,分别扮演护士、病人、家属、医生等不同角色,进行角色扮演,模拟综合实训。

（李　芳）

项目七 急、危重症病人的抢救配合

 学习目标

1. 具有强烈的急救意识、严谨的思维方法,严格遵守急、危重症护理原则;具有观察、分析、判断和应变能力以及团队合作精神。
2. 熟练掌握心肺复苏术、简易呼吸气囊的使用、氧气吸入、经口鼻腔吸痰等技能。
3. 学会洗胃技术、电击除颤技术、气管切开护理、静脉留置针输液、输液泵的使用等技能。

 案例

  王××,男,31 岁。半个月前因自服农药被家人送至医院急诊科救治,当时神志不清,躁动,口内有大蒜味,双侧瞳孔直径约 2mm,对光反射迟钝,初步诊断:急性有机磷农药中毒。立即给予洗胃,阿托品、解磷定等解毒及对症治疗。当洗胃液灌洗至 3000ml 左右时病人突然抽搐,颜面部发绀,血压测不到,呼吸停止,颈动脉搏动消失,心电图示:心室颤动。立即停止洗胃,初步判断为"心脏骤停,心源性休克"。即给予电击除颤、心肺复苏。经抢救病人心跳、呼吸恢复,但仍处于昏迷状态,遂收住重症监护病房(ICU)进一步治疗。入院后查体:T 36.7℃、P 112 次 / 分、R 25 次 / 分、BP 120/60mmHg、SpO₂ 82%,神志不清,格拉斯哥(GCS)昏迷评分 6 分,营养中等,呼吸急促,呼之不应,查体不合作,头颅五官端正,瞳孔等大等圆,双侧瞳孔散大,直径约4.5mm,对光反射消失,胸廓对称无畸形,双肺呼吸音粗,叩诊清音,听诊可闻及痰鸣音及湿啰音,心律齐、未闻及病理性杂音。收住 ICU 后给予氧气吸入、气管切开、抗感染、化痰、营养脑细胞、维持酸碱平衡、营养支持、对症等治疗。

【护理评估】

1. 病人自服农药,送至医院急诊科时神志不清,躁动,口内有大蒜味,双侧瞳孔直径约2mm,对光反射迟钝,提示病人为急性有机磷农药中毒引起的意识障碍。

2. 病人在洗胃过程中突然出现抽搐,颜面部发绀,血压测不到,呼吸停止,颈动脉搏动消失,心电图示:心室颤动,提示病人突发心脏骤停。

3. 病人经抢救,心跳、呼吸恢复,呼吸急促,R 25 次 / 分,SpO₂ 82%,提示病人存在缺氧问题。

4. 病人肺部听诊可闻及痰鸣音及湿啰音,提示病人有痰液积聚,而病人昏迷不能自行排痰。

5. 病人收住 ICU 后,神志不清,GCS 昏迷评分 6 分,提示病人存在受伤的危险。

6. 病人因自服农药被家人送至医院急诊科救治,提示病人可能遇到某些困难,无法自我解决导致走上绝路。

7. 病人诊断为急性有机磷农药中毒,疾病的发展可能会引起肺水肿、脑水肿、呼吸衰竭,治疗中应用阿托品,有可能引发阿托品中毒。

【护理诊断/问题】

1. 急性意识障碍 与有机磷作用于中枢神经系统以及脑水肿有关。

2. 组织灌注无效 与突发心脏骤停有关。

3. 气体交换受损 与毒物引起呼吸道分泌物增多、支气管痉挛、肺水肿及呼吸肌麻痹有关。

4. 清理呼吸道无效 与气道分泌物增多、痰液黏稠、无自主咳嗽有关。

5. 有受伤的危险 与意识障碍有关。

6. 无望感 与某些方面受到挫折失去生活信心有关。

7. 潜在并发症:脑水肿、肺水肿、呼吸衰竭、阿托品中毒。

【护理计划】

1. 护理目标

(1) 病人意识障碍程度减轻。

(2) 病人心排出量、自主呼吸恢复至正常范围。

(3) 病人呼吸困难程度减轻,缺氧改善,血氧分压、血氧饱和度增高。

(4) 病人呼吸道通畅,无痰鸣音。

(5) 病人未发生意外伤害。

(6) 病人苏醒后能说出中毒后的心理感受,重新树立生活信心。

(7) 病人未发生并发症,或出现并发症能及时被发现和治疗。

2. 护理措施

(1) 迅速清除毒物:用温开水或遵医嘱用对抗剂反复洗胃,直至洗出胃内容物澄清无味为止;遵医嘱给予硫酸钠导泻及应用解毒药。

(2) 病人发生心跳、呼吸停止时,立即配合医生进行有效的心肺复苏。

(3) 保持病人呼吸道通畅,给予氧气吸入、雾化吸入,定时翻身、拍背和体位引流排痰,随时给予经口鼻腔吸痰,必要时行气管切开术。

(4) 安置病人平卧位,头偏向一侧,防止呕吐时发生窒息,加强安全保护措施,防止发生坠床。

(5) 密切观察病情变化:观察神志、瞳孔、呼吸困难及肺部啰音的变化;及时采集与送检血、痰标本;监测动脉血气分析结果;床边监测心电、血氧饱和度变化;监测并记录生命体征等。

(6) 熟悉阿托品化征象,随时警惕和防止阿托品过量引发阿托品中毒;遵医嘱及时予以强心、利尿、抗炎、祛痰等药物对症治疗,用药时严格控制药物输注速度,并注意观察用药效果及有无药物副作用,预防肺水肿、脑水肿的发生。

(7) 病人苏醒后,做好心理疏导,取得其信任,同时要加强防护,以防再次自杀。

【实施】

一、紧 急 救 护

(一) 情景与任务

1. 情景导入 病人自服农药,被家人发现后送至医院急诊科。神志不清,躁动,口内有大蒜味,双侧瞳孔直径约 2mm,对光反射迟钝,初步诊断:急性有机磷农药中毒。医嘱:洗胃 st。

2. 工作任务 护士迅速为病人实施洗胃。

(二)操作评估

1. 病人病情 神志不清,躁动,口内有大蒜味,双侧瞳孔直径约 2mm,对光反射迟钝;既往无胃部疾病和心脏病史,口鼻腔黏膜无异常,无活动义齿。

2. 操作目的 迅速清除胃内毒物,减少毒物吸收。

3. 项目分析 洗胃是快速彻底清除胃内毒物最有效的方法,最好在服毒后 4~6 小时内洗胃;服毒量少且清醒合作者可采用口服催吐法;中毒较重者宜采用自动洗胃机或电动吸引器洗胃法,洗胃时可安置左侧卧位以减慢胃排空、减缓毒物进入十二指肠;昏迷者谨慎洗胃,洗胃时宜安置平卧位、头偏向一侧,以防误吸窒息;中毒物质不明时应先用温开水或 0.9% 氯化钠洗胃,待中毒物质明确后再选用对抗剂洗胃;根据病人年龄选择正确的胃管型号,插入胃管长度为 55~60cm,以确保胃管前端到达胃体部。

(三)操作计划

1. 采用自动洗胃机洗胃,中毒物送检结果未回报之前,选用 25~38℃温开水 10 000~20 000ml 迅速洗胃,毒物性质确定后遵医嘱采用对抗剂洗胃,直至洗出胃内容物澄清无味止。

2. 洗胃时给病人安置平卧位、头偏向一侧,可用枕头稍垫高病人右侧躯体,以促进胃内毒物排空、减少毒物吸收。

3. 洗胃过程中密切观察病人面色、神志、瞳孔、生命体征等变化,并注意观察洗出液的气味、颜色、量和性状等。

(四)操作流程与测评标准

技能 1 洗胃技术

1. 操作流程

操作程序	简要流程	操作要点	图示
护士准备	素质要求	着装整洁、表达清晰、反应迅速、动作敏捷	
	核对签名	核对医嘱及执行单,签名	
操作评估	病人病情	意识状态、心理状态、合作程度,中毒物、中毒时间及途径	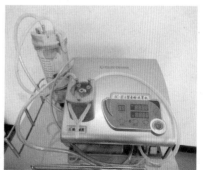
	局部情况	口腔黏膜情况、有无活动义齿、有无插胃管禁忌证	
	洗胃装置	性能是否完好、运作是否正常	
操作准备	病人准备	清醒者及家属了解洗胃目的、过程及配合要点,并愿意合作	图 7-1 自动洗胃机
	环境准备	清洁、宽敞、明亮,温湿度适宜,操作台、治疗车、治疗盘已用消毒液抹布擦拭	

续表

操作程序	简要流程	操作要点	图示
操作准备	护士准备	洗手,戴口罩	
	用物准备	自动洗胃机(图7-1),塑料桶2个(一个盛25~38℃洗胃液10 000~20 000ml、另一个盛污水),水温计、洗胃管、纱布数块、治疗碗、镊子、压舌板、灌注器、液状石蜡、治疗巾、弯盘、标本瓶、胶布、手套、听诊器、手电筒、手消毒凝胶,必要时备开口器	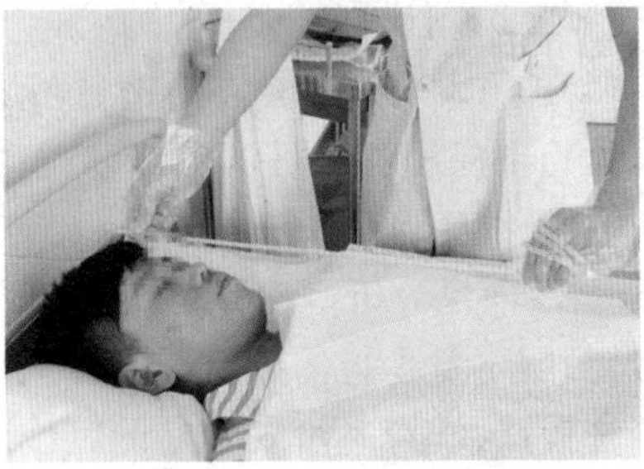 图7-2 测量胃管插入长度
操作过程	核对解释	核对病人、向清醒者及家属解释并取得合作	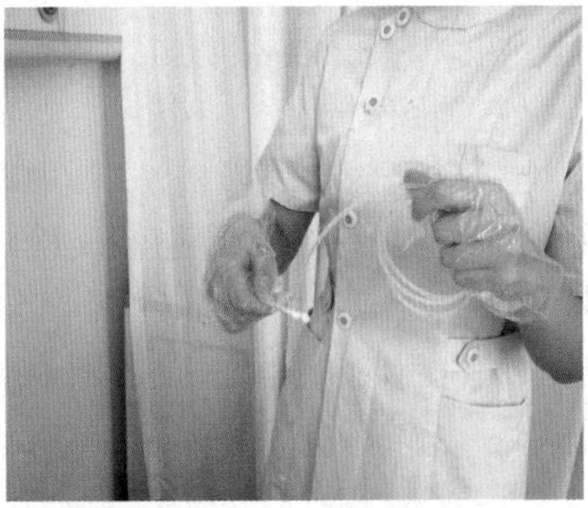 图7-3 润滑胃管
	接管调机	将洗胃机的进液管、污水管分别插入盛有洗胃液的桶和污水桶中,接通电源,调节参数,检查洗胃机性能良好后关闭电源	
	安置体位	协助病人取平卧位、头偏向一侧或左侧卧位,铺治疗巾于颌下,置弯盘及纱布于口角旁,如有活动义齿应取出	
	插入胃管	备胶布,戴手套,检查胃管,测量胃管插入长度(图7-2),用液状石蜡棉球润滑胃管前端约15cm(图7-3),经口腔插入胃管(图7-4),不能合作者需使用张口器,验证胃管在胃内,用胶布固定	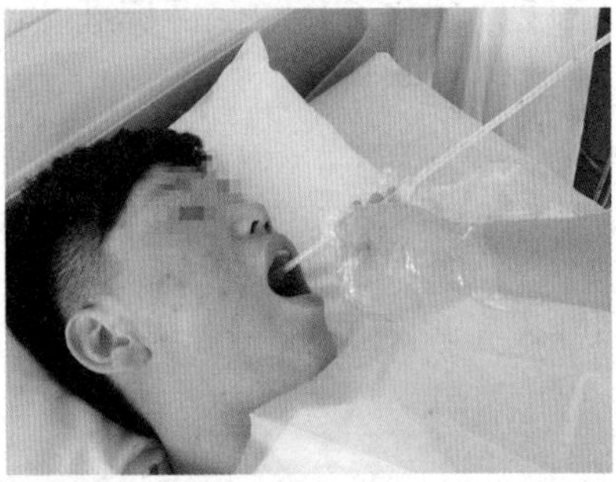 图7-4 插入胃管
	洗胃观察	用灌注器抽取胃内容物送检,将胃管末端与洗胃机导管连接(图7-5),开电源开关,按"自动"键开始洗胃(图7-6),观察病人、洗胃机运转情况及洗出液情况	
	停机拔管	当洗出液澄清、无味时,在显示胃排空状态下按"停机"键停止洗胃,关闭电源。分离胃管和洗胃机导管,撤去胶布,反折胃管末端,用纱布包裹拔出胃管,边拔胃管边擦拭,至咽部时嘱病人屏气或呼气,迅速拔出胃管置弯盘内,脱手套,清洁病人面部,撤去治疗巾、弯盘	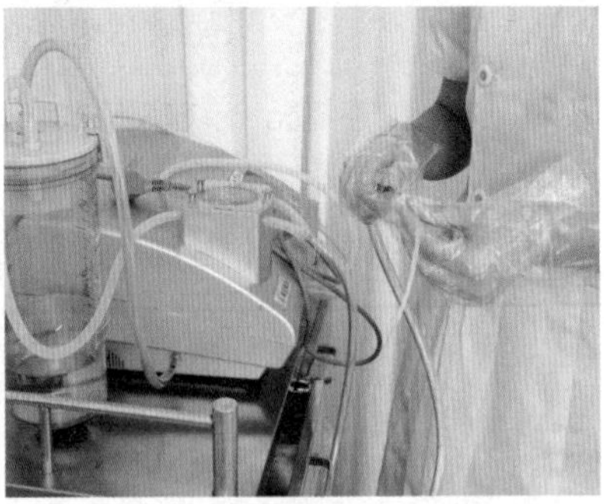 图7-5 连接胃管与洗胃机

续表

操作程序	简要流程	操作要点	图示
操作过程	观察记录	观察病人反应及洗出液性状;记录洗胃时间,洗胃液名称、量及洗出液的气味、颜色、量和性质	
	整理归原	协助病人取舒适卧位,整理床单位,清洗洗胃机及导管、消毒备用,用物分类处理,洗手,脱口罩	
操作评价	病人感受	痛苦减轻、无不良反应	
	操作效果	操作方法正确,胃内容物及时排出,无并发症发生	图7-6 启动洗胃机

2. 操作关键点

(1) 洗胃前评估病人中毒情况,如中毒时间、途径及毒物种类、性质、剂量等,并正确选择洗胃管、洗胃方法、洗胃溶液和安置洗胃体位。

(2) 准确掌握洗胃的适应证和禁忌证:①适应证:非腐蚀性毒物中毒,如有机磷、安眠药、重金属类、食物中毒等。②禁忌证:强腐蚀性毒物中毒,如强酸、强碱;肝硬化伴食管 - 胃底静脉曲张,胸主动脉瘤,胃癌,近期有上消化道出血及胃穿孔者。

3. 操作测评标准

项目		分值	考核评价要点	评分等级				得分	存在问题
				I	II	III	IV		
护士准备		4	仪表规范、语言清晰、反应迅速、动作敏捷	2	1	0	0		
			核对医嘱及执行单正确	2	1	0	0		
操作评估		7	了解病人病情及毒物情况充分	3	2	1	0		
			观察口腔、鼻腔情况正确	2	1	0	0		
			检查洗胃装置正确	2	1	0	0		
操作准备	病人	2	理解、配合	2	1	0	0		
	环境	2	符合操作要求	2	1	0	0		
	护士	2	洗手、戴口罩正确	2	1	0	0		
	用物	4	准备齐全、放置合理	4	3	2	1		
操作过程	核对解释	4	核对病人正确	2	1	0	0		
			解释清楚并取得合作	2	1	0	0		
	接管调机	4	连接洗胃机各管道正确	2	1	0	0		
			检查测试洗胃机方法正确	2	1	0	0		
	安置体位	6	病人体位正确、舒适	3	2	1	0		
			铺治疗巾、置弯盘正确	2	1	0	0		
			必要时取下活动义齿正确	1	0	0	0		
	插入胃管	22	备胶布、戴手套、检查胃管正确	3	2	1	0		
			测量胃管插入长度方法正确、长度准确	3	2	1	0		

续表

项目		分值	考核评价要点	评分等级				得分	存在问题
				I	II	III	IV		
操作过程	插入胃管	22	润滑胃管长度准确	3	2	1	0		
			插入胃管方法正确	8	6	4	2		
			验证胃管在胃内方法正确	3	2	1	0		
			胶布固定正确、美观	2	1	0	0		
	洗胃观察	13	留取胃内容物方法正确、送检及时	2	1	0	0		
			胃管和自动洗胃机导管连接正确	4	3	2	1		
			自动洗胃机操作正确	4	3	2	1		
			观察病人、洗胃机运转和洗出液情况正确	3	2	1	0		
	停机拔管	10	停止洗胃指标符合要求	2	1	0	0		
			停止洗胃操作正确	3	2	1	0		
			分离胃管和洗胃机导管方法正确	2	1	0	0		
			拔出胃管方法正确	3	2	1	0		
	观察记录	4	观察病人反应和洗出液性状正确	2	1	0	0		
			记录内容准确	2	1	0	0		
	整理归原	6	病人体位舒适、床单位整洁	2	1	0	0		
			洗胃机、用物及医疗废物处理符合要求	2	0	0	0		
			洗手、脱口罩正确	2	0	0	0		
操作评价		10	动作轻巧、稳重、准确、安全	3	2	1	0		
			关爱病人、治疗性沟通有效	3	2	1	0		
			操作熟练、计划性好，操作时间不超过15分钟	4	3	2	1		
关键缺陷			无人文关怀、无沟通、无安全意识、查对不严，发生事故等均不及格						
总分		100							

二、现 场 复 苏

(一) 情景与任务

1. 情景导入　护士为病人实施洗胃,当洗胃液灌洗至3000ml左右时,病人突然出现抽搐,颜面部发绀,血压测不到,呼吸停止,颈动脉搏动消失,心电图示:心室颤动。初步判断:心脏骤停,心源性休克。医生指示:停止洗胃,立即心脏除颤、心肺复苏。

2. 工作任务　护士立即停止洗胃,并配合医生为病人实施电击除颤和心肺复苏术。

(二) 操作评估

1. 病人病情　突然出现抽搐,颜面部发绀,血压测不到,呼吸停止,颈动脉搏动消失。

2. 操作目的　纠正心律失常;恢复有效循环和呼吸功能,恢复全身血氧供应。

3. 项目分析

(1) 电击除颤是目前最为有效终止心室颤动的方法,可迅速纠正心律失常,为心肺复苏做准备。应根据心律失常的类型,选择合适的电击能量:①室性心动过速、心房颤动一般选择100~150J;②心房扑动一般选择50~100J;③心室颤动采取非同步电复律,单向电流除颤仪成人选择 360J,双向电流除颤仪成人选择 150~200J。

(2) 心肺复苏(CPR)是对各种原因导致的呼吸、心搏骤停,紧急采取重建和促进心脏、呼吸有效功能恢复的一系列措施。基础生命支持技术(BLS)是在事发现场对病人实施及时、有效的徒手抢救,为进一步治疗奠定基础。BLS 主要包括"C—A—B",即"胸外心脏按压 - 开放气道 - 人工呼吸"。开放气道时,如病人颈部无损伤、采用仰头抬颏法,如怀疑或有颈椎损伤、采用托颏法。人工呼吸则根据现场条件可采用口对口人工呼吸或气囊-面罩人工呼吸。

(三)操作计划

1. 迅速组织人力物力,小组协作,争分夺秒实施抢救。

2. 立即进行电击除颤,选择非同步电复律,首次电击能量 200J,若一次除颤不成功,间隔 3~5 分钟,加大电量再次除颤,连续除颤不超过 3 次。

3. 进行徒手心肺复苏,为进一步急救赢得时间。采用仰头抬颏法开放气道,采用口对口人工呼吸,简易呼吸气囊备妥后改用气囊 - 面罩人工呼吸。

4. 严密观察病人病情变化,根据动脉搏动、血压、口唇、面色、肢体、瞳孔的变化判断病人复苏是否有效。

5. 做好病人家属安抚工作,采取回避措施。

(四)操作流程与测评标准

技能 2 电击除颤技术

1. 操作流程

操作程序	简要流程	操作要点	图示
护士准备	素质要求	着装整洁、表达清晰、反应迅速、动作敏捷	
	双人核对	复述口头医嘱	
操作评估	病人病情	意识状态、自主呼吸情况	
	治疗情况	判断心电图,心电图波形显示心室颤动(图 7-7)	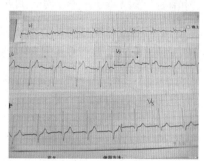
	局部情况	局部皮肤干燥无损伤,体内无植入型金属	
操作准备	家属准备	家属了解除颤目的、方法,并同意、合作	图 7-7 心电图波形
	环境准备	安静整洁,关闭门窗,无关人员回避	
	护士准备	戴口罩,急救状态	
	用物准备	电击除颤仪(图 7-8)、电极片、导电糊(胶)、手消毒凝胶、弯盘,另备呼吸机、抢救车	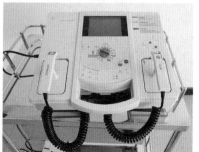
操作过程	核对检查	核对病人,检查床边,确保人员安全	
	安置定位	安置病人去枕平卧位,暴露胸廓皮肤,取下金属物品	图 7-8 除颤仪

续表

操作程序	简要流程	操作要点	图示
操作过程	检查仪器	接通电源,打开开关,检查除颤仪功能完好	
	电击除颤	根据心电图确认存在心室颤动,选择放电模式(图7-9);将导电糊涂在电极板上,根据医嘱调节能量、进行充电;将阳极放于胸骨右缘第2肋间(心底部),阴极放于左锁骨中线第5肋间(心尖部);再次观察心电图,确认需除颤,嘱他人离开床边;将电极板紧贴皮肤,两手同时按放电钮放电除颤(图7-10),移去电极板	 图7-9 选择放电模式
	观察记录	放电后立即观察除颤效果,观察心电图、生命体征及皮肤情况;准确记录放电能量、次数,心电图形,局部皮肤及意识等情况	
	整理归原	安置舒适卧位,继续心电监护,整理床单位,分类处理用物,清洁电极板,洗手,脱口罩	
操作评价	病人感受	感觉安全、皮肤无灼伤	
	操作效果	判断心电图正确、电极板放置位置正确、选择除颤能量正确,除颤有效	图7-10 放电除颤

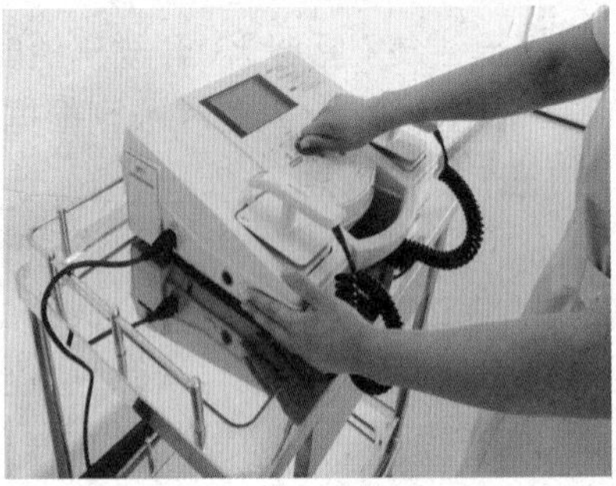

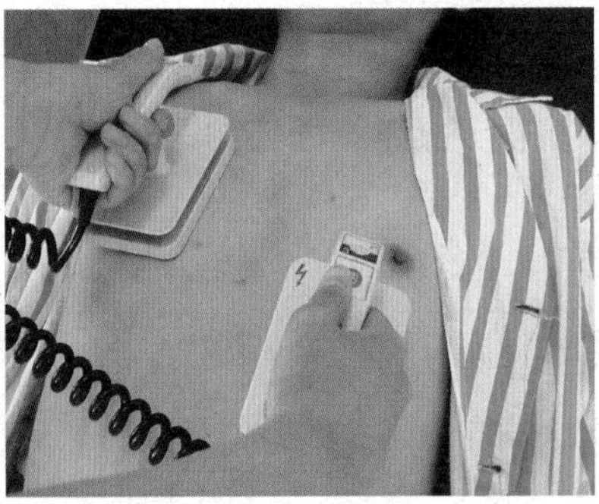

2. 操作关键点

(1) 保护皮肤:保持局部皮肤干净、干燥,电极板导电糊(胶)应涂抹均匀,电极板紧贴皮肤,避免灼伤皮肤。

(2) 选择合适的电击能量,电极板放置位置正确。

(3) 放电时确认周围人员无直接或间接接触病人,防止伤及他人。

(4) 电极板切忌空放电,以免伤及他人或损伤仪器。

3. 操作测评标准

项目	分值	考核评价要点	评分等级				得分	存在问题
			I	II	III	IV		
护士准备	4	仪表规范、语言清晰、反应迅速、动作敏捷	2	1	0	0		
		双人核对医嘱正确	2	1	0	0		
操作评估	9	了解病人病情充分	3	2	1	0		
		判断心电图正确	3	2	1	0		
		观察局部皮肤情况正确	3	2	1	0		

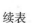

续表

项目		分值	考核评价要点	评分等级				得分	存在问题
				Ⅰ	Ⅱ	Ⅲ	Ⅳ		
操作准备	家属	2	知情同意	2	1	0	0		
	环境	2	符合操作要求,无关人员回避	2	1	0	0		
	护士	2	戴口罩正确,处于急救状态	2	1	0	0		
	用物	4	准备齐全、放置合理	4	3	2	1		
操作过程	核对检查	4	核对病人正确 检查内容正确	2 2	1 1	0 0	0 0		
	安置定位	8	安置卧位正确 暴露胸廓皮肤,取下金属物品正确	4 4	3 3	2 2	1 1		
	检查仪器	8	接通电源,打开开关正确 检查除颤仪功能完好	3 5	2 4	1 3	0 2		
	电击除颤	34	根据心电图,选择放电模式正确 电击板上涂导电糊均匀 根据医嘱调节能量准确 电极板放置位置正确,再次确认需除颤 电极板紧贴皮肤、放电方法正确	7 3 6 9 9	5 2 4 7 7	3 1 2 5 5	1 0 1 3 3		
	观察记录	7	观察心电图、意识、生命体征、皮肤情况 记录放电能量、次数、心电图形	4 3	3 2	2 1	1 0		
	整理归原	6	病人体位舒适,继续心电监护 整理床单位、分类处理用物正确 洗手、脱口罩正确	2 2 2	1 1 1	0 0 0	0 0 0		
操作评价		10	动作轻巧、稳重、准确、安全 关爱病人、治疗性沟通有效 操作熟练、计划性好,时间不超过 10 分钟	4 3 3	3 2 2	2 1 1	1 0 0		
关键缺陷			无人文关怀、无沟通、不保护病人隐私,无安全意识、查对不严,不检查仪器性能、发生事故等均不及格						
总分		100							

技能 3 心肺复苏术

1. 操作流程

操作程序	简要流程	操作要点	图示
护士准备	素质要求	着装整洁、语言柔和、反应迅速、动作敏捷	
操作评估	病人病情	意识状况,有无抽搐,有无颈动脉搏动	
	局部情况	有无颈部损伤,有无肋骨骨折	

续表

操作程序	简要流程	操作要点	图示
操作准备	环境准备	安静、宽敞、利于现场抢救	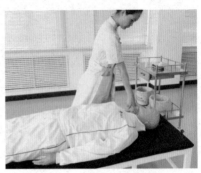
	护士准备	急救意识强、判断准确	
	用物准备	一次性 CPR 屏障消毒面膜或清洁的纱布、手电筒、记录本，必要时备脚踏板、手消毒凝胶	图 7-11 判断颈动脉搏动
操作过程	判断呼救	轻拍双肩并大声呼唤病人，确认无意识；触摸大动脉，10 秒内未触及动脉搏动（图 7-11）；判断病人无意识、大动脉无搏动，立即呼救（图 7-12）	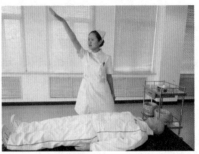
	安置体位	病人去枕，平卧于硬板床上或地面，头、颈、躯干在同一轴线上，双手放于两侧，解开衣领、腰带，暴露病人胸腹部	图 7-12 呼救
	胸外按压	① 按压部位：胸骨中下 1/3 交界处 ② 按压方法：两手掌根部重叠，手指翘起不接触胸壁，上半身前倾，两臂伸直，垂直向下用力按压（图 7-13） ③ 按压幅度：胸骨下陷至少 5cm ④ 按压频率：每分钟至少 100 次	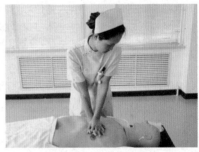 图 7-13 胸外心脏按压
	开放气道	① 清除口、鼻腔分泌物或异物，取出活动义齿 ② 判断：呼吸停止、颈部无损伤 ③ 采用仰头抬颏法开放气道：一手置于病人前额，用力向后按压，另一手的示指和中指托起下颏，将颏部向前抬起（图 7-14）	
	人工呼吸	① 口对口人工呼吸（图 7-15）：一手捏住病人鼻孔，一手向上提颏开放气道深吸一口气，口对口用力吹气，直至病人胸廓抬起，吹气毕松开捏紧鼻孔的手，让病人被动呼出气体 ② 次数：连续有效吹气 2 次 ③ 通气量：500~600ml ④ 按压与人工呼吸之比：30∶2	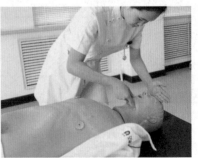 图 7-14 仰头抬颏法开放气道

操作程序	简要流程	操作要点	图示
操作过程	判断效果	连续 5 个循环后,判断复苏效果(图 7-16): ① 循环:颈动脉恢复搏动,平均动脉血压大于 60mmHg ② 呼吸:自主呼吸恢复 ③ 瞳孔:瞳孔缩小,对光反射存在 ④ 皮肤、黏膜:面色、口唇、甲床和皮肤色泽转红	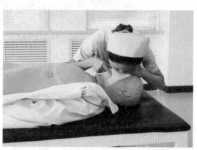 图 7-15　口对口人工呼吸
	观察记录	安置病人平卧位、头偏向一侧;观察病人病情变化,继续进一步生命支持;记录抢救开始及停止时间、抢救过程、生命体征、抢救措施等	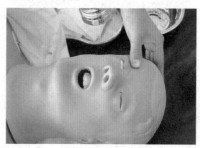 图 7-16　判断复苏效果
	整理归原	整理床单位,分类处理用物,洗手	
操作评价	病人感受	感觉安全、无并发症	
	操作效果	动作迅速、判断正确、安全稳重、病人无损伤、复苏有效	

2. 操作关键点

(1) 就地抢救:病人平卧,立即抢救,避免因搬动而延误时机。

(2) 迅速判断:判断意识、心搏是否存在应在 10 秒内完成,不可因反复判断而延误抢救时机。

(3) 按压要点:胸外按压时,确保按压的频率和深度,用力要均匀,每次按压后应让胸廓充分回弹,尽可能持续不间断按压;按压者的肩、肘、腕在一条直线上,手掌根部不能离开病人胸壁。

(4) 保证气道通畅:人工呼吸前应清除病人口、鼻腔内泥、痰、呕吐物等,如有义齿应取出,以免义齿脱落坠入气管。

(5) 通气量合适:人工呼吸时通气量不宜过大,以免引起胃部胀气,成人每次通气量为 500~600ml。

(6) 禁忌证:严重心、胸外伤者,禁忌胸外心脏按压。

3. 操作测评标准

项目	分值	考核评价要点	评分等级				得分	存在问题
			I	II	III	IV		
护士准备	5	着装整洁、语言柔和 反应迅速、动作敏捷	2 3	1 2	0 1	0 0		
操作评估	7	判断意识、动脉搏动正确、时间准确 观察颈部损伤、肋骨骨折情况准确	4 3	3 2	2 1	1 0		

续表

项目		分值	考核评价要点	评分等级				得分	存在问题
				I	II	III	IV		
操作准备	环境	2	符合操作要求	2	1	0	0		
	护士	2	急救意识强,判断准确	2	1	0	0		
	用物	2	准备齐全、放置合理	2	1	0	0		
操作过程	判断呼救	6	判断准确 呼救及时	4 2	3 1	2 0	1 0		
	安置体位	5	体位安置正确 暴露胸腹部正确	3 2	2 1	1 0	0 0		
	胸外按压	20	按压部位准确 按压方法正确,力度、幅度合适 按压频率正确	5 9 6	4 7 4	3 5 2	2 3 1		
	开放气道	12	清除口鼻分泌物方法正确 判断颈部有无损伤准确 开放气道手法正确	3 3 6	2 2 4	1 1 2	0 1 1		
	人工呼吸	14	方法正确,次数、通气量准确 按压与人工呼吸之比正确	9 5	7 4	5 3	3 2		
	判断效果	6	连续5个循环后判断 判断方法正确,判断结果准确	2 4	1 3	0 2	0 1		
	观察记录	6	卧位安置正确,病情观察准确 记录内容准确	4 2	3 1	2 0	1 0		
	整理归原	3	用物处理恰当 洗手正确	1 2	0 1	0 0	0 0		
操作评价		10	动作迅速、稳重、准确、安全、无损伤 关爱病人、治疗性沟通有效 操作熟练,操作时间不超过4分钟	4 3 3	3 2 2	2 1 1	1 0 0		
关键缺陷			无人文关怀、无沟通,无急救意识、无安全意识,查对不严,发生事故等均不及格						
总分		100							

技能4 简易呼吸气囊的使用

1. 操作流程

操作程序	简要流程	操作要点	图示
护士准备	素质要求	着装整洁、语言柔和、反应迅速、动作敏捷	

续表

操作程序	简要流程	操作要点	图示
操作评估	病人病情	意识状态、呼吸情况	
	局部情况	口鼻部情况、有无活动义齿	
	气囊状况	呼吸气囊装置的完好状况及性能	
操作准备	病人准备	了解操作目的、方法、注意事项及配合要点,平卧	
	环境准备	安静、整洁、光线适宜、有氧源	
	护士准备	洗手,戴口罩	
	用物准备	简易呼吸气囊(图7-17)、手电筒、压舌板、听诊器、血压计、氧气装置、必要时备开口器、牙垫,手消毒凝胶等	图 7-17　简易呼吸气囊
操作过程	核对解释	核对病人,解释并取得合作	
	安装检查	安装呼吸气囊,如有氧源连接氧气、调节氧流量为 8L/min,检查呼吸气囊性能完好	
	开放气道	协助病人去枕平卧、头后仰,去除活动义齿,解开衣领扣、领带、腰带,清除呼吸道分泌物或呕吐物,站于病人头顶侧,托起其下颌	图 7-18　一人使用呼吸气囊法
	放置面罩	将面罩紧扣病人口鼻部,确保密闭不漏气,固定面罩	
	挤压气囊	① 挤压方法: A. 一人法(图7-18):站于病人头顶侧,右手拇指和示指置于面罩顶部,其余三指置于下颌骨,适当用力密闭面罩并使头后仰;左手挤压气囊 B. 两人法(图7-19):一人站于病人头顶侧,右手拇指和示指按住面罩边缘,双手其余手指置于下颌骨,适当用力密闭面罩并使头后仰;另一人挤压气囊 ② 通气量:如连接氧气,约 400~600 ml/次;无连接氧气,约 700~1000ml/次 ③ 挤压频率:与病人呼吸同步,约 12~16 次/分	图 7-19　两人使用呼吸气囊法
	停用气囊	分离面罩,分离、关闭氧气,擦净面部	

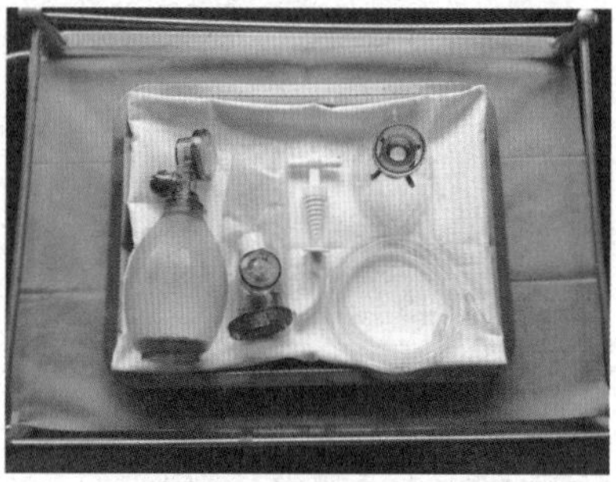

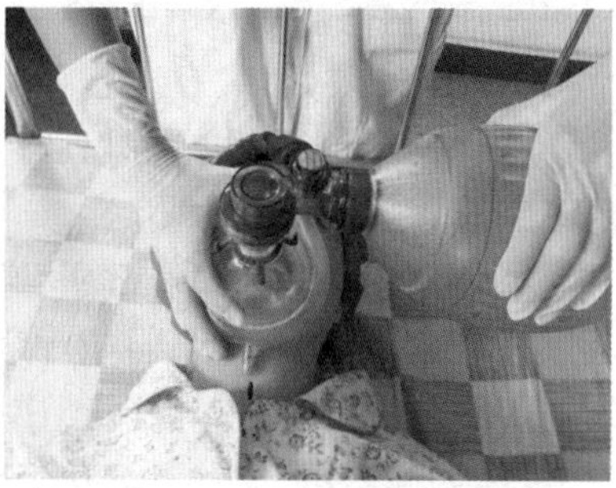

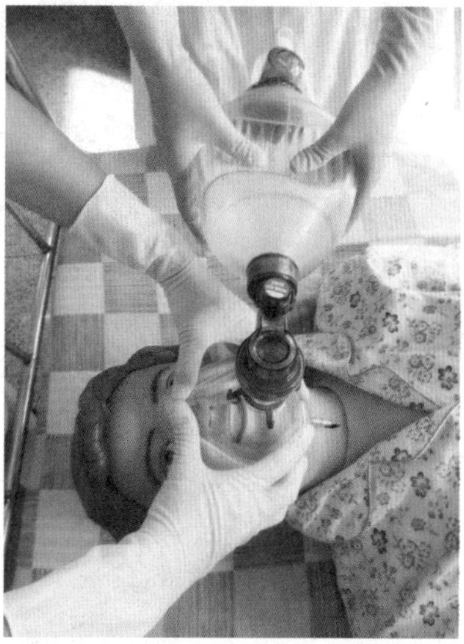

续表

操作程序	简要流程	操作要点	图示
操作过程	观察记录	观察效果:病人血氧饱和度升高,胸廓起伏,发绀减退,面色、甲床转红润为有效;若无效,应立即准备进行气管插管或气管切开。记录抢救情况	
	整理归原	协助病人安置舒适卧位,询问其感受及需要,整理床单位,分类处理用物,洗手,脱口罩	
操作评价	病人感受	呼吸恢复、无不良反应	
	操作效果	放置面罩不漏气,挤压气囊方法、频率与通气量正确	

2. 操作关键点

(1) 保持气道通畅:清除口腔内义齿与咽喉可见异物,保持气道开放,必要时插入口咽通气管,防止舌咬伤和舌后坠。

(2) 面罩紧扣病人口鼻部手法正确,确保密闭不漏气。

(3) 病人有自主呼吸,自主呼吸应与人工呼吸同步,即病人吸气初顺势挤压呼吸气囊,达到一定潮气量便完全松开气囊,让病人自行完成呼气动作。

(4) 注意观察病人胸部起伏情况,血氧饱和度,面色、甲床等末梢循环情况。

3. 操作测评标准

项目		分值	考核评价要点	评分等级				得分	存在问题
				I	II	III	IV		
护士准备		4	着装整洁、语言柔和、反应迅速、动作敏捷	4	3	2	1		
操作评估		7	观察意识、呼吸情况正确 观察口鼻部情况、有无活动义齿正确 检查呼吸气囊装置正确	3 2 2	2 1 1	1 0 0	0 0 0		
操作准备	病人	2	理解、配合,平卧	2	1	0	0		
	环境	2	符合操作要求,有氧源	2	1	0	0		
	护士	2	洗手、戴口罩正确	2	1	0	0		
	用物	3	准备齐全、放置合理	3	2	1	0		
操作过程	核对解释	4	核对病人正确 解释清楚并取得合作	2 2	1 1	0 0	0 0		
	安装检查	4	安装、检查呼吸气囊方法正确 如有氧源连接氧气正确	2 2	1 1	0 0	0 0		

续表

项目		分值	考核评价要点	评分等级				得分	存在问题
				I	II	III	IV		
操作过程	开放气道	6	病人体位正确,清除口腔内义齿及异物正确	3	2	1	0		
			开放气道手法正确,护士站立位置正确	3	2	1	0		
	放置面罩	12	放置、固定面罩手法正确	9	7	5	3		
			测试密闭性方法正确	3	2	1	0		
	挤压气囊	26	挤压方法、送气量正确	9	7	5	3		
			通气频率正确,与病人呼吸同步	9	7	5	3		
			通气时无漏气	8	6	4	2		
	停用气囊	6	分离面罩、氧气方法正确	4	3	2	1		
			擦净面部	2	1	0	0		
	观察记录	6	观察病人病情及有效指标	4	3	2	1		
			记录抢救情况	2	1	0	0		
	整理归原	6	病人卧位舒适、床单位整洁	2	1	0	0		
			用物处理符合要求	2	1	0	0		
			洗手、脱口罩正确	2	1	0	0		
操作评价		10	动作轻巧、稳重、准确、安全	4	3	2	1		
			关爱病人、治疗性沟通有效	3	2	1	0		
			操作时间不超过4分钟	3	2	1	0		
关键缺陷			无人文关怀,无沟通,无安全意识、查对不严,无效通气,发生事故等均不及格						
总分		100							

三、改 善 通 气

(一) 情景与任务

1. 情景导入　病人收住 ICU,入院后查体:T 36.7℃、P 112 次 / 分、R 25 次 / 分、BP 120/60mmHg、SpO_2 82%,神志不清,GCS 昏迷评分 6 分,听诊双肺呼吸音粗、可闻及痰鸣音及湿啰音。医嘱:中流量吸氧,吸痰 prn。

2. 工作任务　护士立即为病人执行吸氧操作,并按需给予经口鼻腔吸痰。

(二) 操作评估

1. 病人病情　神志不清、呼吸急促,R 25 次 / 分、SpO_2 82%,听诊双肺呼吸音粗、可闻及痰鸣音及湿啰音,病人不能自主排痰。

2. 操作目的　供给氧气提高动脉血氧分压,增加动脉血的氧含量,纠正组织缺氧;清除呼吸道分泌物,保持呼吸道通畅。

3. 项目分析

(1) 氧气吸入:应根据病人年龄、病情、缺氧程度及医院设备条件等选择合适的供氧装置、吸氧方法和吸氧流量。低流量吸氧,氧流量为 1~3L/min(氧浓度约 25%~35%),适用于低氧血症伴 CO_2 潴留者,如慢性阻塞性肺疾病和慢性呼吸衰竭病人,宜选用鼻塞法或双侧鼻导管法吸氧;中流量吸氧,氧流量为 4~6L/min(氧浓度约 35%~50%),适用于明显通气/灌注比例失调或明显弥散障碍无 CO_2 潴留者,如急性肺水肿、心肌梗死、休克和脑缺血等病人,宜选用双侧鼻导管法或面罩法吸氧;高流量吸氧,氧流量 >7L/min(氧浓度 >50%),适用于无 CO_2 潴留的极度通气/灌注比例失调者,如成人呼吸窘迫综合征病人,宜选用面罩法吸氧。

(2) 吸痰:根据病人年龄、病情、痰液量及医院的设备条件等选择合适的吸痰装置、吸痰管型号、吸痰方法和吸痰负压。吸痰负压成年人 40~53.3kPa,儿童 <40kPa;如病情允许,吸痰前后应给予短时间高流量吸氧,以增加病人氧储备,减少吸痰过程中可能发生的低氧血症损害。

(三) 操作计划

1. 采用中心供氧装置给予病人双侧鼻导管吸氧,调节氧流量 5L/min。

2. 采用中心吸引装置给予病人经口鼻腔吸痰,调节负压为 40~53.3kPa,吸痰管经口插管深度约为 14~16cm,经鼻腔插管深度约为 22~25cm。

3. 吸痰开始前给予高流量吸氧 1~2 分钟,吸痰时停止吸氧,吸痰结束后先给予高流量吸氧 1~2 分钟,再恢复至 5L/min。

4. 用氧过程中严密观察病人缺氧症状有无改善,定时测量脉搏、血压,观察意识状态、呼吸方式、皮肤颜色和温度等。

(四) 操作流程与测评标准

技能 5　氧气吸入

1. 操作流程

操作程序	简要流程	操作要点	图示
护士准备	素质要求	着装整洁、举止端庄、语言柔和、表达清晰	
	核对签名	核对医嘱及执行单,签名	
操作评估	病人病情	意识状态、呼吸状态、缺氧程度、心理状态、对吸氧的认知和合作程度	
	局部情况	鼻中隔有无扭曲,鼻腔有无出血、是否通畅	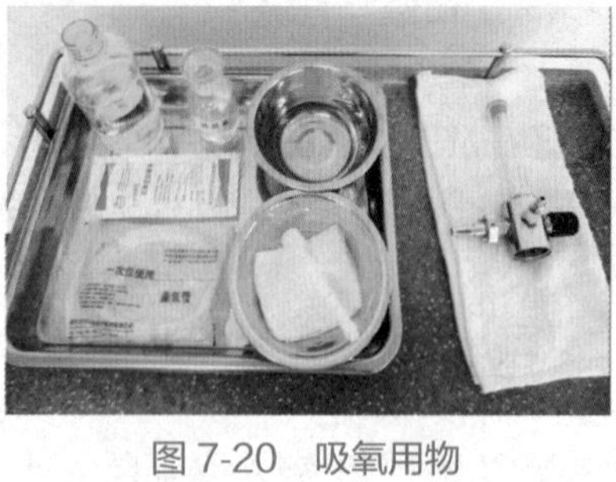
操作准备	病人准备	了解吸氧的目的、方法及注意事项,并愿意合作,卧位舒适	图 7-20　吸氧用物
	环境准备	安静、整洁、光线适宜,无明火、无热源	
	护士准备	洗手,戴口罩	
	用物准备	治疗车上层:氧气装置 1 套(流量表、	

续表

操作程序	简要流程	操作要点	图示
操作准备	用物准备	湿化瓶内盛 1/2~2/3 的蒸馏水)、一次性双腔鼻导管、纱布、棉签、清水、记录单、弯盘、手电筒(图 7-20),手消毒凝胶;治疗车下层:医疗废物桶、生活垃圾桶	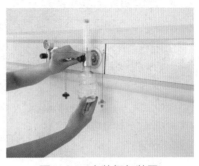图 7-21 安装氧气装置
操作过程	核对解释	核对病人,解释并取得合作	
	安装氧表	将湿化瓶(内盛 1/2~2/3 的蒸馏水)安装在流量表上;检查、关闭流量开关,将流量表安装在中心供氧装置上(当听到"咔嚓"声响时,说明接头已锁住)(图 7-21)	
	供给氧气	用棉签蘸清水清洁鼻腔,检查一次性双腔鼻导管,并连接在流量表上(图 7-22);根据医嘱调节氧流量;湿润鼻导管,并检查鼻导管通畅;将鼻导管轻轻插入病人鼻腔;于耳后或颌下固定鼻导管	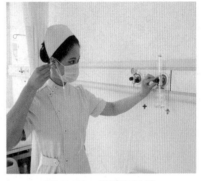图 7-22 连接鼻导管
	观察告知	密切观察病人病情及用氧效果,按需调节氧流量,告知病人及家属安全用氧的注意事项	
	整理记录	协助病人取舒适卧位,整理床单位,用物分类处理,洗手,脱口罩,记录用氧时间及氧流量、签名	
	停用氧气	遵医嘱停氧:核对解释,拔出鼻导管,清洁鼻部,关流量开关,分离鼻导管与湿化瓶(图 7-23),取下流量表及湿化瓶	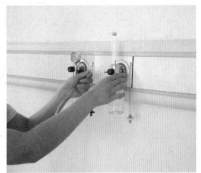图 7-23 分离鼻导管与湿化瓶
	整理归原	协助病人取舒适卧位,整理床单位,用物分类处理,湿化瓶消毒备用,洗手,记录停氧时间、签名	
操作评价	病人感受	缺氧症状改善,安全舒适,无不良反应	
	操作效果	操作方法正确,供氧流量准确,用氧安全,沟通有效	

2. 操作关键点

(1) 注意用氧安全:切实做好"四防",即防震、防火、防热、防油。

(2) 正确调节氧流量:使用氧气时,应调节好氧流量,再插入鼻导管;停用氧气时,应先拔出鼻导管,再关流量表;用氧中途改变流量,应先分离鼻导管,调节好流量再接上鼻导管。以

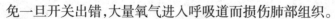

免一旦开关出错,大量氧气进入呼吸道而损伤肺部组织。

　　(3) 吸氧护理:持续吸氧者应保持导管通畅,必要时进行更换,每天更换湿化瓶和蒸馏水。

　　3. 操作测评标准

项目		分值	考核评价要点	评分等级				得分	存在问题
				I	II	III	IV		
护士准备		4	仪表着装规范、语言表达清晰 核对医嘱及执行单正确	2 2	1 1	0 0	0 0		
操作评估		6	了解病人病情充分 检查鼻腔情况正确	3 3	2 2	1 1	0 0		
操作准备	病人	2	理解、配合,卧位舒适	2	1	0	0		
	环境	3	符合操作要求,无明火、无热源	3	2	1	0		
	护士	2	洗手、戴口罩正确	2	1	0	0		
	用物	3	准备齐全、放置合理	3	2	1	0		
操作过程	核对解释	4	核对病人正确 解释清楚并取得合作准确	2 2	1 1	0 0	0 0		
	安装氧表	10	湿化瓶内盛放蒸馏水准确 安装湿化瓶方法正确 检查、关闭流量开关正确 安装流量表方法正确	3 2 2 3	2 1 1 2	1 0 0 1	0 0 0 0		
	供给氧气	18	清洁鼻腔方法正确 一次性鼻导管与流量表连接正确 根据医嘱调节氧流量准确 湿润鼻导管、检查鼻导管通畅方法正确 鼻导管插入病人鼻腔正确 固定鼻导管方法正确	2 3 5 3 3 2	1 2 4 2 2 1	0 1 3 1 1 0	0 0 2 0 0 0		
	观察告知	10	观察病人病情及用氧效果及时 按需调节氧流量方法正确 告知病人及家属用氧的注意事项正确	2 5 3	1 4 2	0 3 1	0 2 0		
	整理记录	8	病人卧位舒适、床单位整洁 用物、医疗废物处理符合要求 洗手、脱口罩正确 记录用氧时间、氧流量准确	2 2 2 2	1 1 1 1	0 0 0 0	0 0 0 0		
	停用氧气	12	核对解释正确 拔出鼻导管,清洁鼻部正确 关流量表,分离鼻导管与湿化瓶正确 取下流量表及湿化瓶正确	2 4 3 3	1 3 2 2	0 2 1 1	0 1 0 0		

续表

项目		分值	考核评价要点	评分等级				得分	存在问题
				I	II	III	IV		
操作过程	整理归原	8	病人卧位舒适、床单位整洁 用物、医疗废物处理符合要求 洗手、脱口罩正确 记录停氧时间准确	2 2 2 2	1 1 1 1	0 0 0 0	0 0 0 0		
操作评价		10	动作轻巧、稳重、准确、安全、无污染 关爱病人、治疗性沟通有效 操作熟练,操作时间不超过8分钟	4 3 3	3 2 2	2 1 1	1 0 0		
关键缺陷			无人文关怀、无沟通,无安全意识、查对不严,操作错误造成病人肺部损伤等均不及格						
总分		100							

技能6 经口鼻腔吸痰

1. 操作流程

操作程序	简要流程	操作要点	图示
护士准备	素质要求	着装整洁、举止端庄、语言柔和、表达清晰	
	核对签名	核对医嘱及执行单,签名	
操作评估	病人病情	意识状态、呼吸情况、心理状态、合作程度	
	痰液状况	呼吸道分泌物的量、黏稠度、部位,听诊呼吸音、痰鸣音	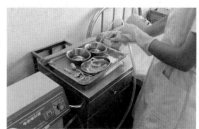
	局部情况	鼻腔、口腔情况,有无活动义齿	
操作准备	病人准备	了解吸痰目的、方法、注意事项及配合要点,并愿意合作,取下活动义齿	图7-24 检查吸痰管是否通畅
	环境准备	环境安静、整洁,治疗车、治疗盘已用消毒液抹布擦拭,光线适宜	
	护士准备	洗手,戴口罩	
	用物准备	治疗车上层:中心负压吸引装置1套,治疗盘内备一次性吸痰管、0.9%氯化钠溶液、治疗碗、镊子、纱布、一次性手套、弯盘、听诊器、手消毒凝胶,治疗车下层:医疗废物桶、生活垃圾桶;必要时备压舌板、开口器	

续表

操作程序	简要流程	操作要点	图示
操作过程	核对解释	核对病人,解释并取得合作	
	安置吸氧	协助病人取舒适卧位,给予高流量吸氧1~2分钟	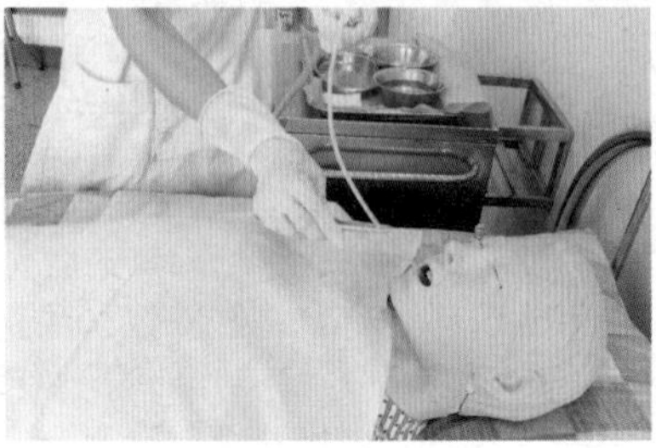
	调节负压	安装中心负压吸引装置,检查各部件连接是否紧密,打开负压开关,调节负压为40~53.3kPa	
	试吸痰管	停止吸氧,戴手套,连接吸痰管,吸0.9%氯化钠溶液,检查吸痰管是否通畅(图7-24)	图7-25　经口腔吸痰
	吸净痰液	① 经口腔吸痰:嘱病人张口(昏迷病人用压舌板、张口器协助),关闭负压,将吸痰管由口腔经鼻咽部插入气管(图7-25),打开负压,一边旋转一边向上提拉吸痰管、自深部向上吸净痰液,吸痰时间不超过15秒,吸痰后,抽吸0.9%氯化钠溶液冲管(图7-26) ② 经鼻腔吸痰:关闭负压,将吸痰管由鼻腔前庭、下鼻道、后鼻孔、咽部插入气管(图7-27),同上法吸净痰液、冲管 ③ 弃去吸痰管,如需再次吸痰应更换吸痰管;关闭负压开关,擦净病人面部,脱手套,给予病人高流量吸氧1~2分钟后,恢复至吸痰前氧流量	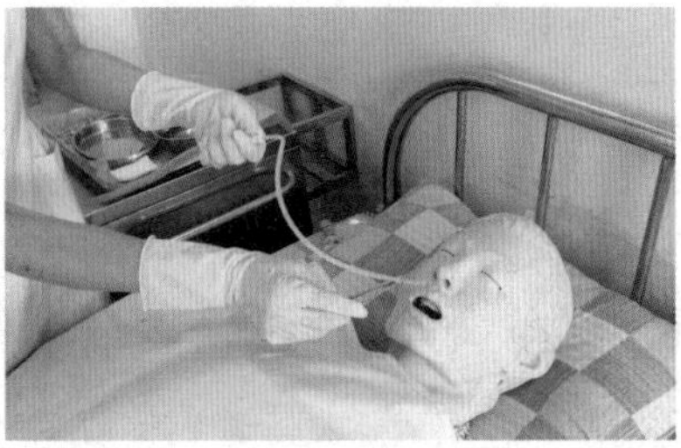 图7-26　冲洗吸痰管 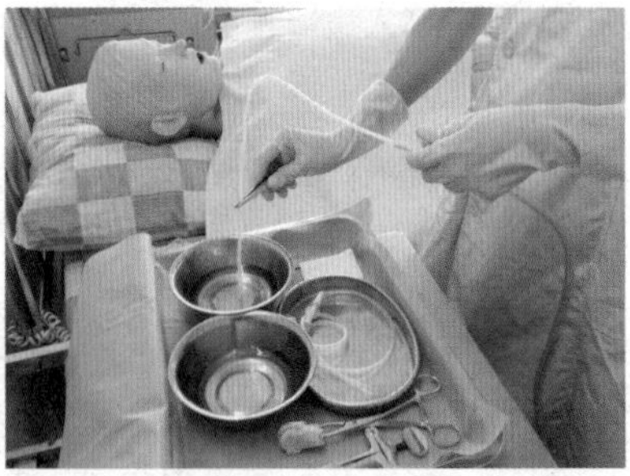
	观察记录	观察病人病情及吸痰后反应,交代注意事项,记录吸痰时间、吸痰次数、痰液性状、颜色和量	
	整理归原	协助病人取舒适卧位,整理床单位,分类处理用物,负压装置连接导管消毒备用,及时倾倒储液瓶,洗手,脱口罩	图7-27　经鼻腔吸痰
操作评价	病人感受	呼吸顺畅、无特殊不适	
	操作效果	吸痰方法、部位正确,无损伤呼吸道黏膜,吸净痰液,沟通有效	

2. 操作关键点

(1) 严格执行无菌操作:每次吸痰应更换吸痰管,吸痰用物每天更换1~2次。

(2) 确保安全:动作轻柔,插管时关闭负压,以免损伤呼吸道黏膜。每次吸痰时间不超过

15 秒,以免造成缺氧。

(3) 密切观察:如病人出现发绀、心率下降等缺氧症状,应立即停止吸痰。

(4) 储液瓶内液体量不应超过 2/3,应及时倾倒。

3. 操作测评标准

项目		分值	考核评价要点	评分等级				得分	存在问题
				I	II	III	IV		
护士准备		4	仪表着装规范、语言表达清晰	2	1	0	0		
			核对医嘱及执行单正确	2	1	0	0		
操作评估		7	了解病人病情充分	2	1	0	0		
			观察痰液状况正确	3	2	1	0		
			检查鼻腔、口腔情况正确	2	1	0	0		
操作准备	病人	2	理解、配合,取下活动义齿	2	1	0	0		
	环境	2	符合操作要求	2	1	0	0		
	护士	2	洗手、戴口罩正确	2	1	0	0		
	用物	4	准备齐全、放置合理	4	3	2	1		
操作过程	核对解释	4	核对病人正确	2	1	1	0		
			解释清楚并取得合作	2	1	1	0		
	安置吸氧	5	病人卧位舒适	2	1	0	0		
			高流量吸氧方法、时间正确	3	2	1	0		
	调节负压	9	安装中心负压吸引装置正确	3	2	1	0		
			检查各部件连接紧密	2	1	0	0		
			打开负压开关,调节负压准确	4	3	2	1		
	试吸痰管	5	停止吸氧、戴手套正确	2	1	0	0		
			连接吸痰管、检查吸痰管是否通畅正确	3	2	1	0		
	吸净痰液	36	经口腔插入吸痰管方法正确、深度适宜	6	4	2	1		
			经鼻腔插入吸痰管方法正确、深度适宜	6	4	2	1		
			吸痰手法正确,吸痰时间适宜,吸净痰液	9	7	5	3		
			吸痰后冲管正确	4	3	2	1		
			吸痰管处理正确	3	2	1	0		
			关负压开关,擦净面部,脱手套正确	3	2	1	0		
			高流量吸氧方法、时间正确	3	2	1	0		
			恢复吸痰前氧流量正确	2	1	0	0		
	观察记录	4	观察病人病情及交代注意事项正确	2	1	0	0		
			记录内容正确	2	1	0	0		
	整理归原	6	病人卧位舒适、床单位整洁	2	1	0	0		
			用物、医疗废物处理符合要求	2	1	0	0		
			洗手、脱口罩正确	2	1	0	0		

续表

项目	分值	考核评价要点	评分等级				得分	存在问题
			I	II	III	IV		
操作评价	10	动作轻巧、稳重、准确、安全、无污染 关爱病人、治疗性沟通有效 操作时间不超过 8 分钟	4 3 3	3 2 2	2 1 1	1 00 0		
关键缺陷		无人文关怀、无沟通,无安全意识、查对不严,吸痰方法、时间错误,损伤呼吸道黏膜等均不及格						
总分	100							

四、气 道 管 理

(一) 情景与任务

1. 情景导入　病人收住 ICU 第 2 天,SpO_2 无明显升高、呼吸急促,气道分泌物黏稠、量多,遂请麻醉师为病人行气管切开术,术后医嘱:气管切开护理。

2. 工作任务　护士为病人进行气管切开护理。

(二) 操作评估

1. 病人病情　昏迷状态,SpO_2 无明显升高,呼吸急促,痰液黏稠、量多。

2. 操作目的　保持呼吸道通畅,便于清除气道分泌物,促进气体交换;保持局部敷料的清洁、干燥,避免感染。

3. 项目分析　气管切开病人吸痰法与普通病人不同,包括经口鼻腔吸痰和经气管套管吸痰。经气管套管吸痰时应根据气管套管直径选择粗细长短适宜的吸痰管,要求吸痰管小于气管套管内径的 1/2,插入深度至套管内口为宜,约 10~20cm。吸痰前后应给予短时间高流量吸氧,机械通气者给予高流量正压吸氧 1~2 分钟,未行机械通气者,应用弯针头或氧气面罩给氧,不可将氧气导管直接插入气管套管内给氧。

(三) 操作计划

1. 准备无菌气管切开护理盘,置于病人床旁,必要时准备好抢救物品。

2. 吸痰前后给予高流量面罩给氧 1~2 分钟。

3. 每天更换切口纱布、消毒切口及周围皮肤 1 次;内套管每 6~8 小时更换 1 次;如气管内有干痂、痰液量多且黏稠、气管套管周围敷料被痰液或血液污染等,应及时更换。

4. 严格无菌操作　吸痰时经口鼻腔吸痰与经气管套管吸痰的吸痰管应严格分开,不能混用;由内向外消毒切口、切口周围皮肤及气管套管。

5. 密切观察切口及周围皮肤,有无红、肿、异常分泌物和出血等,并询问病人有无发热、疼痛等不适,如发现上述情况及时报告医生。

(四) 操作流程与测评标准

技能 7　气管切开护理

1. 操作流程

操作程序	简要流程	操作要点	图示
护士准备	素质要求	着装整洁、举止端庄、表达清晰、动作轻巧	
	核对签名	核对医嘱及执行单,签名	
操作评估	病人病情	意识状态、呼吸状态、心理状态、合作程度	
	治疗情况	缺氧程度、痰液的量及黏稠度	
	局部情况	气管切开套管及固定情况	
操作准备	病人准备	清醒者及家属了解气管切开护理的目的、方法、注意事项及配合要点,并愿意合作,卧位舒适	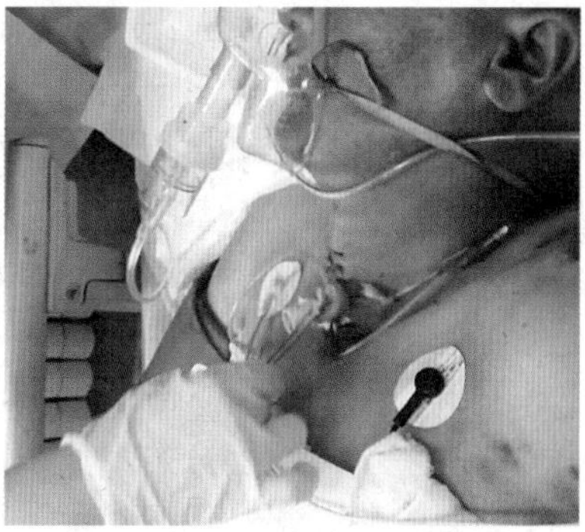 图7-28　消毒切口及周围皮肤
	环境准备	安静、整洁、光线适中,室内温度22~24℃左右、湿度50%~60%,治疗车、治疗盘已用消毒液抹布擦拭	
	护士准备	洗手,戴口罩	
	用物准备	治疗车上层:无菌治疗盘内:无菌气管内套管、0.9%氯化钠溶液、无菌棉球、止血钳2把、无菌纱布、切口纱布,气管套管固定带、无菌手套、0.5%聚维酮碘、弯盘、吸氧及吸痰装置各1套、急救药品及物品、手消毒凝胶,治疗车下层:医疗废物桶、生活垃圾桶	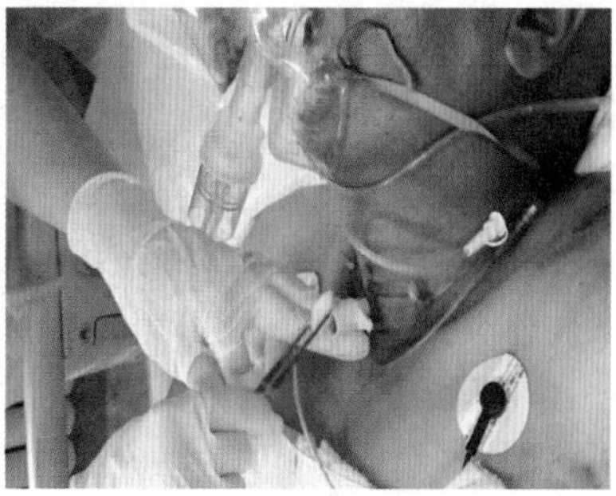 图7-29　擦净气管套管
操作过程	核对解释	核对病人,向病人或家属解释并取得合作	
	吸氧吸痰	取去枕平卧位;面罩高流量给氧;戴手套,经口鼻腔吸净气道及口鼻腔内痰液	
	换内套管	左手将外套管两侧的拨板固定,右手将内套管开关逆时针方向旋转90°,轻轻取出内套管;吸净外套管内痰液、面罩高流量给氧,戴无菌手套,将新备的无菌气管内套管插入外套管,将内套管开关顺时针方向旋转,固定在外套管上;观察病人呼吸是否通畅	图7-30　擦净切口周围皮肤

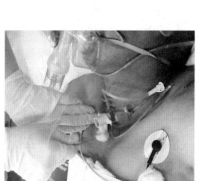

续表

操作程序	简要流程	操作要点	图示
操作过程	切口换药	取出切口纱布,用0.5%聚维酮碘棉球由内向外消毒切口及周围皮肤(图7-28),再用0.9%氯化钠溶液棉球擦净气管套管(图7-29)及切口周围皮肤(图7-30),切口周围用切口纱布包绕(图7-31);剪掉原有的颈部系带,用干净的固定带重新固定在颈部;用0.9%氯化钠溶液纱布轻盖于气管切口外,脱手套	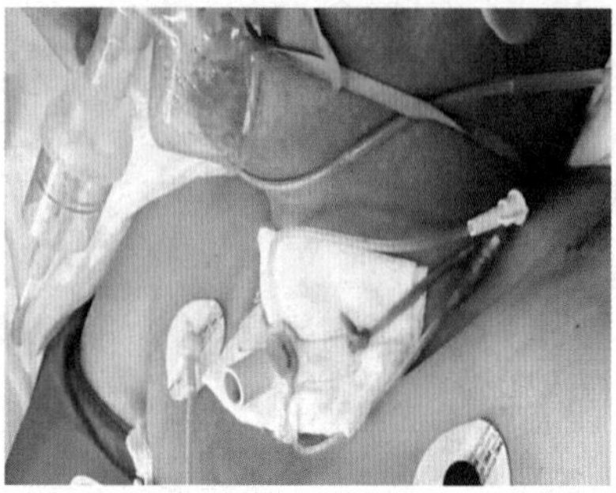 图7-31 更换切口纱布
	观察交代	观察病人反应,向病人及家属交代有关注意事项	
	整理记录	协助病人取舒适卧位,整理床单位,分类处理用物,洗手,脱口罩,记录痰液量、黏稠度、气管切口情况、有无出血或结痂红肿等	
操作评价	病人感受	舒适安全,无特殊不适	
	操作效果	操作方法正确、动作轻巧,吸净痰液,切口敷料清洁、干燥	

2. 操作关键点

(1) 严格遵循无菌操作原则,做好职业防护。

(2) 及时更换切口纱布及内套管。

(3) 勿使被褥、衣物等盖住气管切口,以防发生窒息。

(4) 固定套管系带松紧适宜,以系带与颈部间可放入1指为宜;过松,咳嗽时套管容易脱出;过紧,可引起病人不适;应经常观察颈部皮肤受压情况。

3. 操作测评标准

项目		分值	考核评价要点	评分等级				得分	存在问题
				I	II	III	IV		
护士准备		4	仪表着装规范、语言表达清晰、动作轻巧 核对医嘱及执行单正确	2 2	1 1	0 0	0 0		
操作评估		8	了解病人病情充分 观察缺氧程度及痰液情况全面 检查气管切开套管及固定情况正确	2 3 3	1 2 2	0 1 1	0 0 0		
操作准备	病人	2	理解、配合,卧位舒适	2	1	0	0		
	环境	2	符合操作要求	2	1	0	0		
	护士	2	洗手、戴口罩正确	2	1	0	0		
	用物	4	准备齐全、放置合理	4	3	2	1		

续表

项目		分值	考核评价要点	评分等级				得分	存在问题
				I	II	III	IV		
操作过程	核对解释	4	核对病人正确 解释清楚并取得合作	2 2	1 1	0 0	0 0		
	吸氧吸痰	8	卧位安置正确,面罩高流量给氧正确 经口鼻腔吸净气道及口鼻腔内痰液正确	4 4	3 3	2 2	1 1		
	换内套管	22	取出内套管方法正确 吸净外套管内痰液方法正确 面罩高流量给氧正确 戴无菌手套,更换、固定内套管方法正确 观察病人呼吸是否通畅正确	6 4 2 8 2	5 3 1 6 1	4 2 0 4 0	2 1 0 2 0		
	切口换药	22	取出切口纱布正确 消毒切口及周围皮肤方法、顺序正确 切口周围包绕纱布正确 更换系带、系带重新固定正确 气管切口外盖 0.9% 氯化钠溶液纱布正确 脱手套正确	2 9 3 4 2 2	1 7 2 3 1 1	0 5 1 2 0 0	0 3 0 1 0 0		
	观察交代	4	观察病人反应正确 交代注意事项正确	2 2	1 1	0 0	0 0		
	整理记录	8	病人卧位舒适、床单位整洁 用物、医疗废物处理符合要求 洗手、脱口罩正确 记录内容正确	2 2 2 2	1 1 1 1	0 0 0 0	0 0 0 0		
操作评价		10	动作轻巧、稳重、准确、安全、无污染 关爱病人、治疗性沟通有效 操作熟练,操作时间不超过 15 分钟	4 3 3	3 2 2	2 1 1	1 0 0		
关键缺陷			无人文关怀、无沟通,无安全意识、查对不严、发生事故,吸痰管混用或反复使用等均不及格						
总分		100							

五、维持静脉输液

(一)情景与任务

1. **情景导入** 病人收住 ICU 后,处于持续昏迷、缺氧状态。医生根据病人病情开出长期医嘱:5% 葡萄糖 250ml+ 神经节苷 0.4g/ivgtt qd,慢!;5% 葡萄糖 250ml+ 维生素 C 3.0g+ 维生素 B_6 0.2g+10%KCl7.5ml/ivgtt qd;给予静脉留置针和输液泵。

2. **工作任务** 护士为病人采用静脉留置针输液,并使用输液泵控制滴注速度。

（二）操作评估

1. 病人病情　处于持续昏迷、缺氧状态。

2. 操作目的　保持静脉通畅便于随时急救和用药；输入药物营养脑细胞、修复脑神经、维持电解质平衡；控制输液速度，维持用药效果。

3. 项目分析　静脉留置针可减少病人因反复穿刺而造成血管损伤和精神上的痛苦，并有利于长期维持静脉输液通畅。应根据病人年龄、病情、静脉条件和治疗需要选择合适型号的留置针，如休克、大出血、脱水病人宜选择直径粗的留置针（18~20G）；需长期输液、年老体弱、婴幼儿及无须快速输液者，宜选用直径细的留置针（22~24G），以减少对静脉的损伤。神经节苷给药后 2 小时在脑和脊柱可达高峰，4~8 小时后减半，药物清除缓慢，要求缓慢静脉滴注；氯化钾对血管有刺激作用，输液时应充分稀释，并缓慢滴注。

（三）操作计划

1. 选用粗直、弹性好、走向清晰的静脉，尽量选用双上肢静脉，如手背静脉，有利于为病人安置舒适卧位和便于活动。

2. 选用型号为 22G 的静脉留置针，留置时间约 3~5 天，最长不超过 7 天。

3. 采用输液泵控制输液速度，滴速为 20~30 滴 / 分。

4. 输液过程中严密观察病人的意识、瞳孔、呼吸及面色等变化，注意监测血氧饱和度，观察用药后效果及有无不良反应。

（四）操作流程与测评标准

技能 8　静脉留置针输液

1. 操作流程

操作程序	简要流程	操作要点	图示
护士准备	素质要求	着装整洁、举止端庄、语言柔和、表达清晰	
	双人核对	核对医嘱及输液卡，签名	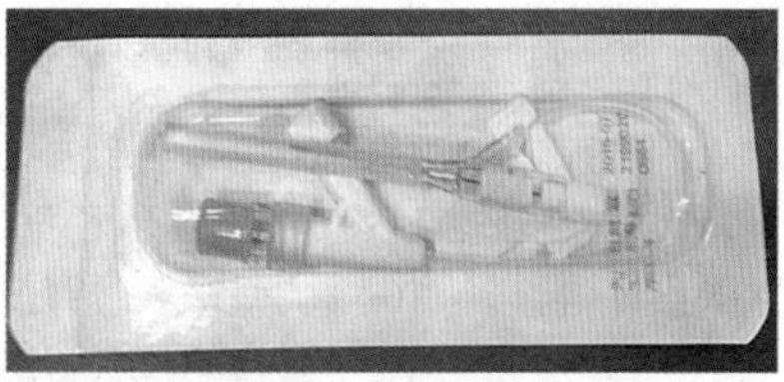
操作评估	病人病情	年龄、生命体征、意识状态、血液循环状况、自理能力、心理状态、对用药的认知和合作程度	图 7-32　静脉留置针
	治疗情况	用药史、过敏史和目前用药情况	
	局部情况	局部皮肤：无感染、硬结、瘢痕、出血点，血管情况：充盈程度、管壁弹性	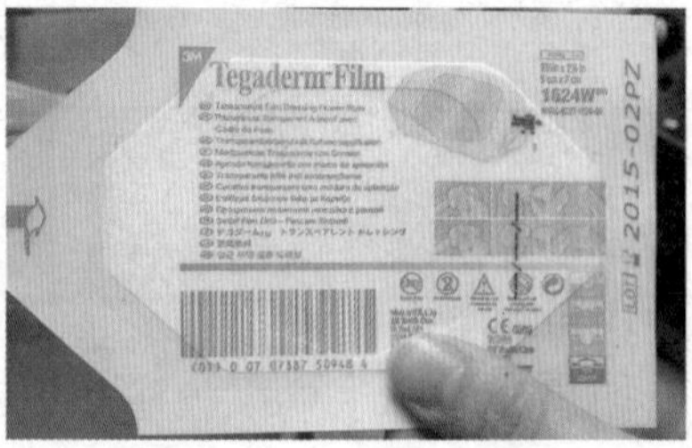
操作准备	病人准备	了解留置针输液目的、过程、注意事项及配合要点，并愿意合作；体位舒适，已排大小便	
	环境准备	安静整洁、温湿度适宜、光线适中，操作台、治疗车、治疗盘已用消毒液抹布擦拭	图 7-33　无菌透明敷贴
	护士准备	洗手，戴口罩	

续表

操作程序	简要流程	操作要点	图示
操作准备	用物准备	治疗车上层:治疗盘、按医嘱备药、静脉留置针1套(图7-32)、无菌透明敷贴(图7-33)、封管用物(2~5ml注射器、封管液)、安尔碘、棉签、治疗碗、止血带、手消毒凝胶、输液卡、输液瓶签、小垫枕、笔、表,必要时备无菌手套;治疗车下层:医疗废物桶、生活垃圾桶、锐器盒	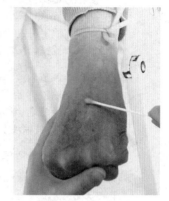 图7-34 消毒皮肤
操作过程	配备药液	同项目五 技能2 周围静脉输液(头皮针)	
	核对解释	同项目五 技能2 周围静脉输液(头皮针)	
	挂瓶排气	同项目五 技能2 周围静脉输液(头皮针)	
	备留置针打开敷贴	检查静脉留置针、无菌透明敷贴型号及有效期,确认包装完好;打开无菌透明敷贴外包装;准备胶布2条,1条注明置管日期、时间、签名	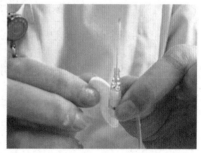 图7-35 旋转针芯
	选择静脉	协助病人取舒适卧位,选择粗直、弹性好的血管,避开静脉瓣;在穿刺肢体下垫小枕及治疗巾;在穿刺点上方10cm处扎止血带,选好血管,松止血带	
	皮肤消毒	消毒皮肤2次,消毒皮肤直径8cm以上(图7-34)	
	静脉穿刺	取出留置针,将输液器上头皮针插入留置针的肝素帽内至针头根部;排尽空气,关闭调节器,检查针头及输液器内无气泡;取下留置针针套,旋转针芯(图7-35),松动外套管,调整针头斜面,取下护针帽;病人握拳,一手绷紧静脉下端皮肤,另一手持针柄,针尖斜面向上,进针角度为15°~30°(图7-36),进针见导管尾部有回血,降低进针角度,顺静脉方向再将穿刺针推进0.2cm,固定留置针后撤出针芯0.5cm,持针座,将套管全部送入静脉,再安全撤出针芯(图7-37),一手固定针柄,松开止血带,嘱病人松拳,松调节器	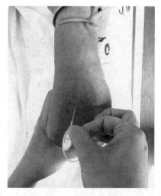 图7-36 穿刺

续表

操作程序	简要流程	操作要点	图示
操作过程	固定针头	待液体流入通畅,病人无不适后,用透明敷贴密闭式固定导管;用注明置管日期、时间、签名的小胶布再次固定留置针管(图7-38);用胶布将留置针延长管固定	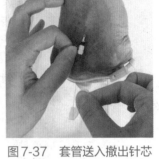
	调速记录	调节输液滴速,记录(输液卡上记录输液开始时间、输液名称、量、滴速及签名;输液瓶签上签名),再次核对,挂输液卡	
	观察告知	安置舒适体位,询问病人感觉、观察局部及全身反应,交代注意事项,给予健康指导	图7-37 套管送入撤出针芯
	整理巡视	整理病床单位,分类处理用物,洗手,脱口罩,记录(护理记录单上记录静脉留置针的穿刺部位、日期及时间),每隔15~30分钟巡视病房1次	
	注液封管	输液毕,关闭调节器,将吸有封管液的注射器连接头皮针,先拔出部分针头,仅剩下针尖斜面留在肝素帽内,推液封管: ① 正压封管:缓慢向留置针导管内推注封管液(2~5ml)(图7-39),剩0.5~1ml时,用边推注边退针的方法,使留置针内充满封管液,并用小夹子在靠近静脉端卡住延长管后拔出针头 ② 脉冲式封管:每推注0.2ml封管液,暂停1秒,再推注0.2ml,如此反复完成封管	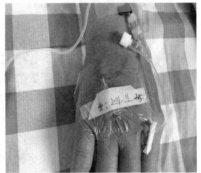 图7-38 记录时间固定妥当
	再次输液	消毒留置针肝素帽,将静脉输液针头插入肝素帽内即可	
	拔针按压	除去胶布和透明敷贴,关闭调节器;将无菌棉球放于穿刺点前方,快速拔出套管针;嘱病人按压2~3分钟至局部不出血止	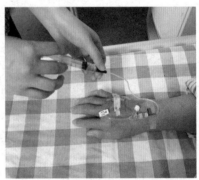
	整理归原	同项目五 技能2周围静脉输液(头皮针)	图7-39 推封管液
操作评价	病人感受	感觉良好、安全、无特殊不适	
	操作效果	严格三查七对、无菌原则,一次排气成功,一次静脉穿刺成功,滴速适宜,沟通有效	

2. 操作关键点

(1) 严格执行查对制度、严格遵循无菌技术、标准预防原则。

(2) 合理选用静脉:根据病情及药物性质选择合适静脉,一般应选择粗直、弹性好,走向清晰的血管;能下床活动的病人,避免在下肢置管。

(3) 指导病人在输液过程中保护留置针的方法,减少留置针的脱落及局部渗漏、阻塞、静脉炎等发生。

(4) 每次输液后均应检查局部静脉有无红、肿、热、痛及硬结。询问病人有无不适,如有异常情况应及时拔针,局部处理。

3. 操作测评标准

项目		分值	考核评价要点	评分等级				得分	存在问题
				I	II	III	IV		
护士准备		3	仪表着装规范、语言表达清晰	1	0	0	0		
			双人核对医嘱、输液卡正确	2	1	0	0		
操作评估		6	了解病人病情充分	2	1	0	0		
			询问用药史、过敏史和目前用药状况正确	2	1	0	0		
			选择、观察穿刺静脉正确	2	1	0	0		
操作准备	病人	2	知情同意,体位舒适,已排大小便	2	1	0	0		
	环境	1	符合无菌操作要求	1	0	0	0		
	护士	2	洗手、戴口罩正确	2	1	0	0		
	用物	3	准备齐全、放置合理	3	2	1	0		
操作过程	配备药液	8	双人核对医嘱及药物正确	2	1	0	0		
			检查药物质量、倒贴输液瓶签正确	2	1	0	0		
			按医嘱加药、方法正确	2	1	0	0		
			检查输液器、插管过程正确无污染	2	1	0	0		
	核对解释	2	双人核对病人正确	1	0	0	0		
			解释清楚,并取得合作	1	0	0	0		
	挂瓶排气	4	挂输液瓶、展开输液管正确	1	0	0	0		
			排气方法正确、未浪费药液、一次排气成功,墨菲滴管内液面高度适宜	3	2	1	0		
	备留置针打开敷贴	4	检查静脉留置针、无菌透明敷贴正确	2	1	0	0		
			打开无菌透明敷贴外包装正确	1	0	0	0		
			准备胶布,注明置管日期、时间、签名	1	0	0	0		
	选择静脉	3	病人卧位舒适,垫小垫枕、治疗巾正确	1	0	0	0		
			选择穿刺静脉适宜,扎止血带方法正确	2	1	0	0		

续表

项目		分值	考核评价要点	评分等级				得分	存在问题
				I	II	III	IV		
操作过程	皮肤消毒	3	消毒皮肤方法、范围正确	3	2	1	0		
	静脉穿刺	15	再次核对准确	1	0	0	0		
			连接套管针与输液器方法正确	2	1	0	0		
			再次排气方法正确,未浪费药液	2	1	0	0		
			进针手法、角度、深度适宜	4	3	2	1		
			一次静脉穿刺成功	2	1	0	0		
			拔除针芯方法正确	2	1	0	0		
			穿刺后松止血带、调节器、松拳及时	2	1	0	0		
	固定针头	3	敷贴固定方法正确,密封、牢固	2	1	0	0		
			穿刺日期、时间、签名明确	1	0	0	0		
	调速记录	6	调节滴速准确,符合病情及药物性质	4	3	2	1		
			输液卡记录正确	2	1	0	0		
	观察告知	4	病人体位舒适,询问、观察正确	2	1	0	0		
			交代注意事项、给予健康指导正确	2	1	0	0		
	整理巡视	4	整理床单位、清理用物正确	2	1	0	0		
			洗手、记录正确,巡视时间符合要求	2	1	0	0		
	注液封管	5	关闭调节器及时,注射器连接头皮针正确	2	1	0	0		
			推注封管液方法正确,拔出针头及时	3	2	1	0		
	再次输液	4	消毒肝素帽正确	2	1	0	0		
			将头皮针插入肝素帽正确,无污染	2	1	0	0		
	拔针按压	4	除去胶布和透明敷贴正确,关调节器及时	2	1	0	0		
			拔管方法、按压方法正确	2	1	0	0		
	整理归原	4	病人体位舒适,用物处理妥当	2	1	0	0		
			洗手、脱口罩正确	2	1	0	0		
操作评价		10	关爱病人、沟通有效、安全舒适	3	2	1	0		
			无菌观念强、无污染、无跨越无菌区	3	2	1	0		
			操作熟练、准确、整体计划性好,操作时间不超过15分钟	4	3	2	1		
关键缺陷			无人文关怀、无沟通,查对不严、执行医嘱错误,严重违反无菌原则、严重污染等均不及格						
总分		100							

技能 9　输液泵的使用

1. 操作流程

操作程序	简要流程	操作要点	图示
护士准备	素质要求	着装整洁、举止端庄、语言柔和、表达清晰	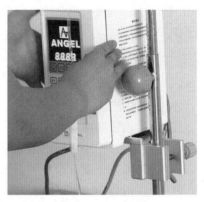
	双人核对	核对医嘱及执行单,签名	
操作评估	病人病情	年龄、意识状态、心理状态、合作程度,对使用输液泵的认知	
	治疗情况	目前静脉输液情况	
	局部情况	局部血管情况、血液循环状况	
操作准备	病人准备	了解使用输液泵目的、方法、注意事项及配合要点,并愿意合作,体位舒适,已排大小便	图 7-40　接通电源
	环境准备	安静整洁、温湿度适宜、光线适中	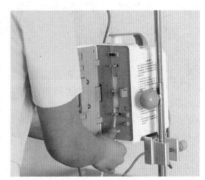
	护士准备	洗手,戴口罩	
	用物准备	输液泵、电源线、输液泵管、输注药液、静脉穿刺用物等	
操作过程	核对解释	核对病人,解释并取得合作,安置舒适卧位	
	装输液泵	将输液泵通过托架固定于输液架上	图 7-41　置输液管
	置输液管	打开电源开关(图 7-40),接通电源;排尽输液管内气体;打开输液泵门,将与之相配套的输液管置入输液泵管道槽内(图 7-41),关闭输液泵门	
	设置参数	遵医嘱设定输液量和输液速度(图 7-42)	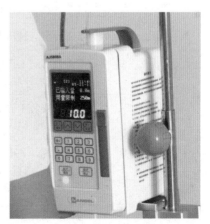
	启动输液	静脉穿刺成功后,按排气键再次排气,并将输液针与输液泵内输液管连接,确认设置参数无误,按"开始/停止"键,启动输液	
	观察记录	定期巡视、观察病人反应及输液泵运行情况,告知注意事项,记录输液名称、速度及量等	
	停输液泵	当输液量接近预先设定值时,输液量显示键闪烁,提示输液即将结束,按"开始/停止"键,关输液泵,打开输液泵门,取出输液管,遵医嘱更换输注液体或停止输液	图 7-42　设置参数

续表

操作程序	简要流程	操作要点	图示
操作过程	整理归原	协助病人取舒适卧位,整理床单位,清理用物,洗手,脱口罩,记录	
操作评价	病人感受	感觉良好、安全、无特殊不适	
	操作效果	操作熟练、轻巧,放置输液管正确、设置参数准确、符合要求,能正确处理报警	

2. 操作关键点

(1) 连接输液泵前注意彻底排尽输液泵管内的空气。

(2) 更换治疗作用不同的液体时应根据病情变化重新设置输液速度。

(3) 应熟悉并正确处理各种报警,如输液管道堵塞、管道内有气泡、断电、液体滴空等。

(4) 使用过程中,不能随意打开输液泵门,如确实需要打开输液泵门,务必先关闭输液泵管调节器,严防药物快速输入引起不良反应。

3. 操作测评标准

项目		分值	考核评价要点	评分等级 I	II	III	IV	得分	存在问题
护士准备		4	仪表着装规范、语言表达清晰 双人核对医嘱及执行单正确	2 2	1 1	0 0	0 0		
操作评估		6	了解病人病情充分 了解治疗情况全面 观察局部血管、血液循环情况正确	2 2 2	1 1 1	0 0 0	0 0 0		
操作准备	病人	2	理解、配合,体位舒适,已排大小便	2	1	0	0		
	环境	2	符合无菌操作要求	2	1	0	0		
	护士	2	洗手、戴口罩正确	2	1	0	0		
	用物	4	准备齐全、放置合理	4	3	2	1		
操作过程	核对解释	4	双人核对病人正确 解释清楚,并取得合作	2 2	1 1	0 0	0 0		
	装输液泵	6	输液泵安装于输液架上方法正确 输液泵固定牢固	4 2	3 1	2 0	1 0		
	置输液管	15	打开电源开关正确 输液管排气、置入输液泵管道槽内正确 开、关输液泵门正确	2 9 4	1 7 3	0 5 2	0 3 1		
	设置参数	12	遵医嘱设置参数 设置输液量准确 设置输液速度准确	2 5 5	1 4 4	0 3 3	0 2 2		

续表

项目		分值	考核评价要点	评分等级				得分	存在问题
				I	II	III	IV		
操作过程	启动输液	12	静脉穿刺成功后,按排气键再次排气正确 输液针与输液泵内输液管连接正确 确认设置参数无误 按"开始/停止"键,启动输液正确	4 4 2 2	3 3 1 1	2 2 0 0	1 1 0 0		
	观察记录	8	定期巡视、观察正确 告知注意事项正确 记录内容正确	4 2 2	3 1 1	2 0 0	1 0 0		
	停输液泵	6	关输液泵、取出输液管正确 更换输注液体或停止输液处理正确	3 3	2 2	1 1	0 0		
	整理归原	7	病人体位舒适 整理床单位、清理用物正确 洗手、脱口罩、记录、签名正确	2 2 3	1 1 2	0 0 1	0 0 0		
操作评价		10	关爱病人、沟通有效、舒适安全 无菌观念强、无污染 操作熟练、准确、整体计划性好,操作时间不超过3分钟	3 3 4	2 2 3	1 1 2	0 0 1		
关键缺陷			无人文关怀、无沟通,查对不严、执行医嘱错误,严重违反无菌原则、严重污染等均不及格						
总分		100							

【护理评价】

1. 病人意识障碍程度是否减轻。

2. 病人心排出量、自主呼吸是否恢复至正常范围。

3. 病人呼吸困难程度是否减轻,缺氧是否改善,血氧分压、血氧饱和度是否增高。

4. 病人呼吸道是否通畅,有无痰鸣音。

5. 病人有无发生意外伤害。

6. 病人苏醒后能否说出中毒后的心理感受,能否重新树立生活信心。

7. 病人有无发生并发症,或出现并发症能否及时被发现和治疗。

拓 展 训 练

 案例

陈××,男,58岁。1天前无明显诱因出现胸闷胸痛,而后反复发作,无规律性,持续数分钟,位于胸前区,偶可缓解,未经特殊诊治。1小时前胸闷胸痛再发加重,呈持续性剧烈疼痛,伴心悸、气促、大汗,遂来医院急诊。心电图示:窦性心律,ST-T改变,急诊以诊断"冠心病"收住心血管内科。入院后查体:T 36.2℃、P 66 次 / 分、R 23 次 / 分、BP 100/60mmHg,神志清楚,急性病容,双肺呼吸音粗,无明显干、湿啰音,心前区无隆起,心音界稍扩大,心率 66 次 / 分,律齐,无明显杂音,双下肢无水肿。起病以来,病人精神、饮食、睡眠及大小便稍差,体重无明显变化,体力明显下降。入院后给予负荷量、双联抗血小板、抗凝、稳定斑块、扩张冠状动脉等药物治疗,并急诊给予经皮冠状动脉介入治疗(PCI)。术中出现心室颤动,即予电击除颤和心肺复苏,术后转入 ICU 进一步治疗。术后第 2 天 7 时 30 分,病人出现面部发绀,呼吸急促,全身湿冷、大汗淋漓,测量:体温不升、P 106 次 / 分、R 30 次 / 分、BP 80/50mmHg,SpO$_2$ 70%,急查血气分析示:pH 7.20,PCO$_2$ 41mmHg,PO$_2$ 45mmHg,双肺可闻及大量湿啰音。立即给予高流量吸氧、吸痰,急请麻醉师行气管切开术、并连接呼吸机辅助通气。病人生命体征不稳定,应用多巴胺等药物对症治疗。

一、情景与任务

(一) 紧急复苏

1. 情景导入　病人收住心血管内科,并急诊行"经皮冠状动脉介入治疗(PCI)"。术中病人出现心室颤动,医生指示:立即电击除颤、心肺复苏。

2. 工作任务　护士立即配合医生为病人进行电击除颤和心肺复苏术。

(二) 改善通气

1. 情景导入　病人术后转入 ICU 进一步治疗,术后第 2 天 7 时 30 时,出现面部发绀,呼吸急促、全身湿冷、大汗淋漓,测量:体温不升、P 106 次 / 分、R 30 次 / 分、BP 80/50mmHg,SpO$_2$ 70%,急查血气分析示:pH7.20、PCO$_2$ 41mmHg、PO$_2$ 45mmHg,听诊双肺可闻及大量湿啰音。医嘱:高流量吸氧、吸痰、急请麻醉师行气管切开术,必要时连接呼吸机。

2. 工作任务　ICU 护士长立即组织人力物力,协调合作完成上述护理工作。

(三) 气道管理

1. 情景导入　病人行气管切开术后,使用呼吸机辅助通气,医生开出术后医嘱:气管切开护理,每天 2 次。

2. 工作任务　护士遵医嘱为病人实施气管切开护理。

(四) 维持静脉输液

1. 情景导入　病人术后生命体征不稳定,医生开出医嘱:5% 葡萄糖 250ml+ 多巴胺 200mg/ivgtt(20 滴 / 分,维持滴注)。

2. 工作任务　护士为病人采用静脉留置针进行输液,并使用输液泵控制输液速度。

二、分析

(一) 指引

1. 病人冠心病急性发作,入院后急诊行"经皮冠状动脉介入治疗(PCI)"。护士应立即为病人做好术前准备,并准备好急救药物和物品。

2. 病人在 PCI 术中突然出现心室颤动,短时间的心室颤动可以迅速发展到心脏骤停,应立即给予电击除颤,并进行心肺复苏。护士须立即组织人力物力、争分夺秒地配合医生实施抢救,并密切观察病情。

3. 病人术后第 2 天病情恶化,出现休克、中度缺氧和呼吸道分泌物聚积现象,护士应立

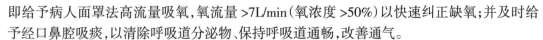

即给予病人面罩法高流量吸氧,氧流量 >7L/min(氧浓度 >50%)以快速纠正缺氧;并及时给予经口鼻腔吸痰,以清除呼吸道分泌物、保持呼吸道通畅,改善通气。

4. 病人行气管切开术并连接呼吸机辅助呼吸,护士应加强气管切开护理,并严密观察病情及呼吸机运作情况,根据需要合理调节呼吸机各参数,注意湿化呼吸道、采取有效措施促进排痰等。

5. 病人病情危重,随时可能发生病情变化,需采用静脉留置针输液并维持静脉通畅,有利于实施抢救和用药。应根据病人年龄、病情、血管条件和药物滴注要求等合理选择静脉留置针和穿刺静脉。由于病人出现休克,需应用多巴胺等血管活性药物,其用药剂量、浓度可直接影响血压的变化,需使用输液泵严格、准确控制输液速度。

(二)实践

1. 将全班学生分成若干小组,各小组针对上述案例、情景与任务,进行小组讨论,要求书面列出该病人的主要护理诊断 / 问题、并初步制订护理计划。

2. 各小组成员分配任务,分别扮演护士、病人、家属、医生等不同角色,进行角色扮演,模拟综合实训。

(肖继红)

项目八　孕、产妇护理

学习目标

1. 具有严格的无菌观念、严谨的工作态度;具有为围生期妇女提供保健知识教育和服务的能力;具有观察、分析、解决问题的能力及团队合作精神。
2. 熟练掌握四步触诊、骨盆外测量、胎心监测、外阴擦洗及外阴、阴道冲洗等技能。
3. 学会会阴擦洗消毒、铺产台、接生、新生儿断脐及阴道、宫颈上药等技能。

张××,女,28岁。因停经39周,规律宫缩3小时就诊,以"宫内孕39周,G_1P_0,临产"收住产科。查体:T 36.5℃、P 82次/分、R 21次/分、BP 110/70mmHg。产妇发育正常,身高160cm,体重60kg,心肺无异常。产科检查示:宫底剑突下3横指,胎位LOA,宫缩10~15秒/7~8分钟,胎心145次/分,骨盆内、外测量各径线值正常。肛查示:先露头,S^{-2},宫颈长约1.5cm,容三指尖,胎膜未破。估计胎儿3500g。B超检查未提示异常。入院后产妇精神紧张,反复追问医护人员能否顺产,诉疼痛难忍、哭闹。产妇3点10分入院,入院后产程进展顺利,11:10破膜,羊水清,11:30宫口开全,于12:00顺娩一活女婴,Apgar评分1-5-10分钟均为10分,12:10胎盘娩出,胎盘胎膜剥离完整,子宫收缩良好,宫底位于脐下一横指,阴道出血量约200ml,产房观察2小时无异常,送至母婴病房。产后5天遵医嘱出院。产后42天回院随诊,常规全身及妇科检查,未见异常。

产后57天,自觉外阴奇痒、灼痛,分泌物增多来院就诊。妇科检查示:外阴红肿,阴道黏膜潮红,有斑块状白带附着于阴道壁,棉签不易拭去,宫颈轻度糜烂。白带常规显示:假丝酵母菌阳性。确诊为"阴道假丝酵母菌病,轻度宫颈糜烂"。给予氟康唑150mg顿服,阴道冲洗上药,1天1次,连续7天。

【护理评估】

1. 产妇28岁,G_1P_0,入院后精神紧张,反复追问医护人员能否顺产,诉疼痛难忍、哭闹,提示其存在焦虑。

2. 产妇规律宫缩3小时就诊,宫缩10~15秒/7~8分钟,提示产妇存在疼痛的问题。

3. 产妇发育正常,入院后各项检查均示正常,说明产妇可以正常分娩。但在正常分娩的过程中仍可能存在会阴裂伤、新生儿窒息和产后出血等危险。

4. 病人产后57天,自觉外阴奇痒、灼痛,分泌物增多,白带常规示:假丝酵母菌阳性,提示其存在生殖系统感染。

【护理诊断／问题】

1. 焦虑　与缺乏分娩知识和信心有关。

2. 疼痛　与逐渐增强的宫缩有关。

3. 潜在并发症：会阴裂伤、新生儿窒息、产后出血。

4. 舒适改变　与生殖系统感染、分泌物增多有关。

【护理计划】

1. 护理目标

(1) 产妇情绪稳定，能描述正常分娩过程并主动参与，有信心正常分娩。

(2) 产妇能在医护人员的指导下应用有效的方法缓解疼痛。

(3) 产妇未发生会阴裂伤、新生儿窒息和产后出血。

(4) 病人外阴瘙痒、灼痛症状消失，白带正常。

2. 护理措施

(1) 入院护理：协助办理入院手续，提供温馨、舒适的待产环境，完成入院护理评估。

(2) 心理护理：耐心倾听，给予情感支持，增强产妇自然分娩的信心。建立良好的护患关系，使产妇能在产程中配合助产人员利于分娩。

(3) 疼痛护理：①利用播放产妇喜欢听的音乐等方法，转移其注意力；②介绍放松技巧；③适时给予抚摸、轻揉下腹部、按摩、握手等方法减轻疼痛；④在产程中全程陪伴，并指导用力。

(4) 产程护理：①第一产程要注意观察产程进展情况，适时做肛查或阴查以了解宫颈扩张情况及胎头下降程度；鼓励产妇补充能量；每 2~4 小时排尿 1 次；一旦胎膜破裂，立即听胎心音，观察羊水的颜色、性状和流出量，并记录破膜时间。②产程中应注意监测胎心音。③促进产妇舒适，做好心理支持。④做好接产的准备。⑤产后应在产房观察 2 小时，重点观察血压、脉搏、子宫收缩情况、宫底高度、阴道出血量，是否膀胱充盈，会阴及阴道有无血肿等，发现异常应及时处理。⑥帮助产妇接受新生儿，协助产妇和新生儿进行皮肤接触和早吸吮，建立母子情感。

(5) 生殖系统感染护理：①向病人说明用药的目的和方法，取得配合。②教会病人养成良好的卫生习惯。③告知病人性伴侣应同时治疗，预防重复感染。

【实施】

一、产　前　护　理

(一) 情景与任务

1. 情景导入　张 ××，28 岁，G_1P_0，孕 39 周。规律宫缩 3 小时，于 3 点 10 分在家属陪同下就诊，立即收住产科。入院后精神紧张，反复追问医护人员能否顺产，诉疼痛难忍、哭闹。

2. 工作任务　护士为孕妇实施产科四步触诊，骨盆外测量，胎心监测，观察产程进展，并给予心理护理。

(二) 操作评估

1. 孕妇情况　28 岁，G_1P_0，孕 39 周。规律宫缩 3 小时入院。入院后精神紧张，诉疼痛难忍、哭闹。

2. 操作目的　确定胎方位、先露入盆程度、胎儿大小、胎心音正常与否、骨盆大小及宫缩情况等，以帮助孕妇选择最佳的分娩方式，并消除孕妇焦虑情绪。

3. 项目分析 影响分娩的四个因素包括产力、产道、胎儿和产妇的精神心理因素。产科四步触诊可以判断胎方位、估计胎儿大小及先露入盆程度,骨盆外测量可以估计骨产道的大小,进而判断胎儿能否顺利通过骨产道。胎心率是判断胎儿宫内安危的重要指标,产程中要重点监测。同时,做好产妇的心理护理是产程顺利进展的重要保证。

(三) 操作计划

1. 为孕妇计算预产期,核实孕周。
2. 正确为孕妇实施四步触诊、骨盆外测量及胎心听诊。
3. 做好胎心监测,注意观察产程进展。
4. 耐心讲解分娩是正常的生理过程,建立良好的护患关系,促使孕妇能在分娩过程中密切配合助产人员,以利于顺利分娩。

(四) 操作流程与测评标准

技能 1 四 步 触 诊

1. 操作流程

操作程序	简要流程	操作要点	图示
护士准备	素质要求	着装整洁、举止端庄、语言柔和、表达清晰、服务周到、主动沟通	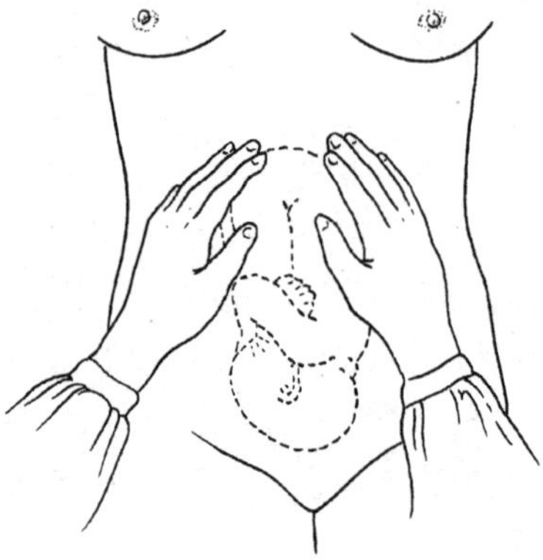
操作评估	孕妇情况	年龄、孕产次、孕周、心理状态、合作程度、孕期产检情况、宫缩情况等	
	设备情况	检查床性能、无损坏	
操作准备	孕妇准备	了解检查目的、过程、注意事项和配合要点,并愿意合作;已排空膀胱	
	环境准备	清洁安静、温湿度适宜、光线适中,有拉帘或屏风遮挡	图 8-1 四步触诊第一步
	护士准备	洗手,戴口罩	
	用物准备	塑料皮尺	
操作过程	核对解释	核对孕妇,解释并取得合作	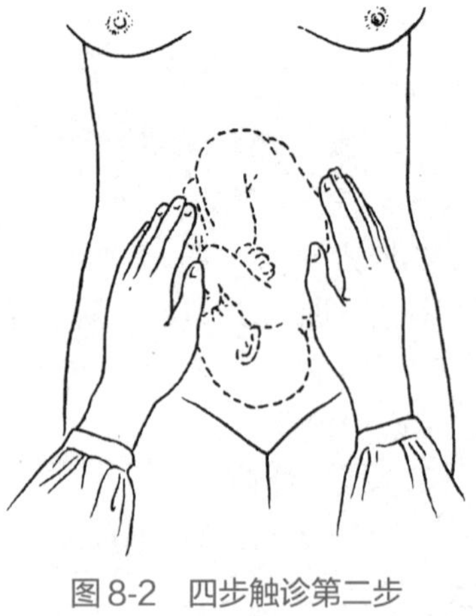
	安置体位	扶孕妇至检查床旁,再次确认孕妇已排空膀胱;护士站于孕妇右侧,协助孕妇上检查床,双腿略屈外展,充分暴露腹部,护士双手抚摸孕妇腹部使其放松、消除紧张情绪	
	四步触诊	第一步:护士面向孕妇头部,双手置于子宫底部,先确定子宫底高度,估计宫底高度与孕周是否相符,再以双手指腹交替轻推,分辨宫底处是	图 8-2 四步触诊第二步

续表

操作程序	简要流程	操作要点	图示
操作过程	四步触诊	胎体的哪一部分,圆而硬有浮球感的为胎头,宽而软不规则的为胎臀(图8-1)第二步:护士面向孕妇头部,两手置于子宫两侧,一手固定,另一手深按,两手交替进行。分辨胎背及胎儿四肢各在母体腹壁的哪一侧,平坦饱满者为胎背,高低不平、有结节者为胎儿肢体(图8-2) 第三步:护士面向孕妇头部,右手拇指与其余四指分开,置于耻骨联合上方,握住先露部,进一步检查是胎头还是胎臀;并左右推动以确定是否衔接。如先露仍高浮,表示尚未衔接;如已衔接,则胎先露部不能被推动(图8-3) 第四步:护士面对病人足部,两手分别插入先露部两侧,向骨盆入口深按,再次核对先露部的诊断是否正确,并确定先露部入盆程度(图8-4)	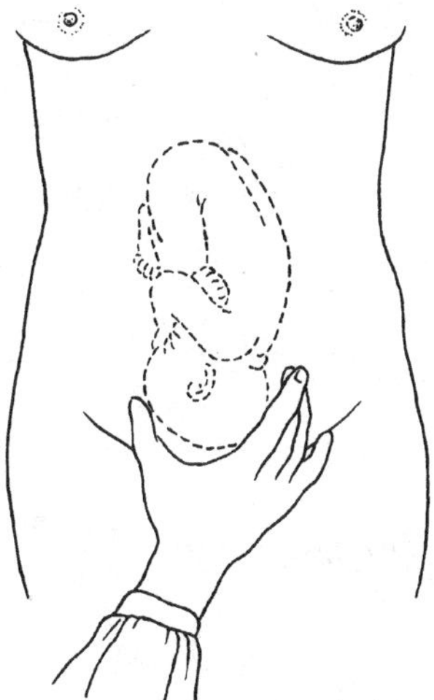 图8-3 四步触诊第三步 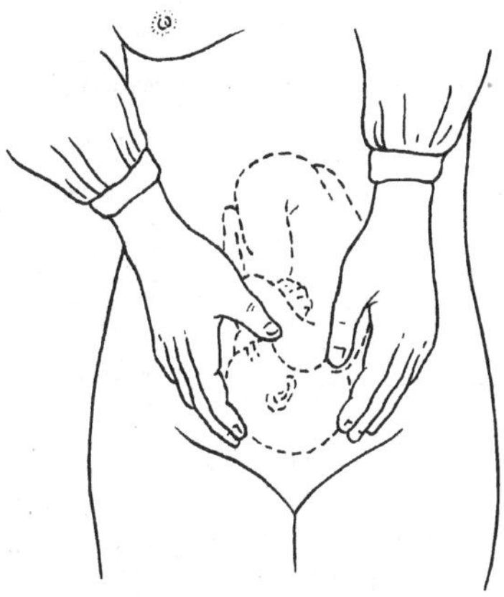
	观察告知	观察孕妇表现,听取其感受,告知其检查结果及相关事宜	
	整理记录	协助孕妇整理衣物,离床,整理床单位,清理用物,洗手,脱口罩,记录胎方位、胎先露及先露入盆程度	
操作评价	孕妇感受	感觉良好、无不良反应	图8-4 四步触诊第四步
	操作效果	检查手法正确,对检查结果判断准确,沟通有效、指导正确	

2. 操作关键点

(1) 严格遵循查对制度,做好个人防护。

(2) 注意保暖,保护孕妇隐私。

(3) 严格遵守操作规程,触诊动作轻柔。为了触诊清楚,触诊过程中可逐渐加力,但要注意孕妇的反应,如有异常应立即停止操作。

3. 操作测评标准

项目		分值	考核评价要点	评分等级				得分	存在问题
				I	II	III	IV		
护士准备		4	仪表着装规范,语言表达清晰,服务周到	4	3	2	1		
操作评估		6	了解孕妇情况全面 检查设备正确	4 2	2 1	1 0	0 0		
操作准备	孕妇	3	理解、配合,已排空膀胱	3	2	1	0		
	环境	3	符合产科检查操作要求	3	2	1	0		
	护士	2	洗手、戴口罩正确	2	1	0	0		
	用物	2	准备齐全,放置合理	2	1	0	0		
操作过程	核对解释	4	核对孕妇正确 解释清楚并取得合作	2 2	1 1	0 0	0 0		
	安置体位	4	确认孕妇已排空膀胱 协助孕妇上检查床、选择体位正确	2 2	1 1	0 0	0 0		
	四步触诊	50	第一步:护士站位、触诊手法正确 结果判断正确 估计胎儿大小与妊娠月份是否相符 第二步:护士站位、触诊手法正确 结果判断正确 第三步:护士站位、触诊手法正确 结果判断正确 第四步:护士站位、触诊手法正确 结果判断正确	9 3 2 9 3 9 3 9 3	7 2 1 7 2 7 2 7 2	5 1 0 5 1 5 1 5 1	3 0 0 3 0 3 0 3 0		
	观察告知	4	观察、询问孕妇正确 告知孕妇检查结果、交代注意事项准确	2 2	1 1	0 0	0 0		
	整理记录	8	协助孕妇整理衣物、离床正确 整理床单位,清理用物正确 洗手、脱口罩正确 记录检查结果正确	2 2 2 2	1 1 1 1	0 0 0 0	0 0 0 0		
操作评价		10	关爱孕妇、沟通有效、舒适安全 检查手法正确、判断结果准确 操作熟练、准确、整体计划性好,操作时间不超过 5 分钟	3 3 4	2 2 3	1 1 2	0 0 1		
关键缺陷			无人文关怀,无沟通,无安全意识,查对不严,检查方法错误、检查结果判断不准确,发生事故等均不及格						
总分		100							

技能 2 骨盆外测量

1. 操作流程

操作程序	简要流程	操作要点	图示
护士准备	素质要求	着装整洁、举止端庄、语言柔和、表达清晰、服务周到、主动沟通	
操作评估	孕妇情况	孕妇年龄,孕产次,孕周,心理状态,合作程度,产检情况,宫缩情况	
	设备情况	检查床性能、无损坏	
操作准备	孕妇准备	了解检查目的、过程、注意事项及配合要点,并愿意合作,已排空膀胱	图 8-5　测量髂棘间径
	环境准备	清洁安静、温湿度适宜、光线适中,有拉帘或屏风遮挡	
	护士准备	洗手,戴口罩	
	用物准备	骨盆外测量仪	
操作过程	核对解释	核对孕妇,解释并取得合作	
	安置体位	扶孕妇至检查床旁,再次确认孕妇已排空膀胱,护士站于孕妇右侧,协助孕妇上检查床,脱去右侧裤腿仰卧	
	测髂棘间径	协助孕妇取伸腿平卧位,护士两食指触摸孕妇两侧髂前上棘并标示,将骨盆测量仪两脚分别置于孕妇两侧髂前上棘外缘,读取测量数值并记录,正常值为 23~26cm(图 8-5)	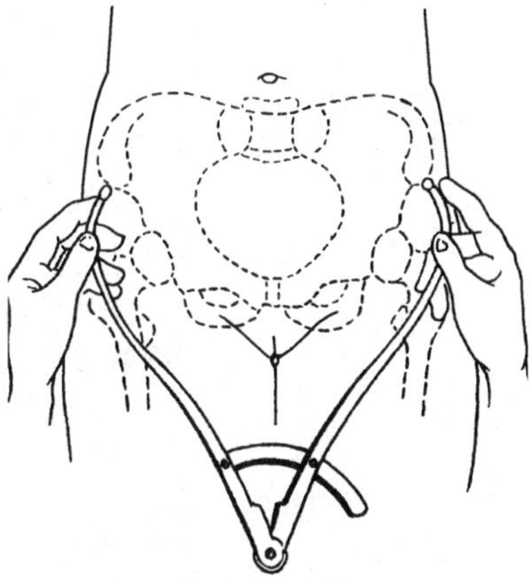
	测髂嵴间径	协助孕妇取伸腿平卧位,护士两食指触摸孕妇两侧髂骨最外侧突起的髂嵴并标示,将骨盆测量仪两脚分别置于孕妇两侧髂嵴外缘最宽处,读取测量数值并记录,正常值为 25~28cm(图 8-6)	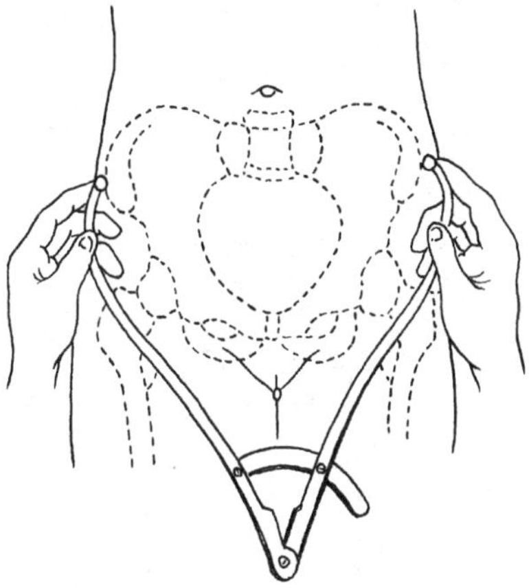 图 8-6　测量髂嵴间径
	测骶耻外径	协助孕妇取左侧卧位,右腿伸直,左腿屈曲,护士右手触摸耻骨联合上缘中点并标示,左手在髂嵴最高点向下延线与脊柱相交点下 1~1.5cm 处标示(即米氏菱形窝的上角),将骨盆测量仪两脚分别置于两处标示点,读取测量数值并记录,正常值为 18~20cm(图 8-7)	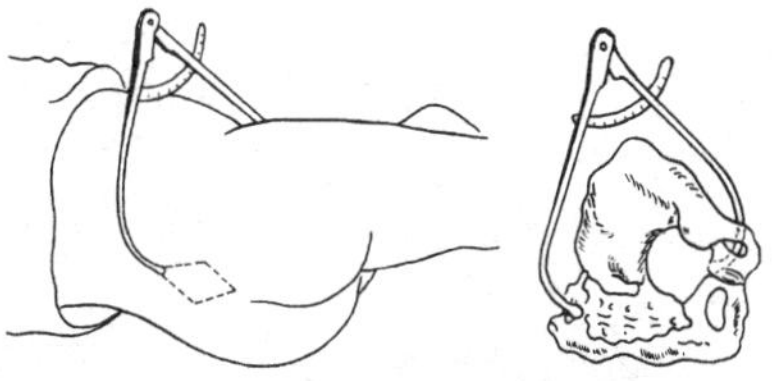 图 8-7　测量骶耻外径

续表

操作程序	简要流程	操作要点	图示
操作过程	测坐骨结节间径	协助孕妇取平卧位,两腿屈曲,双手抱膝,护士用拇指分别触摸两侧坐骨结节并标示,将骨盆测量仪两脚分别置于两侧坐骨结节内侧缘,读取测量数值并记录,正常值为8.5~9.5cm(图8-8)	
	观察告知	观察孕妇表现,听取其感受,告知其检查结果及相关事宜	
	整理记录	协助孕妇整理衣物,离床,整理床单位,清理用物,洗手,脱口罩,记录测得数值	
操作评价	孕妇感受	感觉良好、无不适感	图8-8 测量出口横径
	操作效果	测量方法正确,测量结果准确,沟通有效、指导正确	

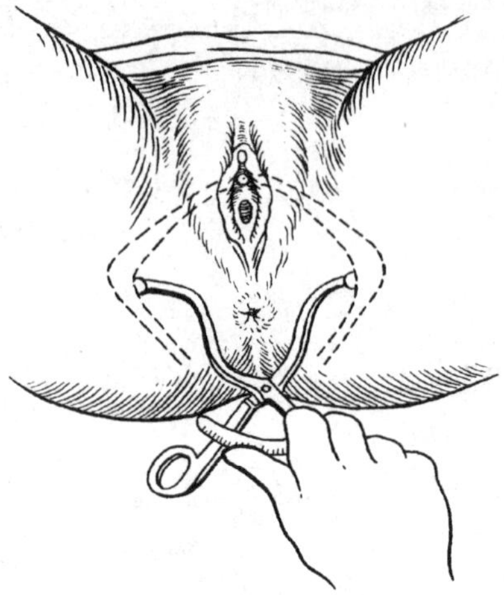

2. 操作关键点

(1) 严格遵循查对制度,做好个人防护。

(2) 注意保暖,保护孕妇私隐。

(3) 严格遵守操作规程,触诊测量动作轻柔、准确。

(4) 如测量结果异常应报告医生。

3. 操作测评标准

项目		分值	考核评价要点	评价等级				得分	存在问题
				I	II	III	IV		
护士准备		4	仪表着装规范,语言表达清晰,服务周到	4	3	2	1		
操作评估		6	了解孕妇情况全面 检查设备正确	4 2	2 1	1 0	0 0		
操作准备	孕妇	3	理解、配合,已排空膀胱	3	2	1	0		
	环境	3	符合产科检查操作要求	3	2	1	0		
	护士	2	洗手、戴口罩正确	2	1	0	0		
	用物	2	准备齐全,放置合理	2	1	0	0		
操作过程	核对解释	4	核对孕妇正确 解释清楚并取得合作	2 2	1 1	0 0	0 0		
	安置体位	4	确认孕妇已排空膀胱 协助孕妇上检查床、选择体位正确	2 2	1 1	0 0	0 0		

续表

项目		分值	考核评价要点	评价等级				得分	存在问题
				I	II	III	IV		
操作过程	测髂棘间径	14	安置孕妇卧位正确,护士站位正确 测量点、检查手法正确 测得数值准确	4 7 3	3 5 2	2 3 1	1 1 0		
	测髂嵴间径	12	安置孕妇卧位正确 测量点、检查手法正确 测得数值准确	2 7 3	1 5 2	0 3 1	0 1 0		
	测骶耻外径	12	安置孕妇卧位正确 测量点、检查手法正确 测得数值准确	2 7 3	1 5 2	0 3 1	0 1 0		
	测坐骨结节间径	12	安置孕妇卧位正确 测量点、检查手法正确 测得数值准确	2 7 3	1 5 2	0 3 1	0 1 0		
	观察告知	4	观察、询问孕妇正确 告知孕妇检查结果、交代注意事项准确	2 2	1 1	0 0	0 0		
	整理记录	8	协助孕妇整理衣物、离床正确 整理床单位,清理用物正确 洗手、脱口罩正确 记录测量结果正确	2 2 2 2	1 1 1 1	0 0 0 0	0 0 0 0		
操作评价		10	关爱孕妇、沟通有效、舒适安全 测量手法正确、测量结果准确 操作熟练、准确、整体计划性好,操作时间不超过15分钟	3 3 4	2 2 3	1 1 2	0 0 1		
关键缺陷			无人文关怀、无沟通,无安全意识、查对不严,测量方法错误、测量结果不准确,发生事故等均不及格						
总分		100							

技能3 胎心监测

1. 操作流程

操作程序	简要流程	操作要点	图示
护士准备	素质要求	着装整洁、举止端庄、语言柔和、表达清晰、服务周到、主动沟通	
操作评估	孕妇情况	孕妇年龄,孕产次,孕周,心理状态,合作程度,孕前产检情况,宫缩情况等	
	设备情况	检查床性能、无损坏	

续表

操作程序	简要流程	操作要点	图示
操作准备	孕妇准备	了解检查目的、过程、注意事项和配合要点，并愿意合作	
	环境准备	清洁安静、温湿度适宜、光线适中，有拉帘或屏风遮挡	
	护士准备	洗手，戴口罩	
	用物准备	治疗车上层：胎心听诊器、带秒针的手表、多普勒胎心听诊仪，治疗车下层：医疗废物桶、生活垃圾桶	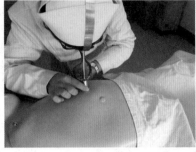 图8-9 听诊胎心
操作过程	核对解释	核对、解释并取得合作	
	安置体位	扶孕妇至检查床旁，护士站于孕妇右侧，协助孕妇上检查床，取平卧位，充分暴露腹部	
	胎心听诊	① 胎心听诊器听诊：根据胎方位选择听诊部位，靠近胎背侧上方的孕妇腹壁上听胎心音最清楚。枕先露于脐下方左或右侧；臀先露于脐上方左或右侧；肩先露于脐部下方。将胎心听诊器置于听诊部位，听诊（图8-9），计时1分钟，计胎心音（正常胎心音 110~160 次/分）② 多普勒胎心听诊仪听诊：先根据胎方位确定胎心听诊部位，然后在此部位涂耦合剂，将多普勒胎心听诊仪探头充分接触听诊部位，听诊（图8-10），计时1分钟，计胎心音	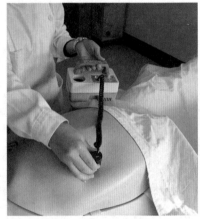
	告知结果	观察孕妇表现，听取其感受，告知其检查结果及相关事宜	
	整理记录	协助孕妇整理衣物，离床，整理床单位，清理用物，洗手，脱口罩，记录胎心音	图8-10 多普勒仪听胎心
操作评价	孕妇感受	感觉良好、无不良反应	
	操作效果	听诊部位正确、听诊结果准确，沟通有效、指导正确	

2. 操作关键点

(1) 严格遵循查对制度，做好个人防护。

(2) 注意保暖，保护孕妇私隐。

(3) 严格遵守操作规程，检查动作轻柔。

(4) 胎心听诊时间为1分钟，护士应边听诊边计时。如有宫缩，胎心听诊应在宫缩间歇时进行。

(5) 向孕妇说明正常的胎心频率，指导孕晚期取左侧卧位，以增加对胎儿的供氧。

3. 操作测评标准

项目		分值	考核评价要点	评分等级				得分	存在问题
				I	II	III	IV		
护士准备		4	仪表着装规范,语言表达清晰,服务周到	4	3	2	1		
操作评估		8	了解孕妇情况全面 检查设备正确	6 2	4 1	2 0	1 0		
操作准备	孕妇	3	理解、配合,已排空膀胱	3	2	1	0		
	环境	3	符合产科检查操作要求	3	2	1	0		
	护士	3	洗手、戴口罩正确	3	2	1	0		
	用物	3	准备齐全,放置合理	3	2	1	0		
操作过程	核对解释	5	核对孕妇正确 解释清楚并取得合作	2 3	1 2	0 1	0 0		
	安置体位	5	确认孕妇已排空膀胱 协助孕妇上检查床、选择体位正确	2 3	1 2	0 1	0 0		
	胎心听诊	40	听诊部位正确 放置听诊仪器正确,接触良好 听诊清晰 计时正确 计数准确	9 8 8 6 9	7 6 6 3 7	5 4 4 2 5	3 2 2 1 3		
	观察告知	6	观察、询问孕妇正确 告知孕妇检查结果,交代注意事项准确	2 4	1 2	0 1	0 0		
	整理记录	10	协助孕妇整理衣物、离床正确 整理床单位,清理用物正确 洗手、脱口罩正确 记录测量结果正确	4 2 2 2	3 1 1 1	2 0 0 0	1 0 0 0		
操作评价		10	关爱孕妇、沟通有效、舒适安全 听诊部位正确、听诊结果准确 操作熟练、准确、整体计划性好,操作时间不超过5分钟	3 3 4	2 2 3	1 1 2	0 0 1		
关键缺陷			无人文关怀、无沟通,无安全意识、查对不严,听诊方法错误、听诊结果不准确,发生事故等均不及格						
总分		100							

二、产中护理

(一) 情景与任务

1. 情景导入　产妇入院后产程进展顺利,11:10破膜,羊水清,11:30宫口开全,遂将产妇送入产房,协助其上产床。护士行会阴消毒、铺产台,指导产妇屏气用力,产妇能主动配合。于12:00顺娩一活女婴,Apgar评分1-5-10分钟均为10分,12:20胎盘娩出,胎盘胎膜剥离完整,子宫收缩良好,宫底位于脐下一横指,查软产道无裂伤,阴道出血量约200ml,产房观察2小时无异常,送至母婴病房。

2. 工作任务　接产护士为产妇实施会阴擦洗消毒、铺产台、接产、新生儿断脐等处理,同时做好产时心理护理。

(二) 操作评估

1. 产妇情况　于11:30宫口开全,提示产妇已进入第二产程。

2. 操作目的　确保产妇正确使用腹压,积极参与、控制和配合分娩过程;确保产妇及新生儿健康平安,没有感染及产伤;预防产后出血;协助产妇接受新生儿,并开始亲子互动。

3. 项目分析　①指导产妇屏气用力和适时的心理护理可以使产妇积极参与、控制和配合分娩过程,有利于产程的顺利进展。②会阴擦洗消毒、铺产台可以确保无菌的分娩环境,降低分娩过程中感染几率。③正确的接产可以使胎儿安全娩出,同时避免胎儿娩出时产妇会阴严重裂伤。④正确处理新生儿,保证呼吸道通畅是预防新生儿窒息的有效措施,如有窒息,需及时抢救。⑤产后出血80%发生在产后2小时,因此做好产后2小时病情观察,是预防产后出血的有效途径。⑥帮助产妇接受新生儿,协助产妇和新生儿进行皮肤接触和早吸吮,建立母子情感。

(三) 操作计划

1. 做好接产的各项准备　做好环境、用物、护士及产妇的准备。

2. 指导屏气用力　进入第二产程后,指导产妇在宫缩开始时深吸一口气,向下屏气使用腹压,如排大便样,宫缩间歇期休息。

3. 胎心监护　严密观察胎心情况,如有异常,及时报告医生。

4. 观察胎头的下降情况。

5. 实施会阴擦洗消毒,接产者按无菌操作外科洗手、戴手套及穿手术衣,打开产包,铺好消毒巾,接产。

6. 新生儿断脐,Apgar评分,协助胎盘娩出,检查胎盘胎膜的完整性,检查软产道,正确填写分娩记录单。

7. 帮助产妇接受新生儿,协助产妇和新生儿进行皮肤接触和早吸吮,建立母子情感。

8. 产后2小时观察　生命体征、子宫收缩、阴道流血量、膀胱充盈等。

9. 心理护理　第二产程期间,要陪伴在产妇旁,及时提供产程进展信息,给予安慰、支持和鼓励,缓解产妇的紧张和恐惧。

（四）操作流程与测评标准

技能4 会阴擦洗消毒、铺产台、接产、新生儿断脐

1. 操作流程

操作程序	简要流程	操作要点	图示
护士准备	素质要求	着装整洁、举止端庄、语言柔和、表达清晰、服务周到、主动沟通	
操作评估	产妇情况	产妇年龄,孕产次,孕周,胎位,骨盆大小,心理状态,合作程度,产检情况,对经阴道分娩的心理准备	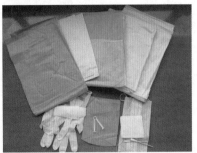
	环境情况	关闭门窗,温度适宜,室内整洁安静,空气消毒	
操作准备	产妇准备	了解分娩过程可能出现的不适及配合要点,并愿意合作	图8-11 产包内物品
	环境准备	关闭门窗,光线适宜,暖气或空调开放以保证温度湿度适宜	
	护士准备	洗手,戴口罩、工作帽	
	用物准备	一次性会阴垫巾2块、消毒弯盘3只、无菌镊子或卵圆钳3把、无菌干棉球若干、无菌干纱布球若干、肥皂水、温开水、1%或5%聚维酮碘、产包(图8-11)、护脐包、新生儿吸痰机等	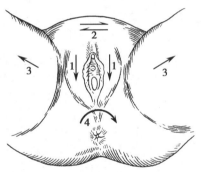
操作过程	核对解释	核对产妇、解释并取得合作	图8-12 会阴消毒顺序
	安置体位	协助产妇上产床,取平卧位,两腿屈曲分开露出外阴部,臀下置一次性会阴垫	
	准备工作	预热复苏台,检查新生儿吸痰机,检查产包是否在有效期内	
	清洁双手	七步洗手	
	指导用力	在产妇宫口开全后指导其正确使用腹压	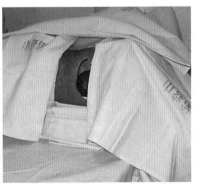
	会阴消毒	① 肥皂水擦洗:护士右手持卵圆钳夹无菌肥皂水棉球(或用蘸有无菌肥皂水的大棉枝)擦洗会阴,顺序为大阴唇→小阴唇→阴阜→大腿内侧上1/3(由内向外)→会阴→肛周→肛门(图8-12) ② 温开水冲洗:护士右手持卵圆钳夹无菌干纱布堵于阴道口,左手持冲水壶(盛有38~40℃温水1000ml)冲洗外阴(由中央向两侧),顺序为	图8-13 铺产台

操作程序	简要流程	操作要点	图示
操作过程	会阴消毒	阴阜→大腿内上 1/3（由外向内）→大阴唇→小阴唇→会阴→肛周→肛门 ③ 消毒液擦洗：护士右手持卵圆钳夹 1% 聚维酮碘棉球（或用蘸有 1% 聚维酮碘的大棉枝）消毒外阴部，顺序同肥皂水擦洗，范围不得超越已消毒区。原则上一个部位 1 个棉球	
	检查产包	嘱产妇抬高臀部，换上清洁会阴垫，检查产包有无破损，是否在有效期内，并打开第一层包布	
	消毒双手	外科洗手	
	穿衣铺巾	打开第二层包布，穿手术衣，戴无菌手套，铺臀巾（不低于产妇腰部）、腿套，铺洞巾，另一无菌巾铺在复苏台上（产床铺单原则：从近到远，由内向外）（图 8-13）	
	会阴侧切	必要时在阴部神经阻滞麻醉下行会阴切开	
	助产分娩	① 胎头拨露使会阴后联合紧张时，在会阴部盖消毒巾，接产者右肘支在产床上，右手拇指与其余 4 指分开，利用右手大鱼际肌顶住会阴部，宫缩时向上内方托压，同时左手应轻轻下压胎头枕部，协助胎头俯屈和使胎头缓慢下降，宫缩间歇时保护会阴的手稍放松（图 8-14） ② 当胎头枕部达耻骨弓下时，协助胎头仰伸（图 8-15），此时若宫缩强，嘱产妇呼气，在宫缩间歇时向下屏气，使胎头缓慢娩出，右手仍注意保护会阴，左手拇指自鼻根向下颏挤压，挤出口鼻内的黏液和羊水，此时应指导产妇哈气 ③ 协助胎头复位及外旋转，左手向下轻压胎儿颈部，使前肩从耻骨弓下先娩出（图 8-16），再托胎颈向上使后肩缓慢娩出（图 8-17），双肩娩出后，保护会阴的右手放松，双手协助胎体下肢相继以侧位娩出 ④ 记录新生儿娩出时间，擦干新生儿，注意保暖，用吸耳球清理呼吸道，先口后鼻	

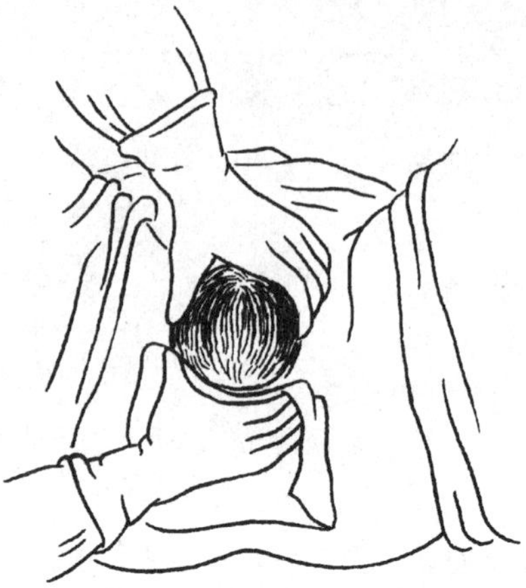

图 8-14　保护会阴协助胎儿娩出

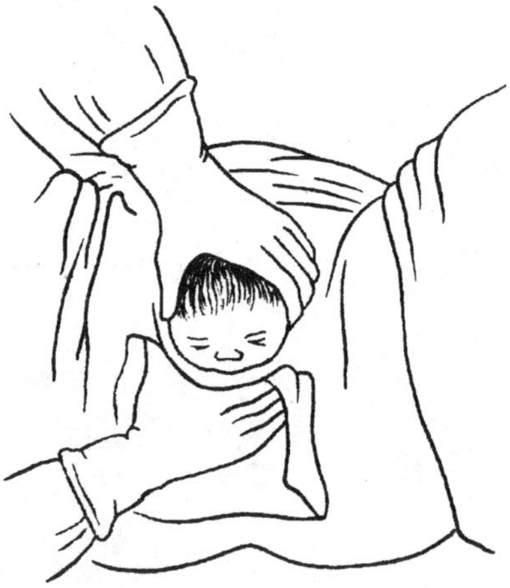

图 8-15　协助胎头仰伸

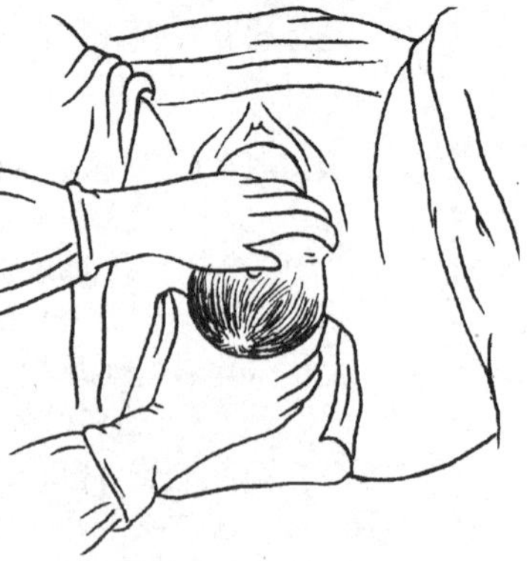

图 8-16　协助前肩娩出

续表

操作程序	简要流程	操作要点	图示
操作过程	婴儿处理	① 将新生儿抱至复苏台(新生儿头部靠近接产者),用新生儿吸痰机接吸痰管吸除新生儿咽部及鼻腔黏液和羊水(当确认呼吸道黏液和羊水已吸净而仍未啼哭时,可用手轻拍新生儿足底),改变新生儿身体方向,将双下肢靠近接产者 ② 进行 Apgar 评分:分别在新生儿出生 1、5、10 分钟时评分 ③ 用 5% 聚维酮碘溶液消毒脐带根部及周围(自脐带根部向上),在距脐根 0.5cm 处用套入气门芯的止血钳夹住,在其上端 0.5cm 处将脐带剪断,牵拉丝线将气门芯拉长套在脐带上(图 8-18),取下止血钳,挤出脐带断面残余血,取一块切纱放在脐周保护新生儿皮肤,用 5% 聚维酮碘溶液消毒脐带断面,待断面干后用无菌纱布覆盖,再用护脐包包扎 ④ 将新生儿交给台下护士	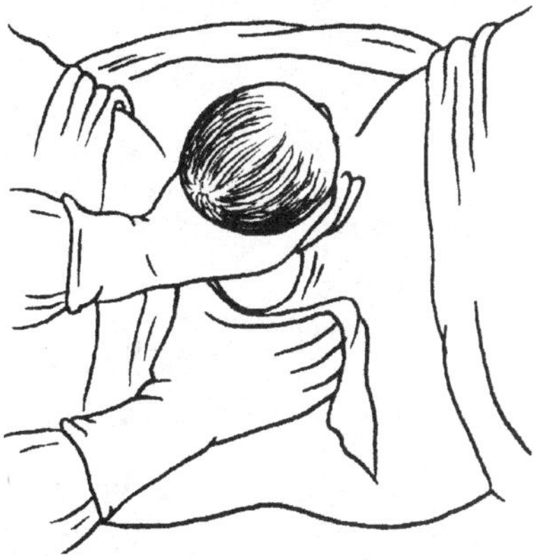 图 8-17 协助后肩娩出 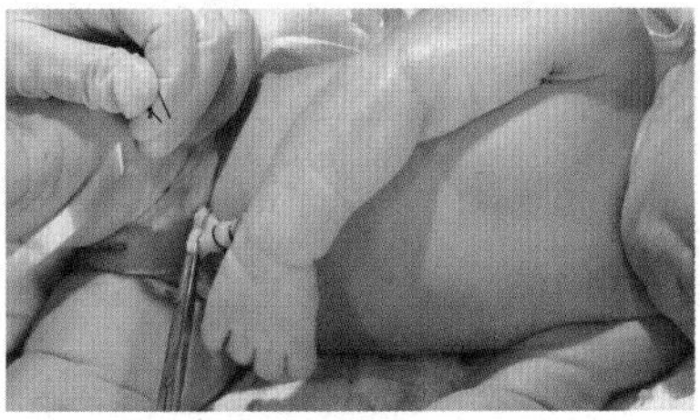 图 8-18 新生儿断脐
	脐部处理	① 待脐带搏动消失后,在距脐根部 15~20cm 处用两把止血钳钳夹,两钳相距 2~3cm,在两钳之间剪断脐带 ② 在产妇臀下放一聚血盘接血,以测出血量	
	确认性别	抱新生儿给产妇看性别	
	助娩胎盘	确认胎盘已完全剥离时,左手握住宫底(拇指置于子宫前壁,其余四指放于子宫后壁)并按压,同时右手轻拉脐带,当胎盘大部分娩出至阴道口时,接产者用双手捧住胎盘,向一个方向旋转并缓慢向外牵引,直至全部胎盘胎膜娩出(图 8-19 和图 8-20)	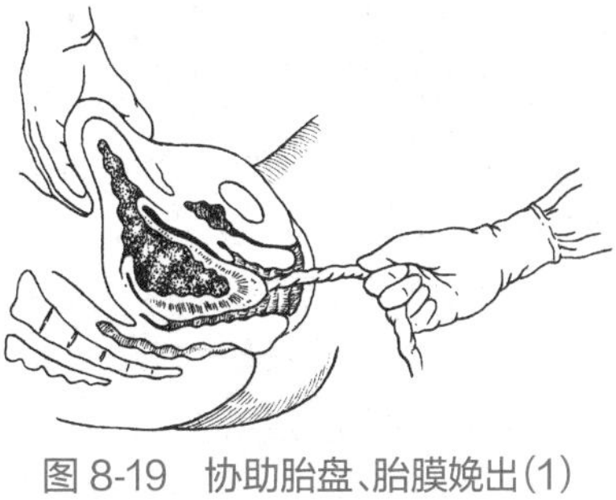 图 8-19 协助胎盘、胎膜娩出(1)
	检查胎盘胎膜	将胎盘平铺在接生台上,暴露母体面,用纱块蘸去胎盘小叶表面的血污,仔细检查胎盘小叶有无缺损,测量胎盘大小;再将胎盘提起,检查胎膜是否完整及胎膜边缘有无血管断裂,有无副胎盘。测量脐带长度,并估计胎盘的重量,并记录	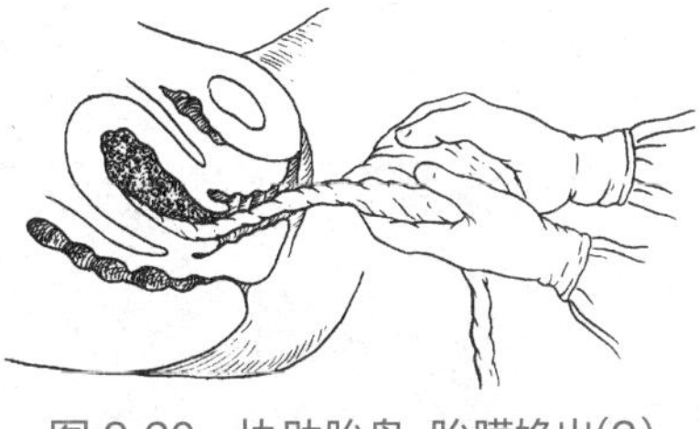 图 8-20 协助胎盘、胎膜娩出(2)

操作程序	简要流程	操作要点	图示
操作过程	查软产道	左手分开两侧大小阴唇,右手拿一块无菌纱布,擦尽阴道内血迹,仔细检查会阴、小阴唇内侧、尿道口周围、阴道穹隆及宫颈有无裂伤。若有裂伤或会阴侧切及时按解剖层次缝合	
	整理记录	清点器械,协助产妇躺好,把新生儿抱到产妇手中,鼓励产妇早哺乳。清理用物、洗手、脱口罩,做好记录	
	观察指导	留产妇在产房观察 2 小时,分别在第 15 分钟、30 分钟、60 分钟、90 分钟、120 分钟监测生命体征,包括血压、脉搏、阴道出血量、子宫高度、膀胱充盈情况、会阴缝合处有无血肿,如无异常送产妇、新生儿至爱婴区	
操作评价	产妇感受	疼痛减轻、安全、满意	
	操作效果	符合无菌操作原则,操作准确,无软产道损伤,无新生儿窒息,沟通有效,指导正确	

2. 操作关键点

(1) 严格遵循查对制度;严格执行无菌技术操作原则,防止感染;做好个人防护。

(2) 做好解释与沟通工作,保护产妇的隐私。

(3) 会阴过紧或胎儿过大,估计分娩时会阴撕裂不可避免者,或母儿有病理情况急需结束分娩者,需做会阴切开,并注意消毒、麻醉及切口的选择。

(4) 正确指导产妇运用产力。

(5) 操作轻柔、准确,避免软产道损伤。

(6) 做好新生儿保暖及检查。

(7) 断脐后抱起新生儿给产妇看性别,注意新生儿不能离开产台,以免引起纠纷。

(8) 明确胎盘剥离征象,待胎盘完全剥离后才能协助娩出。

(9) 若发现胎膜部分断裂,用血管钳夹住断裂上端的胎膜,再继续向原方向旋转,直至胎膜完全娩出。

(10) 注意做好产时产妇各项体征的观察。

3. 操作测评标准

项目		分值	考核评价要点	评分等级				得分	存在问题
				I	II	III	IV		
护士准备		2	仪表着装规范、语言表达清晰,服务周到	2	1	0	0		
操作评估		4	了解产妇情况全面 检查环境正确	3 1	2 0	1 0	0 0		
操作准备	产妇	2	理解、配合,有自然分娩的信心	2	1	0	0		
	环境	2	符合产房接产要求,温度湿度适宜	2	1	0	0		
	护士	2	洗手、戴口罩及工作帽正确	2	1	0	0		
	用物	3	准备齐全,放置合理	3	2	1	0		
操作过程	核对解释	2	核对产妇正确、解释清楚并取得合作	2	1	0	0		
	安置体位	2	上产床时机正确,体位正确	2	1	0	0		
	准备工作	2	预热复苏台、检查新生儿吸痰机正确 检查产包正确	1 1	0 0	0 0	0 0		
	清洁双手	2	七步洗手方法正确	2	1	0	0		
	指导用力	2	指导产妇使用腹压正确	2	1	0	0		
	会阴消毒	6	肥皂水擦洗会阴部方法、顺序正确 温开水冲洗会阴部方法、顺序正确 消毒液擦洗会阴部方法、顺序正确	2 2 2	1 1 1	0 0 0	0 0 0		
	检查产包	2	抬高臀部、换清洁会阴垫正确 检查产包、打开第一层包布正确	1 1	0 0	0 0	0 0		
	消毒双手	3	外科洗手正确 双手举放胸前方法正确	2 1	1 0	0 0	0 0		
	穿衣铺巾	6	打开第二层包布方法正确 穿手术衣、戴手套方法正确 铺臀巾、穿近侧腿套、对侧腿套方法正确 铺洞巾、铺复苏台无菌巾方法正确	1 3 1 1	0 2 0 0	0 1 0 0	0 0 0 0		
	会阴侧切	2	必要时会阴侧切,方法正确	2	1	0	0		
	助产分娩	20	摆放用物、开始保护会阴时间正确 协助胎头俯屈、仰伸正确 宫缩过强时指导正确,注意保护会阴 挤出新生儿口鼻内的黏液和羊水正确	1 3 2 2	0 2 1 1	0 1 0 0	0 0 0 0		

续表

项目		分值	考核评价要点	评分等级				得分	存在问题
				Ⅰ	Ⅱ	Ⅲ	Ⅳ		
操作过程	助产分娩	20	指导产妇哈气正确	1	0	0	0		
			协助胎头复位及外旋转正确	3	2	1	0		
			协助前肩和后肩娩出正确	3	2	1	0		
			保护会阴的手放松时间正确	1	0	0	0		
			协助胎体及下肢娩出手法正确	3	2	1	0		
			记录娩出时间、保暖正确	1	0	0	0		
	脐部处理	2	脐部处理方法正确	2	1	0	0		
	婴儿处理	6	清理新生儿呼吸道、进行 Apgar 评分正确	3	2	1	0		
			断脐方法正确	3	2	1	0		
	确认性别	2	与产妇确认新生儿性别正确	2	1	0	0		
	助娩胎盘	4	确认胎盘已完全剥离正确	1	0	0	0		
			协助胎盘娩出方法正确	3	2	1	0		
	检查胎盘胎膜	2	检查胎盘、胎膜完整性方法正确	2	1	0	0		
	查软产道	3	检查软产道方法正确	2	1	0	0		
			如有伤口,缝合及时、方法正确	1	0	0	0		
	整理记录	4	产妇体位舒适、接纳新生儿、哺乳正确	2	1	0	0		
			清理用物、洗手、脱口罩、记录正确	2	1	0	0		
	观察指导	3	产妇留观时间适宜	1	0	0	0		
			观察内容正确	2	1	0	0		
操作评价		10	关爱产妇及新生儿、沟通有效	3	2	1	0		
			无菌观念强,全程无污染	3	2	1	0		
			操作规范熟练、整体计划性好,操作时间不超过 20 分钟	4	3	2	1		
关键缺陷			无人文关怀、无沟通,无安全意识、查对不严,操作方法错误,严重污染,发生事故等均不及格						
总分		100							

三、产后护理

(一) 情景与任务

1. 情景导入 产妇分娩当天,一般情况良好,生命体征平稳;产科检查示:子宫收缩良好,宫底平脐;恶露鲜红,量多,可见少量坏死组织及蜕膜;会阴轻度水肿。医生开出长期医嘱:0.02% 聚维酮碘溶液外阴擦洗,每天 2 次。

2. 工作任务　护士遵医嘱为产妇实施外阴擦洗。

（二）操作评估

1. 产妇情况　恶露红色,量多,可见少量坏死组织及蜕膜;会阴轻度水肿。

2. 操作目的　保持外阴清洁干燥,预防感染。

3. 项目分析　产褥初期恶露量多,为保持外阴干燥,预防感染,常做外阴擦洗。恶露的量、颜色、气味及子宫复旧情况是观察有无产褥感染的重要指标,产后要注意在每天的同一时间观察恶露及子宫复旧的情况,如恶露出现异味,应及时报告医生。

（三）操作计划

1. 做好产后会阴护理,用 0.02% 聚维酮碘溶液外阴擦洗,每天 2 次。

2. 做好产后病情监测,测量生命体征,如体温超过 38℃,应加强观察并报告医生;每天在同一时间观察子宫复旧及恶露情况,如发现异常及时排空膀胱、腹壁按摩子宫,遵医嘱给予子宫收缩剂;如恶露有异味,提示有感染可能,应配合医生做好血标本及组织培养标本的采集和抗生素的应用。

3. 指导外阴清洁、母乳喂养。

（四）操作流程与测评标准

技能 5　外 阴 擦 洗

1. 操作流程

操作程序	简要流程	操作要点	图示
护士准备	素质要求	着装整洁、举止端庄、语言柔和、表达清晰、服务周到、主动沟通	
	核对签名	核对医嘱及执行单,签名	
操作评估	产妇病情	年龄、生命体征、意识状态、心理状态、对外阴擦洗的认知和合作程度	
	局部情况	询问产时、产后阴道流血情况;会阴是否侧切、裂伤;局部皮肤有无红肿、感染、硬结	
操作准备	产妇准备	了解外阴擦洗目的、过程、注意事项及配合要点,并愿意合作;体位舒适,已排空膀胱	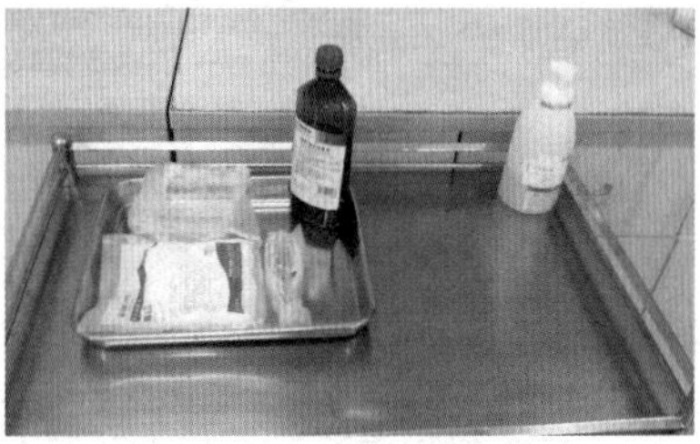
	环境准备	清洁安静、温湿度适宜、门窗关闭、光线适中,操作台、治疗车、治疗盘已用消毒液抹布擦拭	图 8-21　外阴擦洗用物
	护士准备	洗手,戴口罩	
	用物准备	治疗车上层:一次性会阴垫、消毒弯盘 2 个、长镊子、卵圆钳、浸有 0.02% 聚维酮碘溶液棉球若干、无菌干纱布 2 块、手消毒凝胶(图 8-21),治疗单、笔、表;治疗车下层:医疗废物桶、生活垃圾桶	

续表

操作程序	简要流程	操作要点	图示
操作过程	核对解释	携用物至床旁,核对产妇,解释并取得合作	
	安置体位	护士站于产妇右侧,协助产妇取仰卧位,脱去对侧裤腿,两腿屈曲分开暴露外阴部,臀下放置一次性会阴垫	
	外阴擦洗	左手持镊子夹取浸有消毒液的棉球,递以右手所持的卵圆钳,用右手持卵圆钳夹棉球擦洗,如棉球液体过多,可用镊子和卵圆钳拧干,共擦洗 3 次(图 8-22)。 ① 第 1 次:自上而下,由外往里,首先擦去外阴的血迹分泌物及其他污垢,顺序为阴阜→大腿内侧上 1/3(由外向内)→大阴唇→小阴唇→会阴→肛周→肛门 ② 第 2 次:自内向外或以伤口为中心逐渐向外,顺序为大阴唇→小阴唇→阴阜→大腿内侧上 1/3(由内向外)→会阴→肛周→肛门 ③ 第 3 次:同第 2 次。必要时可多擦几次直至干净。原则上一个部位 1 个棉球,最后用镊子夹取无菌纱布擦干外阴部残留液体,撤去会阴垫	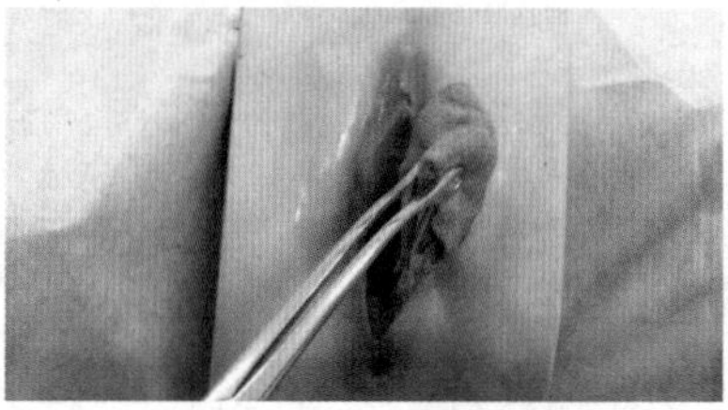 图8-22 外阴擦洗
	观察指导	观察产妇表现,听取其感受,指导其注意外阴部卫生	
	整理记录	协助产妇在外阴部放置卫生巾,穿好裤子,整理用物,洗手,脱口罩,记录	
操作评价	产妇感受	感觉良好、无不良反应	
	操作效果	严格查对制度、无菌技术原则,操作方法正确,外阴清洁、干燥,沟通有效、指导正确	

2. 操作关键点

(1) 严格查对制度,严格遵循无菌技术操作,做好个人防护。

(2) 做好解释与沟通工作,操作时注意保暖、环境隐蔽,如护士为男性,必须有 1 名女护士陪同。

(3) 擦洗顺序正确,进行第 2 次擦洗,擦洗时范围不能超过第 1 次。操作轻柔、准确。

3. 操作测评标准

项目		分值	考核评价要点	评分等级				得分	存在问题
				I	II	III	IV		
护士准备		4	仪表着装规范、语言表达清晰 核对医嘱及执行单正确	2 2	1 1	0 0	0 0		
操作评估		6	了解病人病情充分 询问、观察局部情况全面	2 4	1 3	0 2	01 1		
操作准备	产妇	2	理解、配合，体位舒适，已排空膀胱	2	1	0	0		
	环境	2	符合无菌操作要求，环境温暖、隐蔽性好	2	1	0	0		
	护士	3	洗手、戴口罩正确	3	2	1	0		
	用物	3	准备齐全、放置合理	3	2	1	0		
操作过程	核对解释	4	核对产妇正确 解释清楚并取得合作	2 2	1 1	0 0	0 0		
	安置体位	8	安置体位正确，注意保暖 放置一次性会阴垫正确	6 2	4 1	2 0	1 0		
	会阴擦洗	44	手持镊子、卵圆钳方式正确 拧干棉球手法正确 第1次擦洗方法、顺序正确 第2次擦洗方法、顺序正确 第3次擦洗方法、顺序正确 及时擦干外阴部残留的液体 及时更换棉球 撤会阴垫正确	5 4 9 9 9 3 3 2	4 3 7 7 7 2 2 1	3 2 5 5 5 1 1 0	2 1 3 3 3 0 0 0		
	观察指导	6	观察、询问正确 给予健康指导正确	3 3	2 2	1 1	0 0		
	整理记录	8	协助产妇放置卫生巾，穿好裤子正确 用物分类处理正确 洗手、脱口罩、记录正确	3 2 3	2 1 2	1 0 1	0 0 0		
操作评价		10	关爱病人、沟通有效、舒适安全 无菌观念强、无污染、无跨越无菌区 操作熟练、准确、整体计划性好，操作时间不超过8分钟	2 4 4	1 2 2	0 1 1	0 0 0		
关键缺陷			无人文关怀、无沟通，无安全意识、查对不严，擦洗方法、顺序错误，严重污染，发生事故等均不及格						
总分		100							

四、妇科护理

(一) 情景与任务

1. 情景导入　产后57天,病人自觉外阴奇痒、灼痛,分泌物增多来院就诊。妇科检查示:外阴红肿,阴道黏膜潮红,有斑块状白带附着于阴道壁,棉签不易拭去。宫颈外口呈"一"字形,宫颈轻度糜烂。白带常规示:假丝酵母菌阳性,线索细胞阴性,滴虫阴性,白细胞(++++),确诊为"阴道假丝酵母菌病,轻度宫颈糜烂"。门诊护士接到医生为该病人开出的医嘱:"4%碳酸氢钠溶液,阴道冲洗;硝酸咪康唑栓1枚入阴道"。

2. 工作任务　护士为病人实施阴道冲洗、上药,指导病人用药。

(二) 操作评估

1. 病人病情　自觉外阴奇痒、灼痛,分泌物增多;妇科检查示:外阴红肿,阴道黏膜潮红,有斑块状白带附着于阴道壁;宫颈轻度糜烂;白带常规示:假丝酵母菌阳性。

2. 操作目的　清洁阴道、宫颈,给予局部用药,以控制和治疗炎症。

3. 项目分析　阴道冲洗、上药是一种妇科常用的局部治疗方法,通过冲洗可使宫颈和阴道保持清洁,促进阴道血液循环,减少阴道分泌物,缓解局部充血,配合宫颈上药可达到控制和治疗炎症的目的。根据医嘱选择冲洗液。为了保证局部用药效果,应指导病人回家后按疗程继续用药。

(三) 操作计划

1. 配制好4%碳酸氢钠溶液500~1000ml、准备硝酸咪康唑栓1枚备用,准备好阴道冲洗及上药的用物。

2. 嘱病人排空膀胱后上妇科检查床,进行阴道冲洗及阴道上药,操作时应注意动作轻柔。

3. 指导病人用药　口服用药:氟康唑150mg,顿服;局部用药:临睡前洗净双手或戴手套,一手分开阴唇,一手示指及中指夹住药片向阴道后壁推进至示指完全深入为止。为保证药物局部作用的时间,宜睡前用药,每晚1次,一般7次为一疗程。用药期间避免性生活,疗程结束后下次月经来潮后复诊。

(四) 操作流程与测评标准

技能6　外阴、阴道冲洗

1. 操作流程

操作程序	简要流程	操作要点	图示
护士准备	素质要求	着装整洁、举止端庄、语言柔和、表达清晰、服务周到、主动沟通	
	核对签名	核对医嘱及执行单,签名	
操作评估	病人病情	年龄、生命体征、意识状态、心理状态、对外阴、阴道冲洗的认知和合作程度	
	局部情况	外阴清洁度及皮肤情况,外阴、阴道有无红肿、感染、流血	
	设备情况	带漏斗妇科检查床性能,无损坏	

续表

操作程序	简要流程	操作要点	图示
操作准备	病人准备	了解冲洗的目的、过程、注意事项及配合要点,并愿意合作;体位舒适,已排空膀胱	
	环境准备	清洁安静、温湿度适宜、光线适中,操作台、治疗车、治疗盘已用消毒液抹布擦拭有遮挡设备(图8-23)	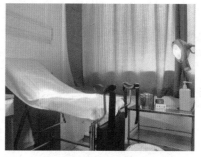
	护士准备	洗手,戴口罩、手套	
	用物准备	治疗车上层:冲洗壶或冲洗袋、冲洗液(遵医嘱,温度38~40℃)、一次性会阴垫2张、一次性手套、卵圆钳、窥阴器、消毒弯盘2个、无菌棉球若干(或大棉枝)、无菌干纱布2块、手消毒凝胶、治疗单、笔、表,治疗车下层:医疗废物桶、生活垃圾桶;输液架	图8-23 治疗室环境
操作过程	核对解释	核对病人,解释并取得合作	
	安置体位	将病人带到治疗室,协助其上检查床,脱去近侧裤腿盖于远侧大腿上,近侧大腿盖裤套或治疗中,取膀胱截石位两腿屈曲分开,臀下放置一次性会阴垫,注意保暖	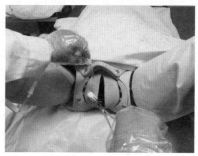
	冲洗外阴	将冲洗液倒入冲洗袋,挂于输液架上,高度距床沿60~70cm,接灌洗头、排气,用手测试手温;左手持冲洗袋接管(或持盛有冲洗液的冲洗壶),右手持卵圆钳夹棉球(或大棉枝),边冲消毒液边擦洗,顺序为大阴唇→小阴唇→阴阜→大腿内1/3(由内往外)→会阴→肛周→肛门(图8-24)	图8-24 冲洗外阴
	冲洗阴道	左手分开小阴唇,沿阴道后壁斜45°插入窥阴器,旋转窥阴器成正位,暴露宫颈,左手持冲洗壶或冲洗袋接管,右手持卵圆钳夹棉球(或大棉枝),边冲冲洗液边擦洗,冲洗时转动窥阴器,以便冲净阴道四周皱襞(图8-25),必要时更换棉球或大棉枝,用无菌干纱布擦干阴道内及外阴部残留液体,嘱病人抬高臀部,换上清洁会阴垫	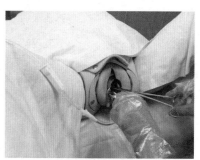
	观察指导	观察病人表现,听取其感受,指导其注意会阴部卫生	
	整理记录	协助病人穿好裤子,清理用物,脱手套,洗手,脱口罩,记录,签名	图8-25 冲洗阴道
操作评价	病人感受	感觉良好、无不良反应	
	操作效果	严格查对制度、无菌技术原则,冲洗外阴、阴道方法正确、洗净,沟通有效、指导正确	

2. 操作关键点

(1) 严格查对制度,严格遵循无菌技术操作原则,做好个人防护。

(2) 做好解释与沟通工作,操作时注意保暖、环境隐蔽。

(3) 冲洗顺序正确,使用窥阴器手法正确、动作轻柔,冲洗动作轻柔,冲洗头不能插入阴道过深,以免损伤阴道壁或宫颈组织。

(4) 嘱病人在操作过程中臀部不要抬高,以免冲洗液流入后背,双手不能触碰消毒过的区域。

3. 操作测评标准

<table>
<tr><td colspan="2" rowspan="2">项目</td><td rowspan="2">分值</td><td rowspan="2">考核评价要点</td><td colspan="4">评分等级</td><td rowspan="2">得分</td><td rowspan="2">存在问题</td></tr>
<tr><td>Ⅰ</td><td>Ⅱ</td><td>Ⅲ</td><td>Ⅳ</td></tr>
<tr><td colspan="2">护士准备</td><td>4</td><td>仪表着装规范、语言表达清晰
核对医嘱及执行单正确</td><td>2
2</td><td>1
1</td><td>0
0</td><td>0
0</td><td></td><td></td></tr>
<tr><td colspan="2">操作评估</td><td>6</td><td>了解病人病情充分
观察外阴、阴道正确
检查设备方法正确</td><td>2
3
1</td><td>1
2
0</td><td>0
1
0</td><td>0
0
0</td><td></td><td></td></tr>
<tr><td rowspan="4">操作准备</td><td>病人</td><td>2</td><td>理解、配合,体位舒适,已排空膀胱</td><td>2</td><td>1</td><td>0</td><td>0</td><td></td><td></td></tr>
<tr><td>环境</td><td>2</td><td>符合无菌操作要求,环境温暖、隐蔽性好</td><td>2</td><td>1</td><td>0</td><td>0</td><td></td><td></td></tr>
<tr><td>护士</td><td>3</td><td>洗手、戴口罩、手套正确</td><td>3</td><td>2</td><td>1</td><td>0</td><td></td><td></td></tr>
<tr><td>用物</td><td>3</td><td>准备齐全、放置合理</td><td>3</td><td>2</td><td>1</td><td>0</td><td></td><td></td></tr>
<tr><td rowspan="7">操作过程</td><td>核对解释</td><td>4</td><td>核对病人正确
解释清楚并取得合作</td><td>2
2</td><td>1
1</td><td>0
0</td><td>0
0</td><td></td><td></td></tr>
<tr><td>安置体位</td><td>5</td><td>安置体位正确,注意保暖
放置一次性会阴垫正确</td><td>3
2</td><td>2
1</td><td>1
0</td><td>0
0</td><td></td><td></td></tr>
<tr><td>冲洗外阴</td><td>15</td><td>冲洗袋倒液、挂袋接灌洗头、排气及测水温正确(或持冲洗壶、卵圆钳方法正确)
冲洗方法、顺序正确
未沾湿病人衣裤</td><td>4

9
2</td><td>3

7
1</td><td>2

5
0</td><td>1

3
0</td><td></td><td></td></tr>
<tr><td>冲洗阴道</td><td>33</td><td>放置窥阴器方法正确,动作轻柔
冲洗方法、范围正确
转动窥阴器时动作轻柔,及时与病人沟通
擦干阴道内及外阴部残留的液体及时
更换棉球、更换会阴垫及时
未沾湿病人衣裤</td><td>8
9
7

3
4
2</td><td>6
7
5

2
3
1</td><td>4
5
3

1
2
0</td><td>2
3
1

1
1
0</td><td></td><td></td></tr>
<tr><td>观察指导</td><td>6</td><td>观察、询问正确
给予健康指导正确</td><td>3
3</td><td>2
2</td><td>1
1</td><td>0
0</td><td></td><td></td></tr>
<tr><td>整理记录</td><td>7</td><td>协助病人穿好裤子
用物分类处理正确
脱手套、洗手、脱口罩、记录、签名正确</td><td>2
2
3</td><td>1
1
2</td><td>0
0
1</td><td>0
0
0</td><td></td><td></td></tr>
</table>

续表

项目	分值	考核评价要点	评分等级				得分	存在问题
			Ⅰ	Ⅱ	Ⅲ	Ⅳ		
操作评价	10	关爱病人、沟通有效、舒适安全 无菌观念强、无污染、无跨越无菌区 操作熟练、准确、整体计划性好,操作时间不超过10分钟	2 4 4	1 2 2	0 1 1	0 0 0		
关键缺陷		无人文关怀、无沟通,无安全意识、查对不严、发生事故,严重污染等均不及格						
总分	100							

技能7 阴道、宫颈上药

1. 操作流程

操作程序	简要流程	操作要点	图示
护士准备	素质要求	着装整洁、举止端庄、语言柔和、表达清晰、服务周到、主动沟通	
	核对签名	核对医嘱及执行单,签名	
操作评估	病人病情	年龄、生命体征、意识状态、心理状态、对阴道、宫颈上药的认知和合作程度	
	局部情况	外阴清洁度及皮肤情况,阴道有无红肿、感染、流血,宫颈有无糜烂、充血、接触性出血	
操作准备	病人准备	了解上药的目的、方法、注意事项及配合要点,并愿意合作;体位舒适,已排空膀胱	
	环境准备	清洁安静、温湿度适宜、光线适中,操作台、治疗车、治疗盘已用消毒液抹布擦拭	
	护士准备	洗手,戴口罩、手套	
	用物准备	同技能6 外阴、阴道冲洗,另备卵圆钳、药物(遵医嘱)	
操作过程	核对解释 安置体位 冲洗阴道 正确上药	核对病人,解释并取得合作 同技能6 外阴、阴道冲洗 同技能6 外阴、阴道冲洗 根据选用药物的剂型采取不同的方法上药: ① 纳入法:凡栓剂、片剂、丸剂可用卵圆钳夹药片后放入阴道后穹隆,或者由护士戴上无菌手套后用示指	

续表

操作程序	简要流程	操作要点	图示
操作过程	正确上药	及中指夹住药片直接放入阴道后穹隆（图8-26） ② 喷撒法：粉剂可用喷粉器吸药粉对准宫颈进行喷射，边退窥阴器边喷药物，使阴道壁均能喷洒上药物，或用大棉枝蘸药粉或药液顶塞于宫颈部，如为腐蚀性药物，应注意保护正常组织。退出窥阴器，用无菌干纱布擦干外阴部残留液体。嘱病人抬高臀部，换上清洁会阴垫	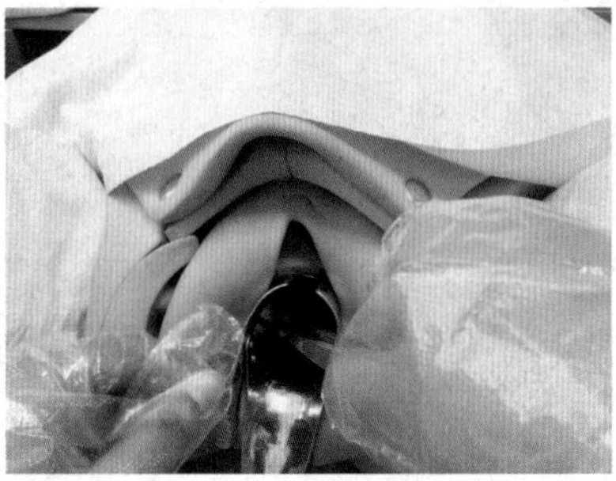
	观察指导	观察病人表现，听取其感受，如药物为栓剂、片剂、丸剂，指导病人使用纳入法自己上药	 图8-26 阴道、宫颈上药
	整理记录	协助病人穿好裤子，清理用物，脱手套，洗手，脱口罩，记录、签名	
操作评价	病人感受 操作效果	感觉良好、无不良反应 严格查对制度、无菌技术原则，外阴、阴道冲洗干净，阴道、宫颈上药方法正确，沟通有效、指导正确	

2. 操作关键点

(1) 严格查对制度，严格遵循无菌技术操作原则，做好个人防护。

(2) 做好解释与沟通工作，操作时注意保暖、环境隐蔽。

(3) 行阴道冲洗或坐浴、擦干后再上药。

(4) 指导病人自己上药最好在临睡前放置，以免脱落影响治疗效果。

(5) 涂布腐蚀性药液前应用纱布或棉球垫于阴道壁或后穹隆，药物只涂宫颈病灶局部，避免灼伤阴道壁及正常组织。

(6) 如使用带线大棉球，则线尾留在阴道口外，12~24小时应及时取出。

(7) 经期及阴道出血者不宜采用阴道给药，用药期间禁止性生活；

(8) 未婚妇女上药时禁用阴道窥器，可用长棉枝涂擦或放药。

3. 操作测评标准

项目	分值	考核评价要点	评分等级				得分	存在问题
			I	II	III	IV		
护士准备	4	仪表着装规范、语言表达清晰 核对医嘱及执行单正确	2 2	1 1	0 0	0 0		
操作评估	6	了解病人病情充分 询问、观察外阴、阴道情况正确	3 3	2 2	1 1	0 0		

续表

项目		分值	考核评价要点	评分等级				得分	存在问题
				I	II	III	IV		
操作准备	病人	2	理解、配合、体位舒适,已排空膀胱	2	1	0	0		
	环境	2	符合无菌操作要求,环境温暖、隐蔽性好	2	1	0	0		
	护士	3	洗手、戴口罩、手套正确	3	2	1	0		
	用物	3	准备齐全、放置合理	3	2	1	0		
操作过程	核对解释	4	核对病人正确 解释清楚并取得合作	2 2	1 1	0 0	0 0		
	安置体位	5	安置体位正确,注意保暖 放置一次性会阴垫正确	3 2	2 1	1 0	0 0		
	冲洗阴道	25	放置窥阴器方法正确,动作轻柔 冲洗方法、范围正确 转动窥阴器时动作轻柔,及时与病人沟通 擦干阴道内及外阴部残留的液体及时 未沾湿病人衣裤	6 8 6 3 2	4 6 4 2 1	2 4 2 1 0	1 2 1 1 0		
	正确上药	23	根据药物剂型选择上药方法正确 上药方法正确 药物涂抹或者喷撒均匀 腐蚀性药物上药正确,保护正常组织 退出窥阴器、擦干外阴部正确 换清洁会阴垫正确	2 9 4 2 4 2	1 7 3 1 3 1	0 5 2 0 2 0	0 3 1 0 1 0		
	观察指导	6	观察、询问正确 给予健康指导正确	3 3	2 2	1 1	0 0		
	整理记录	7	协助病人穿好裤子 用物分类处理正确 脱手套、洗手、脱口罩、记录、签名正确	2 2 3	1 1 2	0 0 1	0 0 0		
操作评价		10	关爱病人、沟通有效、舒适安全 无菌观念强、无污染、无跨越无菌区 操作熟练、准确、整体计划性好,操作时间不超过10分钟	2 4 4	1 2 2	0 1 1	0 0 0		
关键缺陷			无人文关怀、无沟通,无安全意识、查对不严、发生事故,严重污染等均不及格						
总分		100							

【评价】

1. 产妇情绪是否稳定,能否描述正常分娩过程并主动参与,是否有信心正常分娩。

2. 产妇在医护人员的指导下能否应用有效的方法缓解疼痛。

3. 产妇有无发生会阴裂伤、产后出血,新生儿有无发生窒息。

4. 病人外阴瘙痒、灼痛症状是否消失,白带是否正常。

拓 展 训 练

案例

刘××,31 岁,因"停经 42^{+3} 周,G_2P_1,阵发性腹痛 4 小时来院就诊。平素月经规律,停经 40 余天有早孕反应,持续 1 月余自行消失;孕 5 月余自觉胎动至今。孕期定期产检,无阴道出血,无头痛、头晕等不适,无不良药物及射线接触史。既往体健,曾于 5 年前顺产一活女婴,产后无异常。4 小时前出现阵发性腹痛,无阴道流水,遂来院就诊。查体:T 37℃、P 70 次 / 分、R 20 次 / 分、BP 110/70mmHg,身高 156cm,体重 63kg,全身检查无异常。经产科检查后拟"宫内妊娠 42^{+3} 周",枕左前位,单活胎临产"收住产科。入院后 B 超检查示:①单活胎巨大儿;②脐绕颈一周;③羊水过少。

一、情景与任务

(一)产前护理

1. 情景导入 刘×× 于上午 8 时来院就诊,自诉阵发性腹痛已 4 小时。拟"G_2P_1,宫内妊娠 42^{+3} 周,枕左前位,单活胎临产"收住产科。入院后 B 超检查示:①单活胎巨大儿;②脐绕颈一周;③羊水过少。护士为孕妇进行产前检查。

2. 工作任务 护士为孕妇实施四步触诊、胎心听诊、骨盆外测量。

(二)产中护理

1. 情景导入 产妇入院当天 12 时宫口开 4cm,护士将其送入产房,协助其上产床,指导其屏气用力,并做好接产的各项准备。由于产妇为过期产,B 超示"单活胎巨大儿、脐绕颈一周、羊水过少",故给予会阴后 - 侧切开术,协助产妇顺利完成分娩。

2. 工作任务 做好接产的各项准备工作,完成接产、新生儿断脐及产程护理。

(三)产后护理

1. 情景导入 产妇于入院当天 13 时 45 分在会阴后 - 侧切开下顺利助娩一活男婴,Apgar 评分 1-5-10 分钟为 8-10-10 分,新生儿体重 4100g,胎盘于 15 分钟后自行娩出,完整,检查软产道无裂伤,会阴侧切口无延裂,行会阴缝合后无出血。产后生命体征平稳,宫底脐下 1 横指,在产房观察 2 小时产妇无异常,送至母婴病房。医生开出长期医嘱:外阴擦洗 bid,会阴红外线治疗 qd。

2. 工作任务 护士遵医嘱为产妇执行外阴擦洗和会阴红外线治疗。

(四)妇科护理

1. 情景导入 病人产后 6 个月,发现分泌物增多 3 天,伴有异味,来院就诊。妇科检查示:外阴、阴道黏膜潮红,阴道壁上见较多灰黄色分泌物,宫颈呈"一"字形,光滑,无接触性出血。白带常规示:线索细胞阳性,确诊为"细菌性阴道病"。医嘱:甲硝唑 400mg bid po 连续 7 天;阴道冲洗上药 qd 连续 7 天。

2. 工作任务 护士遵医嘱为病人实施阴道冲洗、上药,并指导病人在家正确用药。

二、分析

（一）指引

1. 孕妇为经产妇，宫口开大 4cm 即需送入产房做好接产准备。

2. 孕妇虽是经产妇、胎位正常，但存在过期妊娠、羊水过少、脐带绕颈一周等异常情况，同时由于产前评估胎儿较大，为避免产程中出现会阴裂伤、新生儿窒息等并发症，应适时行会阴切开术。

3. 由于会阴有伤口，产后应保持外阴清洁干燥，预防感染。遵医嘱进行外阴擦洗、会阴红外线治疗等。

4. 产褥期妇女因机体抵抗力下降、行动不方便、恶露等原因，易发生生殖系统的逆行性感染，进行出院健康教育时，应叮嘱产妇自行观察阴道分泌物的变化，有异常情况及时就医。

（二）实践

1. 将全班学生分成若干小组，各小组针对上述案例、情景与任务，进行小组讨论，要求书面列出该病人的主要护理诊断 / 问题、并初步制订护理计划。

2. 各小组成员分配任务，分别扮演护士、病人、家属、医生等不同角色，进行角色扮演、模拟综合实训。

（王　敏）

项目九 新生儿、婴幼儿护理

学习目标

1. 具有严格的无菌观念、严谨的工作态度、安全和保暖意识,具有观察、分析、解决问题的能力及沟通能力、团队合作精神。
2. 熟练掌握体重、身高(长)测量,新生儿沐浴与脐部护理,新生儿抚触,婴儿尿布更换,婴儿乳瓶喂乳,婴儿口服喂药,婴幼儿盆浴指导和母乳喂养指导等技能。
3. 学会蓝光箱和温箱的应用技能。

案例

  患儿,男,8天。出生第2天,家长发现患儿皮肤黄染,未予处理,昨日发现黄染加重、大便颜色黄、吃奶较差,来院就诊,为明确诊断收住新生儿科。患儿系 G_1P_1,足月顺产,出生时 Apgar 评分 1-5-10 分钟评分均为 10 分。无产伤、窒息抢救史,出生体重 3100g,身长 50cm,生后母乳喂养。

  入院后查体:T 36.8℃、P 134 次 / 分、R 40 次 / 分、BP 80/52mmHg,足月新生儿貌,营养中等,精神反应尚可,哭声较响亮。巩膜黄染,全身皮肤中度黄染、无皮疹。心肺听诊无异常,脐部包扎,红肿、潮湿。腹软,肝脾肋下未触及,四肢末梢温,无青紫。肌张力正常,吸吮反射、吞咽反射、拥抱反射正常。血清总胆红素测定 266.8μmol/L(15.6mg/dl)。入院后诊断"①新生儿高胆红素血症;②新生儿脐炎"。入院后给予新生儿护理常规、母乳或配方乳喂养(按需)、蓝光照射、口服药物等处理。

【护理评估】

1. 患儿脐部包扎,红肿、潮湿,考虑为新生儿脐炎。

2. 患儿出生后 8 天,发现皮肤黄染 6 天、加重 1 天。足月顺产。查体:巩膜黄染,全身皮肤中度黄染。血清总胆红素测定 266.8μmol/L(15.6mg/dl),考虑为新生儿高胆红素血症。若病情加重,血清总胆红素增高 >342μmol/L(20mg/dl)时,可发生胆红素脑病。

【护理诊断 / 问题】

1. 皮肤完整性受损　与脐部感染有关。

2. 潜在并发症:胆红素脑病。

【护理计划】

1. 护理目标

(1) 患儿脐部干燥,无红肿、潮湿,炎症消退。

(2) 患儿黄疸逐渐消退,未发生胆红素脑病。

2. 护理措施

(1) 加强保暖:室温保持在 22~24℃,维持患儿体温稳定。

(2) 合理喂养:①喂养:提倡母乳喂养,以保证能量和水分供给,同时避免低血糖,建立肠道正常菌群,减少肠肝循环。②检测生长发育状况:定时对患儿进行体重、身长测量。

(3) 日常护理:按时沐浴,做好脐部护理,及时更换尿布,待病情稳定后给予抚触。

(4) 治疗配合:遵医嘱正确进行蓝光照射、口服喂药等,促进胆红素排出,预防胆红素脑病的发生。

(5) 观察病情:注意观察生命体征的变化、黄疸的消退情况,注意有无胆红素脑病的早期征象,如精神反应差、吸吮无力、肌张力减退以及呼吸暂停和心动过缓等,发现异常及时报告医生。

(6) 健康指导:向患儿家长讲解所患疾病的常见原因、如何观察黄疸程度、治疗效果及预后等;并对患儿家长进行母乳喂养、婴幼儿盆浴等日常护理指导。

【实施】

一、一般护理

(一) 情景与任务

1. 情景导入 患儿入院,护士为其做入院护理评估;医生为患儿做入院检查后,开出医嘱:新生儿护理常规、母乳或配方乳喂养(按需)。

2. 工作任务 护士为患儿进行体重、身长测量,新生儿沐浴与脐部护理,尿布更换和乳瓶喂乳等,待患儿病情稳定后给予新生儿抚触。

(二) 操作评估

1. 患儿病情 出生后 8 天,发现皮肤黄染 6 天、加重 1 天;出生体重 3100g,身长 50cm;入院后查体:T 36.8℃、P 134 次 / 分、R 40 次 / 分、BP 80/52mmHg,足月新生儿貌,营养中等,精神反应尚可,吃奶较差,巩膜黄染,全身皮肤中度黄染,脐部红肿、潮湿。

2. 操作目的

(1) 体重、身长测量:评估新生儿的生长发育情况和营养状况,为临床观察病情变化、用药、输液、奶量计算等提供依据。

(2) 沐浴与脐部护理:使新生儿皮肤清洁、舒适,预防感染;帮助新生儿活动肌肉和肢体,促进血液循环;保持脐部清洁干燥,促进炎症消退;观察皮肤及全身情况。

(3) 尿布更换:保持新生儿臀部皮肤清洁、舒适,预防尿布皮炎。

(4) 乳瓶喂乳:满足新生儿的进食需要,保证能量和水分供给,同时避免低血糖。

(5) 新生儿抚触:促进新生儿神经系统发育及体格的生长发育;提高免疫力;促进情感交流。

3. 项目分析

(1) 体重、身高(长)测量:根据不同年龄时期,小儿体重测量分婴儿测量法和幼儿以上小儿测量法两种;小儿身高(长)测量分卧位测量法和立位测量法两种。新生儿采用婴儿体重测量法和卧位身长测量法,年长儿则采用幼儿以上小儿体重测量法和立位身高测量法(见本项目技能 1 末的附表 1)。

(2) 沐浴与脐部护理:一般情况脐带未脱落者暂不沐浴,每天给予脐部护理 2 次。需蓝光照射治疗的患儿,为了保证照射效果,照射前给予沐浴。根据脐部状况,选择正确的脐部护理方法:①脐部干燥、无炎症者,用75%乙醇消毒,保持干燥;②脐部有红肿、潮湿或有分泌物者,先用3%过氧化氢溶液擦拭,再用0.5%聚维酮碘消毒;③脐部有肉芽组织生长者,可用5%硝酸银烧灼局部。

(3) 乳瓶喂乳:根据世界卫生组织和联合国儿童基金会联合倡议,婴儿至少纯母乳喂养6个月,并在添加辅食的基础上坚持哺乳24个月以上。患儿住院期间,母婴分离,母亲无法亲自喂乳,可用吸奶器将乳汁挤出,用乳瓶装好送入病区冷藏保存,需要时给予乳瓶喂乳,母乳不足时可添加配方乳喂养。

(4) 新生儿抚触:一般于新生儿沐浴后或喂乳后1小时进行,如新生儿正在睡觉或哭闹,或皮肤有破溃、身体有不适,如发热、腹泻、黄疸等,应暂不予以抚触,待其病情稳定后方可实施。

(三) 操作计划

1. 入院后,首先对患儿进行体重、身长测量,后行沐浴与脐部护理、尿布更换,再予乳瓶喂乳。待患儿病情逐渐稳定后,再实施新生儿抚触。

2. 指导母亲定时使用吸奶器将乳汁挤出,用乳瓶装好送入病区冷藏保存备用,母乳不足时,给予配方乳代替。

3. 选用3%过氧化氢溶液和0.5%聚维酮碘正确处理脐部。

4. 操作时严格查对,防止抱错新生儿;注意保暖,避免受凉;动作轻柔、敏捷,防止新生儿损伤;注意与新生儿情感交流。

(四) 操作流程与测评标准

技能1　婴儿体重、身长测量

1. 操作流程

操作程序	简要流程	操作要点	图示
护士准备	素质要求	着装整洁、举止端庄、语言柔和、动作轻柔	
操作评估	婴儿情况	年龄、生命体征、意识状态、出生体重、营养状况、进食情况	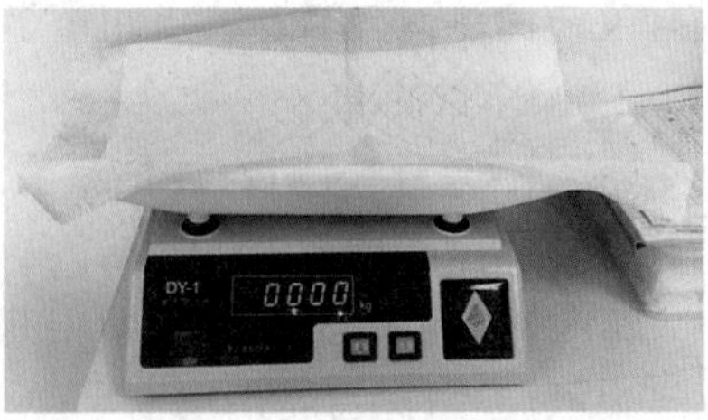
	用物情况	磅秤是否准确,测量板是否清洁平整	图9-1　磅秤调至零点
操作准备	婴儿准备	空腹排尿后,或进食后2小时	
	环境准备	清洁安静,温湿度适宜、光线适中	
	护士准备	洗手,戴口罩	
	用物准备	磅秤(盘式)、身长测量板、清洁衣服、尿布、包被、清洁布、记录本	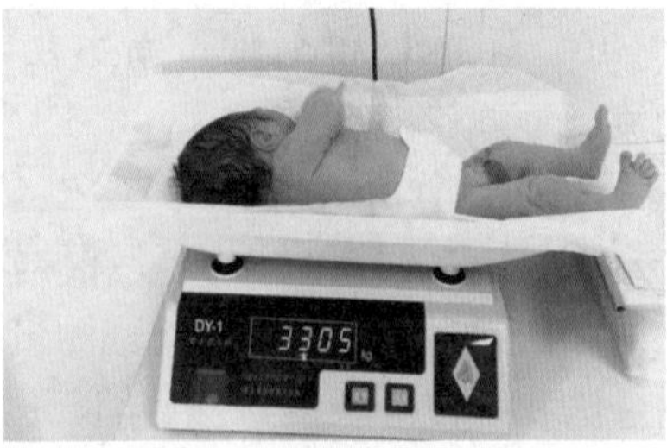
操作过程	核对解释	核对婴儿床号、姓名,向家长做好解释并取得配合	图9-2　婴儿体重测量
	测量体重	① 铺巾调秤:将清洁布铺在磅秤的秤盘上,调整磅秤至零点(图9-1)	

续表

操作程序	简要流程	操作要点	图示
操作过程	测量体重	② 脱衣称重:脱去婴儿衣服及尿布,将婴儿轻放于磅秤上(图 9-2) ③ 观察重量,准确读数	
	测量身长	① 铺巾平卧:将清洁布铺在身长测量板(图 9-3)上,将婴儿平卧于测量床中线 ② 固定测长:助手固定婴儿头部,使其头顶轻贴测量板顶端;护士一手按住婴儿双膝使双下肢伸直,另一手滑动滑测板至双足底(图 9-4) ③ 观察长度,准确读数	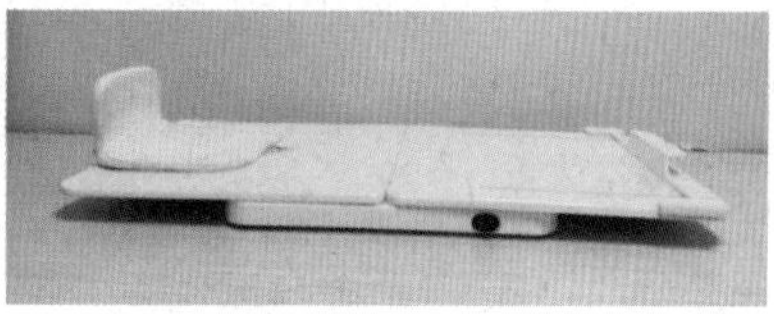 图 9-3 身长测量板 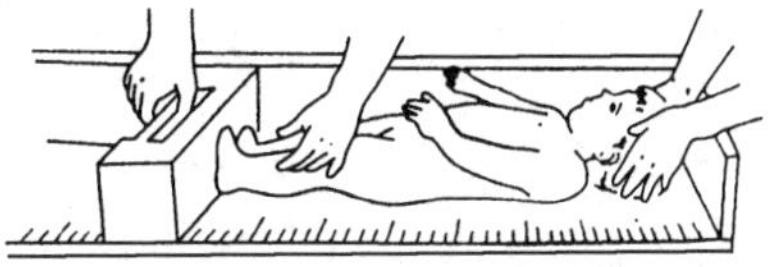
	整理记录	垫上尿布,穿好衣服,包裹包被,妥善安置婴儿;清理用物;洗手、脱口罩;记录体重、身长,签名	图 9-4 婴儿身长测量
操作评价	婴儿反应	配合,较少哭闹	
	操作效果	严格查对制度;动作轻柔、测量方法正确;结果读取准确	

2. 操作关键点

(1) 保证体重测量准确:①测量体重前,磅秤必须矫正至零点,婴儿测量准确读数至10g;②每次测量应在同一磅秤、同一时间进行,以晨起空腹排尿后或进食后 2 小时为佳;③体重测得数值与前次差异较大时,应重新测量核对,如体重变化较大应报告医生。

(2) 保证身长测量准确:①测量身长时要保证头顶轻贴测量板顶端,身正、腰平、腿直,滑测板应与足底呈 90°;②读数时,眼睛要与滑测板在同一个水平面上,准确读数至小数点后一位数。

3. 操作测评标准

项目		分值	考核评价要点	评分等级				得分	存在问题
				I	II	III	IV		
护士准备		4	仪表着装规范 语言柔和、动作轻柔	2 2	1 1	0 0	0 0		
操作评估		7	了解婴儿情况全面 检查磅秤、测量板正确	5 2	3 1	2 0	1 0		
操作准备	婴儿	2	空腹排尿后,或进食后 2 小时	2	1	0	0		
	环境	1	符合操作要求	1	0	0	0		
	护士	3	洗手、戴口罩正确	3	2	1	0		
	用物	3	准备齐全、准确,放置合理	3	2	1	0		

续表

项目		分值	考核评价要点	评分等级				得分	存在问题
				I	II	III	IV		
操作过程	核对解释	4	核对婴儿床号、姓名 解释清晰到位,家长理解配合	2 2	0 1	0 0	0 0		
	测量体重	29	磅秤上铺清洁布 调整磅秤至零点 脱去婴儿衣服、尿布 将婴儿轻放于磅秤上 读数准确	5 9 4 6 5	3 0 2 4 3	2 0 1 2 2	1 0 0 1 1		
	测量身长	29	测量床铺清洁布 婴儿平卧于测量床中线 助手固定婴儿头部正确 测量身长方法正确 读数准确	5 7 4 8 5	3 5 2 6 3	2 3 1 4 2	1 2 0 2 1		
	整理记录	8	垫尿布、穿衣、包裹正确,婴儿安置妥当 清理用物正确 洗手、脱口罩正确 记录正确,签名	2 2 2 2	1 1 1 1	0 0 0 0	0 0 0 0		
操作评价		10	关爱婴儿、动作轻巧、舒适安全 目的及操作关键点表述正确、完整 操作熟练、准确、整体计划性好,操作时间不超过5分钟	3 3 4	2 2 3	1 1 2	0 0 1		
关键缺陷			未体现人文关怀、无沟通、查对不严、未调整磅秤至零点,致婴儿损伤等均不及格						
总分		100							

附表1　年长儿体重、身高测量

操作程序	简要流程	操作要点	图示
护士准备	素质要求	着装整洁、举止端庄、语言柔和、表达清晰	
操作评估	小儿情况	年龄、生命体征、意识状态、营养状况、进食情况、合作程度	
	用物情况	磅秤是否准确	
操作准备	小儿准备	空腹排尿后,或进食后2小时	
	环境准备	清洁安静,温湿度适宜、光线适中	
	护士准备	洗手、戴口罩	
	用物准备	磅秤(坐式或站式)、立位测量器、记录本	

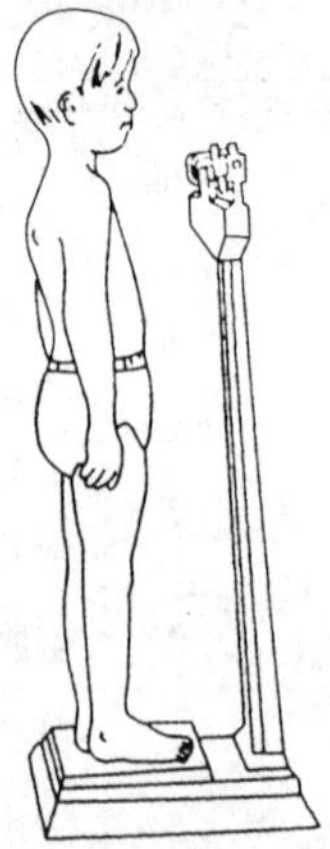

图9-5　站式体重测量

操作程序	简要流程	操作要点	图示
操作过程	核对解释	核对小儿床号、姓名,向家长做好解释并取得配合	
	测量体重	① 调秤:调整磅秤至零点 ② 脱衣:脱去小儿外衣、帽子、鞋、袜 ③ 体位:1~3 岁可坐位测量,小儿在磅秤上坐稳;3 岁以上可站式测量,小儿站立于站板中央,两手自然下垂,站稳(图 9-5) ④ 观察重量,准确读数	
	测量身高	① 体位:小儿取立正姿势,站在立位测量器上,双眼平视前方,两手自然下垂,足跟靠拢,足尖分开约 60° ② 测长:将推板轻轻拉至头顶(图 9-6) ③ 观察高度,准确读数	
	整理记录	协助小儿穿上衣帽鞋袜;洗手、脱口罩;记录体重、身长,签名	
操作评价	小儿感受	感觉安全,无不适	图 9-6 站式身高测量
	操作效果	动作轻柔、测量方法正确;结果读取准确	

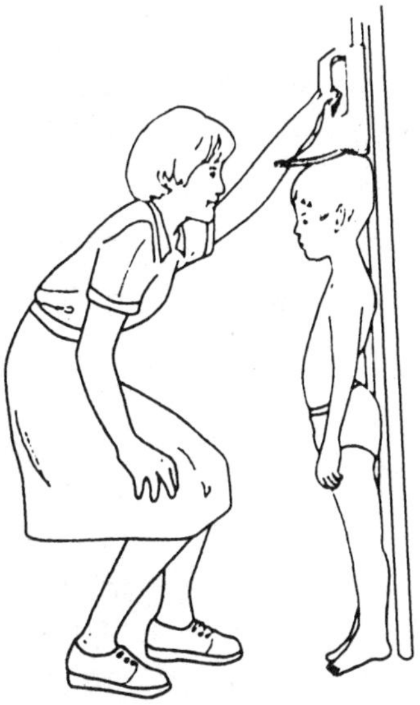

注:操作关键点:

(1) 体重测量:①测量体重前,磅秤必须矫正至零点;②1~3 岁幼儿体重测量读数至 50g,3 岁以上小儿体重测量读数至 100g;③不合作或病重小儿,由成人抱着一起称重,称后减去衣物及成人体重,即得小儿体重。

(2) 身高测量:①小儿身体站直的标准是将足跟、臀部、两肩胛、枕骨粗隆均同时紧贴测量杆;②推板应与测量杆呈 90°。

技能 2 新生儿沐浴与脐部护理

1. 操作流程

操作程序	简要流程	操作要点	图示
护士准备	素质要求	着装整洁、举止端庄、语言柔和、动作轻柔	
操作评估	新生儿情况	年龄、生命体征、意识状态、喂乳情况、全身皮肤及脐部情况	
	环境情况	是否清洁安静、温湿度适宜,沐浴装置是否清洁	
操作准备	新生儿准备	喂乳前或喂乳后 1 小时	
	环境准备	清洁安静、温湿度适宜,沐浴装置清洁	图 9-7 擦洗双眼

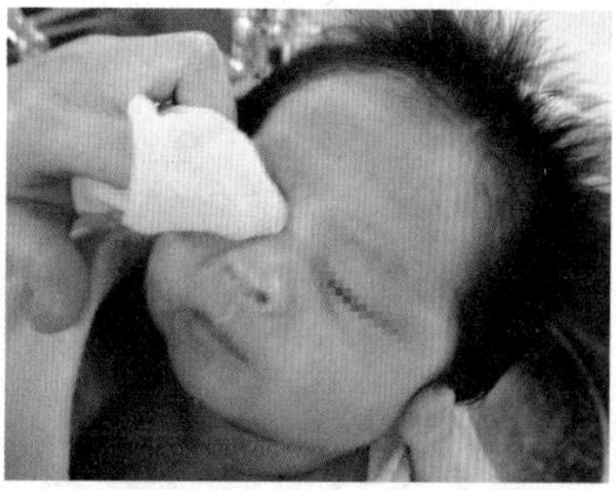

续表

操作程序	简要流程	操作要点	图示
操作准备	护士准备	洗手,戴口罩	
	用物准备	沐浴装置、温热水、水温计、浴巾、毛巾、婴儿浴液、婴儿爽身粉、清洁衣服、尿布、3%过氧化氢、0.5%聚维酮碘、5%鞣酸软膏或护臀霜、棉签、磅秤、记录纸、笔,必要时备指甲剪、液状石蜡	
操作过程	核对解释	核对新生儿床号、姓名,向家长做好解释并取得配合	图9-8 清洗头部
	脱衣沐浴	① 放置脱衣:将新生儿抱至沐浴台上;脱去衣物,保留尿布,用浴巾包裹新生儿 ② 调温预热:热水器水温调至38~42℃,温热沐浴床垫 ③ 清洗面部:左手掌托住新生儿枕部,左臂及腋下夹住其臀部及下肢,用毛巾由内眦到外眦擦洗双眼(图9-7),再擦洗耳、面部 ④ 清洗头部:左手拇指和中指将新生儿双耳向内盖住其双耳外耳道口,清洗头部(图9-8),并擦干水分 ⑤ 清洗躯干、四肢:打开浴巾,取下尿布;左手托住新生儿头颈部,右手托住双足或托住臀部(右手掌及四指置于臀部下,右拇指置于大腿上),轻稳放于沐浴床垫上;用婴儿沐浴液,换毛巾依次清洗颈、腋下、上肢、胸腹部(保持脐部干燥)、腹股沟、会阴部、下肢,最后清洗背部(图9-9)和臀部,注意洗净皮肤皱褶处,用流水冲洗干净 ⑥ 扑爽身粉:洗毕,将新生儿抱至沐浴台上,用浴巾包裹全身并擦干水分,在颈下、腋窝、腹股沟等皮肤皱褶处扑少许婴儿爽身粉	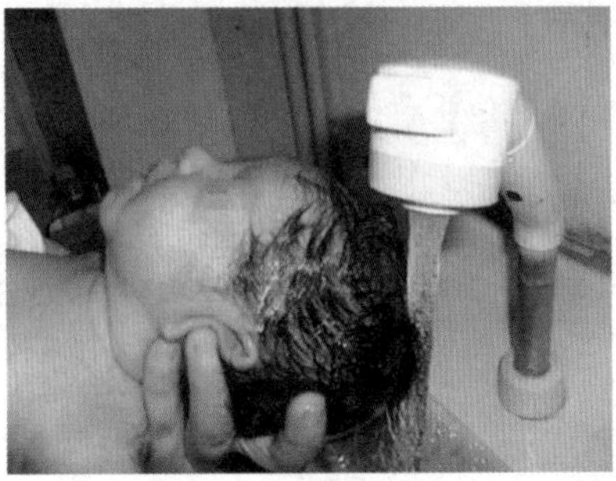 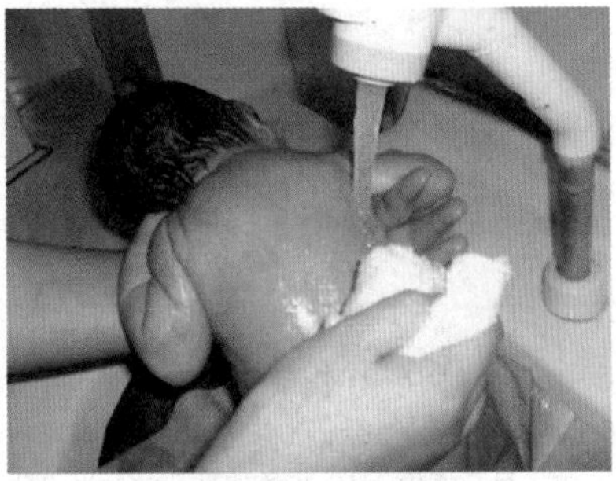 图9-9 清洗背部
	脐部护理	左手拇指、示指绷紧脐轮周围皮肤,或轻提脐带结扎线暴露脐根部;右手持棉签用3%过氧化氢由脐根部环形擦拭,每次使用1根棉签,可反复擦拭数次,直至脐窝清洁无分泌物为止,用干棉签揾干脐部,再用0.5%聚维酮碘消毒(图9-10)	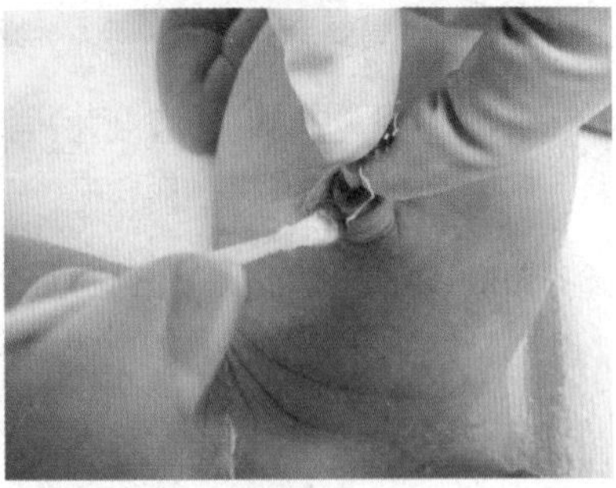 图9-10 脐部护理

续表

操作程序	简要流程	操作要点	图示
操作过程	臀部护理	涂 5% 鞣酸软膏或护臀霜	
	称重观察	称体重，观察新生儿皮肤及全身情况	
	整理记录	垫上尿布，穿好衣服，必要时修剪指甲，妥善安置新生儿；清理用物；洗手、脱口罩；记录沐浴时间、体重、皮肤及脐部情况，签名	
操作评价	新生儿反应	安静无哭闹、舒适、表情愉悦	
	操作效果	严格查对制度、无菌技术原则；操作方法正确、动作轻柔；皮肤清洁、脐部无分泌物；情感交流有效	

2. 操作关键点

(1) 保暖、安全：①沐浴时减少暴露，防止受凉；②婴儿沐浴液不可直接倒于新生儿皮肤上；③流水沐浴时，水压不可过大，不可直接对着新生儿皮肤冲洗，温水通过护士的手臂传送；④避免水进入新生儿鼻、耳内，避免沾湿脐部；⑤不可用力清洗头顶部的皮脂结痂，可涂液状石蜡浸润，待次日予以清洗；⑥颈下扑爽身粉时要用手掌遮盖新生儿口鼻，防止粉末吸入呼吸道。

(2) 脐部护理方法正确，注意保持脐部干燥。

(3) 沐浴时注意观察新生儿皮肤和肢体活动有无异常，如发现异常及时处理。

3. 操作测评标准

项目		分值	考核评价要点	评分等级				得分	存在问题
				I	II	III	IV		
护士准备		4	仪表着装规范 语言柔和、动作轻柔	2 2	1 1	0 0	0 0		
操作评估		7	了解新生儿情况全面 观察环境、检查沐浴装置正确	5 2	3 1	2 0	1 0		
操作准备	新生儿	2	喂乳前或喂乳后 1 小时	2	1	0	0		
	环境	1	符合操作要求，沐浴装置清洁	1	0	0	0		
	护士	3	洗手、戴口罩正确	3	2	1	0		
	用物	3	准备齐全、准确，放置合理	3	2	1	0		
操作过程	核对解释	4	核对新生儿床号、姓名 解释清晰到位，家长理解配合	2 2	0 1	0 0	0 0		

续表

项目		分值	考核评价要点	评分等级				得分	存在问题
				I	II	III	IV		
操作过程	脱衣沐浴	36	抱新生儿于沐浴台上	2	1	0	0		
			脱衣服、包裹方法正确	4	3	2	1		
			调试水温,预热沐浴床垫方法正确	6	4	2	1		
			清洗眼、耳和面部顺序、方法正确	6	4	2	1		
			清洗头部方法正确	6	4	2	1		
			清洗躯干和四肢顺序、方法正确	6	4	2	1		
			皮肤皱褶处扑爽身粉正确	6	4	2	1		
操作过程	脐部护理	10	脐部护理方法正确	5	3	2	1		
			脐部感染处理正确	5	3	2	1		
	臀部护理	6	臀部护理方法正确	6	4	2	1		
	称重观察	6	称体重正确	2	1	0	0		
			观察新生儿皮肤及全身情况正确	4	3	2	1		
	整理记录	8	垫尿布,新生儿安置妥当	2	1	0	0		
			清理用物正确	2	1	0	0		
			洗手、脱口罩正确	2	1	0	0		
			记录正确,签名	2	1	0	0		
操作评价		10	关爱新生儿、动作轻巧、舒适安全	3	2	1	0		
			目的及操作关键点表述正确、完整	3	2	1	0		
			操作熟练、准确、整体计划性好,操作时间不超过10分钟	4	3	2	1		
关键缺陷			未体现人文关怀、无沟通、查对不严、操作程序混乱,致新生儿损伤等均不及格						
总分		100							

技能 3 婴儿尿布更换

1. 操作流程

操作程序	简要流程	操作要点	图示
护士准备	素质要求	着装整洁、举止端庄、语言柔和、动作轻柔	
操作评估	婴儿情况	年龄、生命体征、意识状态、喂乳情况、臀部皮肤情况	
	环境情况	是否清洁安静、温湿度适宜,门窗是否关闭	
操作准备	婴儿准备	喂乳前或睡觉前	
	环境准备	清洁安静、温湿度适宜,关闭门窗	
	护士准备	洗手,戴口罩	

续表

操作程序	简要流程	操作要点	图示
操作准备	用物准备	大小适宜的一次性尿布、尿布桶,湿纸巾,必要时备小盆及温水、小毛巾,按臀部皮肤情况备护臀霜、5%鞣酸软膏或其他软膏、棉签、记录纸、笔	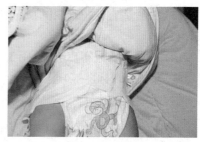
操作过程	核对解释	核对婴儿床号、姓名,向家长做好解释并取得配合	
	解开盖被	轻轻掀开盖被下端,暴露婴儿下半身(图 9-11)	图 9-11 暴露婴儿下半身
	解污尿布	解开尿布粘贴,一手握住婴儿两脚轻轻提起(图 9-12),露出臀部,另一手用污湿尿布尚洁净的上端由前向后将会阴部及臀部擦净,同时观察尿液及大便性质及量,对折尿布将污湿部分盖住并垫于臀下	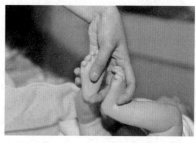 图 9-12 提起婴儿双脚
	清洗臀部	用湿纸巾由前向后擦净会阴及臀部,必要时用温水擦洗,轻轻用小毛巾吸干水分	
	更换尿布	取出污湿尿布,卷折放入尿布桶内;握住并轻轻提起婴儿双脚,使臀部抬高,将清洁尿布垫于腰骶部;臀部涂护臀霜,必要时涂软膏;放下双脚,将尿布两端拉平、上折、粘贴,兜好尿布(图 9-13),松紧以插入 1 指为宜(图 9-14)	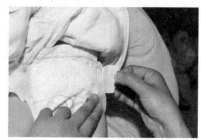 图 9-13 兜好尿布
	盖被安置	拉平婴儿衣服,盖好被子,妥善安置婴儿	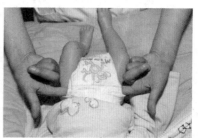
	整理记录	清理用物;洗手、脱口罩;记录排泄物量、颜色及性状等情况,签名	
操作评价	婴儿反应	安静无哭闹、舒适	
	操作效果	严格查对制度;操作方法正确、动作轻柔;会阴及臀部皮肤清洁、干燥;情感交流有效	图 9-14 尿布松紧适宜

2. 操作关键点

（1）尿布选择：选择质地柔软、透气性好、吸水性强的棉质尿布或一次性尿布，避免对臀部皮肤的刺激。

（2）注意保暖：更换尿布时应动作敏捷，尽量减少暴露，防止受凉。

（3）松紧适宜：尿布包扎应松紧适宜，防止过紧影响婴儿活动或擦伤外生殖器、过松造成大便外溢。

（4）若婴儿有尿布皮炎，可用1∶5000高锰酸钾溶液擦洗臀部。

3. 操作测评标准

项目		分值	考核评价要点	评分等级				得分	存在问题
				Ⅰ	Ⅱ	Ⅲ	Ⅳ		
护士准备		4	仪表着装规范	2	1	0	0		
			语言柔和、动作轻柔	2	1	0	0		
操作评估		7	了解婴儿情况全面	5	3	2	1		
			观察环境正确	2	1	0	0		
操作准备	婴儿	2	喂乳前或睡觉前	2	1	0	0		
	环境	1	符合操作要求	1	0	0	0		
	护士	3	洗手、戴口罩正确	3	2	1	0		
	用物	3	准备齐全、准确，放置合理	3	2	1	0		
操作过程	核对解释	4	核对婴儿床号、姓名	2	0	0	0		
			解释清晰，家长理解配合	2	1	0	0		
	解开盖被	4	掀开盖被下端、暴露婴儿下半身正确	4	3	2	1		
	解污尿布	18	解开尿布及提起双脚方法正确，注意保暖	6	4	2	1		
			尿布洁净端擦拭会阴部及臀部顺序正确	6	4	2	1		
			观察尿液及大便性质及量正确	2	1	0	0		
			对折尿布将污湿部分盖住并垫于臀下	4	3	2	1		
	清洗臀部	15	擦洗会阴及臀部方法正确	9	7	5	3		
			选用护臀霜或软膏正确，涂抹方法正确	6	4	2	1		
	更换尿布	21	取出污湿尿布，卷折放入尿布桶内	5	4	3	2		
			放置清洁尿布方法、位置正确	9	7	5	3		
			尿布包扎松紧适宜	7	5	3	1		
	盖被安置	2	拉平衣服，盖好被子，婴儿安置妥当	2	1	0	0		
	整理记录	6	清理用物正确	2	1	0	0		
			洗手、脱口罩正确	2	1	0	0		
			记录正确，签名	2	1	0	0		
操作评价		10	关爱婴儿、动作轻巧、舒适安全	3	2	1	0		
			目的及操作关键点表述正确、完整	3	2	1	0		
			操作熟练、准确、整体计划性好，操作时间不超过5分钟	4	3	2	1		

续表

项目	分值	考核评价要点	评分等级				得分	存在问题
			I	II	III	IV		
关键缺陷		未体现人文关怀、无沟通,查对不严、操作程序混乱,致婴儿损伤等均不及格						
总分	100							

技能 4　婴儿乳瓶喂乳

1. 操作流程

操作程序	简要流程	操作要点	图示
护士准备	素质要求	着装整洁、举止端庄、语言柔和、动作轻柔	
	核对签名	核对医嘱及执行单,签名	
操作评估	婴儿情况	年龄、意识状态、营养状况、进食情况、吸吮及吞咽情况、腹部情况	
	用物情况	乳瓶、乳头是否消毒	
操作准备	婴儿准备	已更换清洁尿布	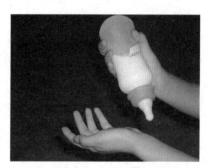
	环境准备	清洁安静,温湿度适宜,光线适中	图 9-15　测试奶温
	护士准备	洗手,戴口罩	
	用物准备	冷藏保存的母乳、无菌乳瓶、无菌乳头、乳瓶盖、干净小毛巾 2 条、托盘、无菌镊子、记录单、温开水(40~45℃)、必要时备婴儿配方奶粉、奶粉专用量勺	
操作过程	核对解释	核对婴儿床号、姓名与乳瓶、乳单是否相符,向家长做好解释并取得配合	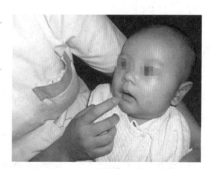
	配备乳液	① 温热母乳:检查挤出母乳的时间,将适量母乳倒入无菌乳瓶内,选择大小合适的无菌乳头,按无菌操作套于乳瓶口,旋紧,轻轻摇匀乳液,置温水中温热至 38~39℃左右;多余母乳冷藏保存 ② 必要时备配方乳:检查婴儿配方奶粉质量;按比例先在无菌乳瓶中加入温开水,再取奶粉倒入乳瓶;选择大小合适的无菌乳头,按无菌操作套于乳瓶口,旋紧,轻轻摇匀乳液	图 9-16　刺激觅乳反射

续表

操作程序	简要流程	操作要点	图示
操作过程	合适体位	抱起婴儿,将小毛巾围在其颈部,喂哺者坐在凳上,使婴儿头、肩枕于左臂肘弯呈半卧位;不宜抱起者,使婴儿侧卧位,头部抬高,以防溢乳呛入气管	图 9-17 乳瓶喂乳
	测试乳温	一手将乳瓶倒转,滴 1~2 滴乳液于另一手背部或前臂内侧(图 9-15),测试温度,以不烫手为宜	
	喂乳观察	轻触婴儿一侧面颊,刺激其吸吮反射(图 9-16),使其含住乳头;倾斜乳瓶,使乳液充满整个乳头(图 9-17),喂乳;及时用小毛巾擦拭嘴边溢出的乳液;喂哺过程中随时观察婴儿面部肤色改变及呼吸情况	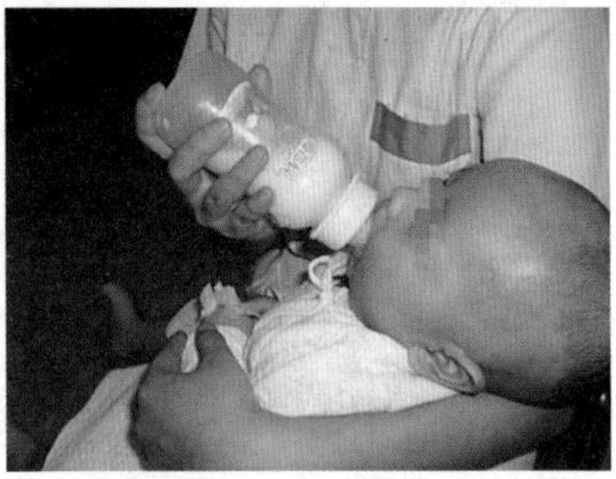
	拍背驱气	喂乳完毕,将婴儿抱起伏于肩上,用手掌轻拍背部,排出咽下的气体(图 9-18)	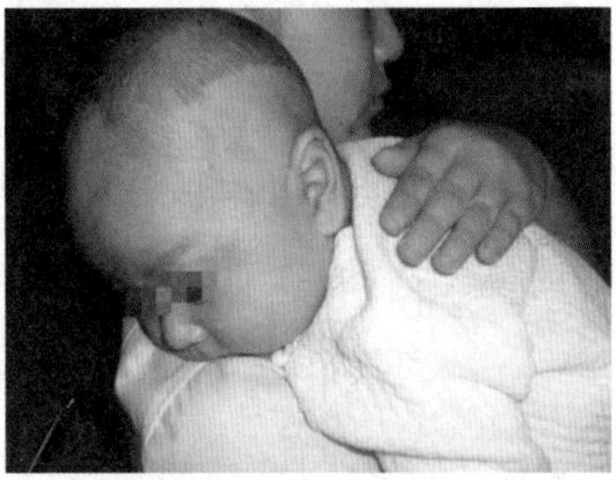
	整理记录	将婴儿放回床上,右侧卧位,以防溢乳造成窒息,向家属交代注意事项;清理用物;洗手、脱口罩;记录喂乳量及婴儿反应,签名	图 9-18 拍背驱气
操作评价	婴儿反应	安静或睡着、舒适、表情愉悦	
	操作效果	严格查对制度;操作方法正确、动作轻柔;婴儿喂饱;情感交流有效	

2. 操作关键点

(1) 喂乳时乳液始终充满乳头,避免吸入过多气体引起腹胀或呕吐;乳瓶颈不可压于婴儿唇上,以免妨碍吸吮;如乳头孔堵塞,应按无菌操作重新更换乳头。

(2) 喂乳过程中,注意观察婴儿吸吮及进乳情况,当婴儿吸吮过急有呛咳时,应暂停喂哺,轻拍后背,稍休息后再喂;注意观察面色和呼吸情况。

3. 操作测评标准

项目	分值	考核评价要点	评分等级				得分	存在问题
			I	II	III	IV		
护士准备	4	仪表着装规范、动作轻柔 核对医嘱及执行单正确	2 2	1 1	0 0	0 0		
操作评估	7	了解婴儿情况全面 检查乳瓶、乳头正确	5 2	3 1	2 0	1 0		

续表

项目		分值	考核评价要点	评分等级				得分	存在问题
				I	II	III	IV		
操作准备	婴儿	2	已更换清洁尿布	2	1	0	0		
	环境	1	符合操作要求	1	0	0	0		
	护士	3	洗手、戴口罩正确	3	2	1	0		
	用物	3	准备齐全、准确,放置合理	3	2	1	0		
操作过程	核对解释	4	核对婴儿床号、姓名与乳瓶、乳单相符 解释清晰到位,家长理解配合	2 2	1 1	0 0	0 0		
	配备乳液	15	检查冷藏母乳的时间或配方奶粉质量 温热母乳方法或配备配方乳方法正确 乳头选择大小合适,套于瓶口、旋紧正确	3 6 6	2 4 4	1 2 2	0 1 1		
	合适体位	8	围小毛巾部位、方法正确 安置婴儿体位正确	4 4	3 3	2 2	1 1		
	测试乳温	5	测试乳液温度方法正确	5	3	2	1		
	喂乳观察	18	喂乳方法正确 喂哺过程中观察婴儿面色、呼吸正确 喂哺过程中与婴儿情感交流正确	6 6 6	4 4 4	2 2 2	1 1 1		
	拍背驱气	10	喂哺后将婴儿竖起直抱 手掌轻拍背部正确	5 5	3 3	2 2	1 1		
	整理记录	10	将婴儿置于右侧卧位,交代注意事项全面 清理用物正确 洗手、脱口罩正确 记录正确,签名	4 2 2 2	2 1 1 1	1 0 0 0	0 0 0 0		
操作评价		10	关爱婴儿、动作轻巧、舒适安全 目的及操作关键点表述正确、完整 操作熟练、准确、整体计划性好,操作时间不超过 10 分钟	3 3 4	2 2 3	1 1 2	0 0 1		
关键缺陷			未体现人文关怀、无沟通、查对不严、执行医嘱错误,操作程序混乱、婴儿呕吐,致婴儿损伤等均不及格						
总分		100							

技能 5　新生儿抚触

1. 操作流程

操作程序	简要流程	操作要点	图示
护士准备	素质要求	着装整洁、举止端庄、语言柔和、动作轻柔	
操作评估	新生儿情况	生命体征、意识状态、喂乳情况、黄疸程度、全身皮肤情况	
	环境情况	是否清洁安静、温湿度适宜,门窗是否关闭,操作台面是否清洁	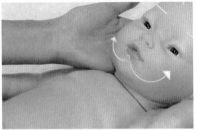 图 9-19　头面抚触
操作准备	新生儿准备	沐浴后或喂乳 1 小时后	
	环境准备	清洁安静,温湿度适宜,关闭门窗,操作台清洁	
	护士准备	洗手,戴口罩	
	用物准备	平整的操作台、润肤油、清洁衣服、尿布、包被、记录纸、笔	
操作过程	核对解释	核对新生儿床号、姓名与乳瓶、乳单是否相符,向家长做好解释并取得配合	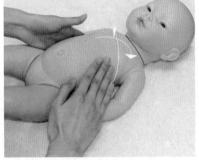 图 9-20　胸部抚触
	放置脱衣	将新生儿置于操作台上;解开包被,脱去衣物	
	倒润肤油	将少量润肤油倒在掌心,两掌轻轻摩擦,温暖双手	
	头面抚触	按前额、下颌、头部顺序扶触(图9-19) ① 前额:两拇指指腹从前额中央滑向两侧至发际 ② 下颌:两拇指从下颌中央向外上滑动至耳前,使新生儿呈"微笑"状 ③ 头部:一手轻托新生儿头部,另一手指腹从新生儿一侧前额发际抚向枕后,避开囟门,中指停在耳后乳突处轻压,换手,同法抚触另一侧	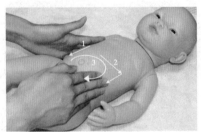 图 9-21　腹部抚触
	胸部抚触	两手掌分别从胸部的外下方、向对侧的外上方滑动至肩部,交替进行,在胸部形成一个大的交叉(图9-20)	

续表

操作程序	简要流程	操作要点	图示
操作过程	腹部抚触	① 双手指交替按顺时针方向(右下腹、右上腹、左上腹、左下腹)按摩新生儿腹部 ② 或用右手指腹从右上腹部滑向右下腹部划一个英文字母"I",由右上腹经左上腹滑向左下腹划一个倒的"L"(LOVE),由右下腹经右上腹、左上腹滑向左下腹划一个倒的"U"(YOU)(图9-21),避开脐部和膀胱	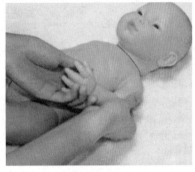
	四肢抚触	双手呈半圆形交替握住新生儿一侧上臂,边挤边滑向腕部,再从上到下搓滚(图9-22);同法依次抚触对侧上肢和双下肢	图9-22 上肢抚触
	手足抚触	两手拇指指腹从新生儿一侧手掌心向手指方向推进,并从手指两侧轻轻提拉每个手指(图9-23),同法抚触对侧和双足	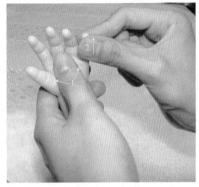
	背部抚触	使新生儿呈俯卧位,两手掌分别于脊柱两侧由中央向两侧滑动,从上而下,遍及整个背部(图9-24);再将双手交替横放在新生儿背部上方,从上往下交替滑动至臀部	图9-23 手掌、手指抚触
	穿衣安置	垫上尿布,穿好清洁衣服,妥善安置新生儿	
	观察交流	抚触过程中注意观察新生儿,并与新生儿有语言和情感交流	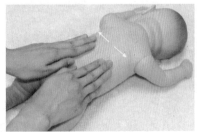
	整理记录	清理用物;洗手、脱口罩;记录抚触时间及新生儿反应,签名	
操作评价	新生儿反应	安静无哭闹,舒适、表情愉悦	图9-24 背部抚触
	操作效果	严格查对制度;操作方法正确、动作轻柔;情感交流有效	

2. 操作关键点

(1) 注意保暖、安全:新生儿抚触时室温调节在28℃左右,减少暴露,防止受凉;动作应轻柔、敏捷,手法开始要轻柔、逐渐增加力量,每个部位抚触动作重复4~6次。

(2) 抚触过程中注意观察新生儿的肤色变化及全身情况,若出现呕吐、哭闹等异常,应停止抚触。

（3）抚触时，应面带微笑，边操作边与新生儿进行语言及情感交流，使新生儿有愉悦的感受。

3. 操作测评标准

项目		分值	考核评价要点	评分等级				得分	存在问题
				I	II	III	IV		
护士准备		4	仪表着装规范、动作轻柔 举止、语言、表达合适	2 2	1 1	0 0	0 0		
操作评估		7	了解新生儿情况全面 观察环境、检查操作正确	5 2	3 1	2 0	1 0		
操作准备	新生儿	2	沐浴后或喂乳1小时后	2	1	0	0		
	环境	1	符合操作要求，操作台清洁	1	0	0	0		
	护士	3	洗手、戴口罩正确	3	2	1	0		
	用物	3	准备齐全、准确，放置合理	3	2	1	0		
操作过程	核对解释	4	核对新生儿床号、姓名 解释清晰到位，家长理解配合	2 2	0 1	0 0	0 0		
	放置脱衣	4	将新生儿置于操作台上 解开包被，脱去衣物方法正确	2 2	1 1	0 0	0 0		
	倒润肤油	2	倒润肤油，手温适宜	2	1	0	0		
	头面抚触	8	头面部抚触顺序、手法正确	8	6	4	2		
	胸部抚触	8	胸部抚触手法正确	8	6	4	2		
	腹部抚触	8	腹部抚触顺序、手法正确	8	6	4	2		
	四肢抚触	8	四肢抚触顺序、手法正确	8	6	4	2		
	手足抚触	8	手足抚触顺序、手法正确	8	6	4	2		
	背部抚触	8	背部抚触手法正确	8	6	4	2		
	观察交流	4	抚触过程中观察新生儿正确 抚触过程中与新生儿有语言、情感交流	2 2	1 1	0 0	0 0		
	穿衣安置	2	垫尿布、穿衣方法正确，新生儿安置妥当	2	1	0	0		
	整理记录	6	清理用物正确 洗手、脱口罩正确 记录正确，签名	2 2 2	1 1 1	0 0 0	0 0 0		

续表

项目	分值	考核评价要点	评分等级				得分	存在问题
			I	II	III	IV		
操作评价	10	关爱新生儿、动作轻巧、舒适安全 目的及操作关键点表述正确、完整 操作熟练、准确、整体计划性好,操作时间不超过20分钟	3 3 4	2 2 3	1 1 2	0 0 1		
关键缺陷		未体现人文关怀、无沟通、查对不严、操作程序混乱、致新生儿损伤等均不及格						
总分	100							

二、治疗配合

(一) 情景与任务

1. 情景导入　入院后,医生根据患儿病情及血清总胆红素测定结果,开出医嘱:蓝光照射16小时,布拉酵母菌散剂(亿活)0.25 po qd。

2. 工作任务　护士为患儿执行蓝光照射治疗,并给予口服喂药。

(二) 操作评估

1. 患儿病情　出生后8天,发现皮肤黄染6天、加重1天。入院后查体:巩膜黄染,全身皮肤中度黄染,血清总胆红素测定266.8μmol/L(15.6mg/dl)。

2. 操作目的

(1) 蓝光箱应用:通过蓝光照射,使血中的间接胆红素转变为水溶性异构体,随胆汁、尿液排出体外,降低血清胆红素的浓度。

(2) 口服喂药:建立肠道正常菌群,减少胆红素的肠肝循环。

3. 项目分析

(1) 蓝光箱一般采用波长425~475nm的蓝色荧光灯,以160~320W为宜,一般持续或间断照射12~24小时才能使血清胆红素下降,光疗总时间按医嘱执行。血清总胆红素<171μmmol/L(10mg/dl)时可停止光疗。

(2) 婴儿口服喂药:根据药物的剂型不同,选择正确的摆药方法:①片剂先放入研钵内捣成粉末状,再倒入药杯加少量温开水溶化;②散剂直接将药物倒入药杯加少量温开水溶化;③水剂用量杯量取。

(三) 操作计划

1. 先行蓝光照射治疗,按时正确给患儿口服喂药。

2. 蓝光照射前,检查蓝光箱性能,放置位置安全合理;照射过程中,注意监测患儿体温及箱温变化,注意适当补充水分,以防发生脱水。

3. 操作时严格查对,防止抱错患儿。动作轻柔、敏捷,避免致患儿损伤。

（四）操作流程与测评标准

技能 6　蓝光箱应用

1. 操作流程

操作程序	简要流程	操作要点	图示
护士准备	素质要求	着装整洁、举止端庄、语言柔和、动作轻柔	
	核对签名	核对医嘱及执行单,签名	
操作评估	患儿病情	生命体征、意识状态、诊断、日龄、体重、黄疸的范围和程度、血清胆红素检查结果、皮肤黄染情况	
	设备情况	蓝光箱性能是否完好	
操作准备	患儿准备	清洁皮肤,皮肤上未涂粉和油类;修剪指甲	
	环境准备	清洁安静,温湿度适宜	
	护士准备	洗手,戴口罩,戴墨镜	
	用物准备	蓝光箱(图 9-25)、蒸馏水、遮光眼罩、尿布	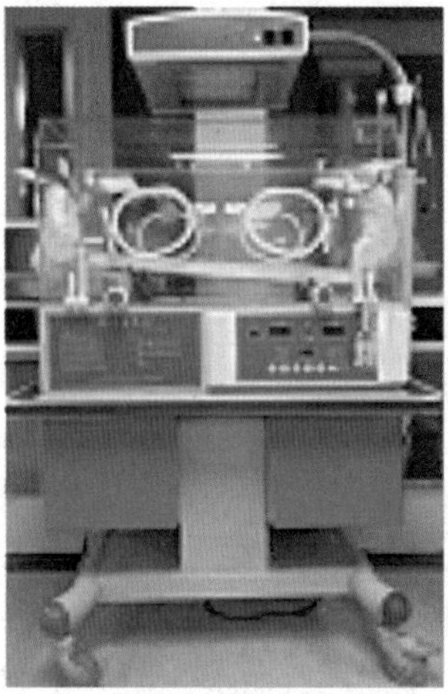
操作过程	备蓝光箱	① 清洁:擦拭蓝光箱,特别注意擦净灯管及反射板 ② 加水:箱内水槽内加蒸馏水至水位指示线 ③ 检查、预热:接通电源,检查线路及灯管亮度,使箱温预热至 30~32℃,相对湿度达 55%~65% ④ 放置:将蓝光箱置于干净、温湿度变化小、无阳光直射处	 图9-25　蓝光箱
	核对解释	核对患儿床号、姓名,向家长做好解释并取得配合	
	入箱操作	将患儿全身裸露,用尿布遮盖会阴、肛门部,男婴注意保护阴囊,双眼戴遮光眼罩(图 9-26);抱入已预热好的蓝光箱中,灯管与患儿皮肤距离 33~55cm(图 9-27),开启蓝光灯;记录开始照射时间	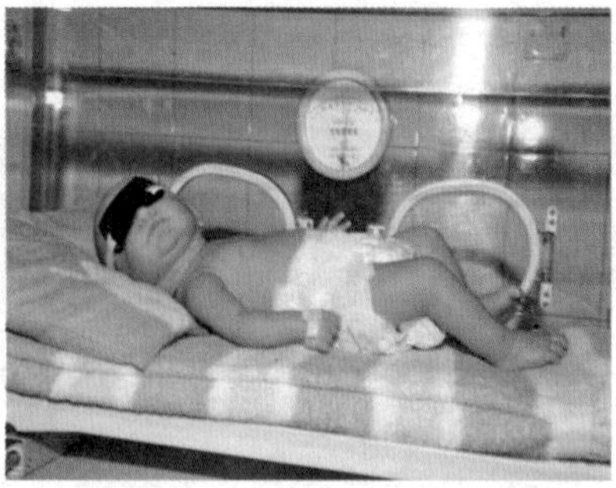 图9-26　戴遮光眼罩、裹尿布

续表

操作程序	简要流程	操作要点	图示
操作过程	蓝光照射	① 皮肤均匀受光:尽量使患儿身体广泛照射(图9-28);单面蓝光箱一般每2小时更换体位1次(仰卧、俯卧、侧卧交替照射) ② 监测体温:每2~4小时测量体温1次或根据病情及体温情况随时测量,使体温保持在36~37℃;若光疗时体温超过37.8℃或低于35℃,应暂停光疗,检查光疗箱性能,并经处理体温恢复正常后再继续照射 ③ 严密观察病情:观察患儿的精神、反应、呼吸、脉搏、皮肤颜色、大小便及黄疸程度的变化 ④ 保证水分和营养:按需喂乳,在2次喂乳之间喂水	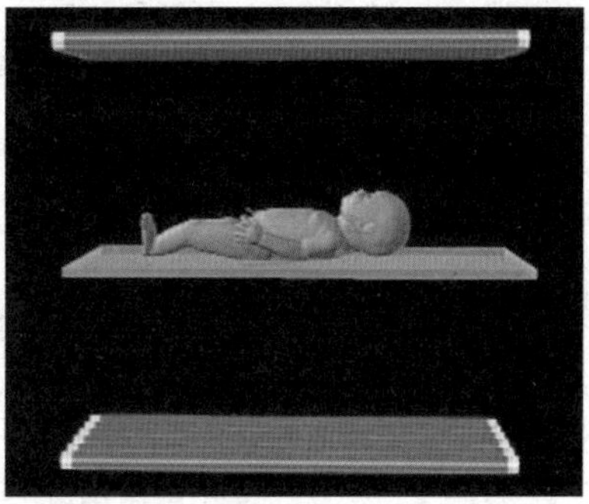 图9-27 灯管与患儿皮肤距离
	出蓝光箱	遵医嘱停止照射,出箱前先将衣物预热,给患儿穿好,抱患儿出蓝光箱,除去遮光眼罩、妥善安置,关闭电源开关	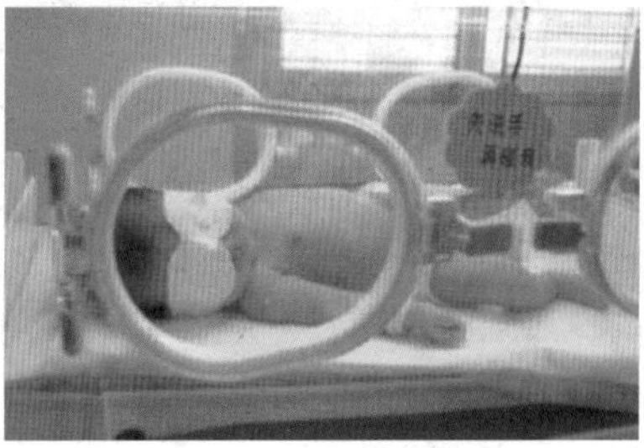
	整理记录	清理用物,蓝光箱终末处理;洗手、脱口罩,取下墨镜;记录出箱时间、灯管使用时间和生命体征等,签名	图9-28 皮肤均匀受光
操作评价	患儿反应	生命体征平稳,无不良反应	
	操作效果	严格查对制度;操作方法正确、动作轻柔;血清胆红素浓度降低;情感交流有效	

2. 操作关键点

(1) 入箱前做好患儿皮肤准备工作:清洁皮肤;裸露全身;关键部位遮盖保护,如双眼、会阴、肛门、男婴阴囊等;修剪指甲,以防止抓破皮肤。

(2) 光疗过程中严密监测患儿体温及血清胆红素的变化,注意观察患儿精神反应、黄疸程度变化,及有无出现皮疹、腹泻、深绿色稀便、青铜症等不良反应,如发现异常及时报告医生。随时观察患儿眼罩、会阴遮盖物有无脱落。

(3) 蓝光箱每天清洁,保持灯管及反射板清洁,防止灰尘影响光照强度;灯管使用1000小时必须及时更换。

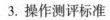

3. 操作测评标准

项目		分值	考核评价要点	评分等级				得分	存在问题
				I	II	III	IV		
护士准备		4	仪表着装规范、动作轻柔 核对医嘱及执行单正确	2 2	1 1	0 0	0 0		
操作评估		6	了解患儿病情全面 检查蓝光箱性能正确	4 2	3 1	2 0	1 0		
操作准备	患儿	4	已清洁皮肤,修剪指甲	4	3	2	1		
	环境	1	符合操作要求	1	0	0	0		
	护士	3	洗手、戴口罩、戴墨镜正确	3	2	1	0		
	用物	2	准备齐全、准确,放置合理	2	1	0	0		
操作过程	备蓝光箱	12	清洁蓝光箱正确 湿化器水箱内加水至水位指示线正确 检查、预热方法正确 放置位置正确、安全	3 3 3 3	2 2 2 2	1 1 1 1	0 0 0 0		
	核对解释	4	核对患儿床号、姓名正确 解释清晰到位,家长理解配合	2 2	0 1	0 0	0 0		
	入箱操作	15	全身裸露,尿布遮盖会阴、肛门部 遮光眼罩固定、完全遮眼,不影响呼吸 放入患儿正确,灯管与患儿皮肤距离适宜 开启蓝光灯、记录开始照射时间正确	4 4 4 3	3 3 3 2	2 2 2 1	1 1 1 0		
	蓝光照射	22	皮肤均匀受光,单面照射定时更换体位 监测体温及时 正确观察并处理照射中出现的情况 保证水分和营养供给	6 6 6 4	4 4 4 2	2 2 2 1	1 1 1 0		
	出蓝光箱	9	符合出蓝光箱标准 出箱前衣物预热,给患儿穿好 抱患儿出蓝光箱,除去遮光眼罩、安置妥当 关闭电源开关正确	3 2 3 1	2 1 2 0	1 0 1 0	0 0 0 0		
	整理记录	8	清理用物正确 蓝光箱终末处理正确 洗手、脱口罩正确 记录正确,签名	2 2 2 2	1 1 1 1	0 0 0 0	0 0 0 0		
操作评价		10	关爱患儿、动作轻巧、舒适安全 目的及操作关键点表述正确、完整 操作熟练、准确、整体计划性好,操作时间不超过10分钟	3 3 4	2 2 3	1 1 2	0 1 1		

续表

项目	分值	考核评价要点	评分等级				得分	存在问题
			I	II	III	IV		
关键缺陷		未体现人文关怀、无沟通、查对不严、执行医嘱错误、未使患儿皮肤均匀受光、操作程序混乱,致患儿损伤等均不及格						
总分	100							

技能 7 婴儿口服喂药

1. 操作流程

操作程序	简要流程	操作要点	图示
护士准备	素质要求	着装整洁、举止端庄、语言柔和、动作轻柔	
	核对签名	核对医嘱及执行单,签名	
操作评估	患儿情况	年龄、意识状态、进食情况、吞咽情况、口腔黏膜情况	
	治疗情况	用药史、药物过敏史、家族史	
操作准备	患儿准备	喂乳前或2次喂乳之间	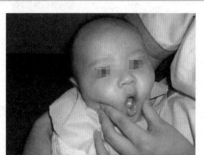图9-29 抱起喂药时轻捏双颊
	环境准备	清洁安静,温湿度适宜,光线适中	
	护士准备	洗手,戴口罩	
	用物准备	治疗车上备:药品、药杯、药匙、量杯、药卡、药盘、小毛巾、水壶盛温开水	
操作过程	摆放药物	查对药名、剂量、浓度、有效期,检查药物有无变质,将药物倒入药杯内加少量温开水溶化	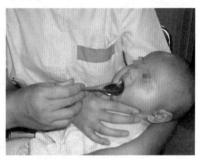图9-30 抱起缓慢喂药
	核对解释	核对患儿床号、姓名,向家长做好解释并取得配合	
	合适体位	① 坐位:助手抱起患儿,以一侧手臂固定患儿双臂及头部,将小毛巾围于患儿颈部及前胸 ② 卧位:不宜抱起者使患儿侧卧位,头部抬高	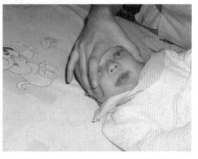图9-31 卧位喂药时轻捏双颊
	喂服药物	① 抱起喂药:助手一手轻捏患儿双颊(图9-29),使其张口;护士用药匙盛药,顺口角放入口中舌上,缓慢倒入药液,药匙在患儿口中停留片刻	

续表

操作程序	简要流程	操作要点	图示
操作过程	喂服药物	(图 9-30),直至其咽下药物,必要时喂服少量温开水 ② 卧位喂药:不宜抱起者,护士左手固定患儿前额并轻捏其双颊(图 9-31),使其张口;右手持药杯从患儿口角顺口颊方向缓慢倒入(图 9-32),直至其咽下药物后移开药杯,必要时喂服少量温开水	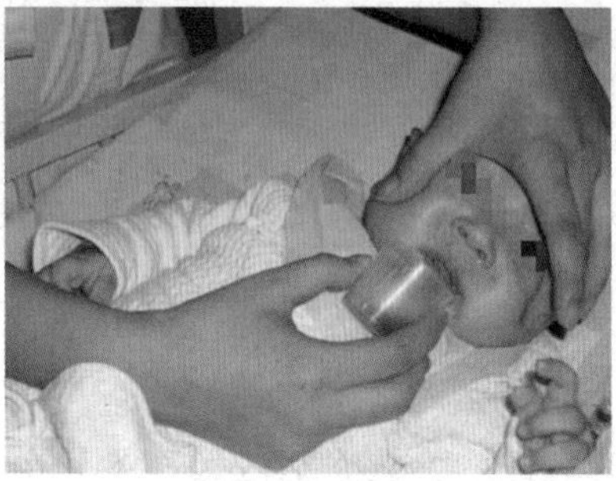 图 9-32 卧位缓慢喂药
	核对观察	再次核对,观察服药后反应	
	整理记录	置患儿右侧卧位,或平卧头偏向一侧;清理用物;洗手、脱口罩;记录服药时间、签名	
操作评价	患儿反应	无呛咳、无溢药	
	操作效果	严格查对制度、无菌原则和药疗原则;药名、剂量、浓度、用法准确;操作方法正确、动作轻柔;情感交流有效	

2. 操作关键点

(1) 严格执行查对制度和药疗原则,保证用药剂量准确无误,严格遵循无菌操作原则,防止交叉感染。

(2) 喂药过程中密切观察患儿反应,有无恶心、呛咳等不适,注意观察用药后效果及有无药物不良反应。

(3) 喂药时,如患儿哭闹不配合,严禁捏住鼻孔强行灌药,以防药液吸入呼吸道造成呛咳、窒息。

3. 操作测评标准

项目		分值	考核评价要点	评分等级				得分	存在问题
				I	II	III	IV		
护士准备		4	仪表着装规范、语言柔和,动作轻柔 核对医嘱及执行及正确	2 2	1 1	0 0	0 0		
操作评估		7	了解患儿病情全面 询问用药史、过敏史正确	4 3	3 2	2 1	1 0		
操作准备	患儿	2	喂乳前或 2 次喂乳之间	2	1	0	0		
	环境	1	符合操作要求	1	0	0	0		
	护士	3	洗手、戴口罩正确	3	2	1	0		
	用物	3	准备齐全、准确,放置合理	3	2	1	0		

续表

项目		分值	考核评价要点	评分等级				得分	存在问题
				I	II	III	IV		
操作过程	摆放药物	18	核对药物正确 检查药物质量正确 倒取药物方法、剂量正确	5 5 8	4 4 6	3 3 4	2 2 2		
	核对解释	4	核对患儿正确 解释清晰到位,家长理解配合	2 2	0 1	0 0	0 0		
	合适体位	6	患儿体位安置正确 围小毛巾部位、方法正确	4 2	3 1	2 0	1 0		
	喂服药物	26	固定前额、轻捏双颊方法正确 喂药方法、动作正确 药匙或药杯停留、移开时机适宜 必要时喂服少量温开水	8 8 8 2	6 6 6 0	4 4 4 0	2 2 2 0		
	核对观察	6	再次核对正确 观察服药后反应	2 4	1 3	0 2	0 1		
	整理记录	10	安置患儿卧位正确 清理用物准确 洗手、脱口罩正确 记录正确,签名	4 2 2 2	3 1 1 1	2 0 0 0	1 0 0 0		
操作评价		10	关爱患儿、动作轻巧、舒适安全 目的及操作关键点表述正确、完整 操作熟练、准确、整体计划性好,操作时间不超过5分钟	3 3 4	2 2 3	1 1 2	0 0 1		
关键缺陷			未体现人文关怀、无沟通,用药前未询问药物过敏史、查对不严、执行医嘱错误,发生事故、致患儿损伤等均不及格						
总分		100							

三、健 康 指 导

(一) 情景与任务

1. 情景导入　患儿住院治疗第5天,巩膜及皮肤黄染消退,吃奶好,脐带残端脱落,脐轮无红肿、渗出。血清总胆红素测定 49.6μmol/L(2.9mg/dl)。医嘱:明日出院。

2. 工作任务　护士对患儿母亲进行婴幼儿盆浴指导和母乳喂养指导。

(二) 操作评估

1. 患儿情况　一般情况好,吃奶好,巩膜及皮肤黄染消退,脐带残端脱落,脐轮无红肿及渗出。

2. 操作目的　指导患儿母亲掌握母乳喂养和婴幼儿盆浴技能,出院后能正确应用,以满足患儿进食、清洁等生理需求,促进患儿健康成长、发育。

3. 项目分析

(1) 健康指导主要包括疾病知识指导和出院指导。疾病知识指导主要是向患儿家长讲解所患疾病的常见原因、临床表现、治疗效果及预后等,一般安排在入院初期完成。出院指导主要针对患儿出院后的生活环境、用药、复诊及日常护理,如喂养、沐浴、抚触、更换尿布、保暖、穿衣等进行指导。可采用宣教、演示、实践等多种方式,一般在出院前完成。

(2) 母乳喂养的体位主要有摇篮式、橄榄球式、交叉式和卧位式,常用的体位为摇篮式。母亲剖宫产术后、自然分娩第 1 天及夜间喂哺时,可采用卧位式;双胎婴儿、含接困难儿或母亲乳腺管堵塞时,可采用橄榄球式;婴儿体重较小,则采用交叉式。

(三) 操作计划

1. 向患儿母亲说明健康指导的目的、内容及重要性,并预约充足的时间。

2. 先进行婴幼儿盆浴指导,再进行母乳喂养指导。注意边讲解边演示,并让母亲同步实践,以保证母亲能学会。

3. 操作时注意保暖,防止患儿受凉;动作轻柔、敏捷,避免致患儿损伤;及时与患儿及母亲进行情感交流。

(四) 操作流程与测评标准

技能 8　婴幼儿盆浴指导

1. 操作流程

操作程序	简要流程	操作要点	图示
护士准备	素质要求	着装整洁、举止端庄、语言柔和、表达清晰	
操作评估	婴幼儿情况	生命体征、意识状态、喂乳及全身皮肤情况	
	用物情况	沐浴用物是否完好、清洁	
操作准备	婴幼儿准备	喂乳前或喂乳后 1 小时	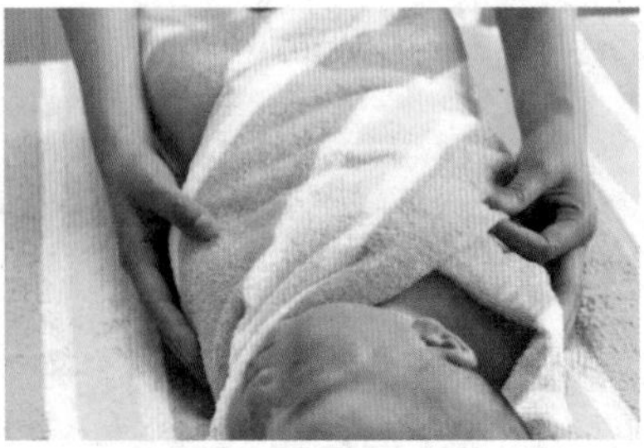
	环境准备	清洁安静,温湿度适宜	
	护士准备	洗手,戴口罩	
	用物准备	浴盆(底部铺垫浴巾)、水温计、温热水、婴儿浴液、婴儿洗发液、浴巾、毛巾、婴儿爽身粉、清洁衣服、尿布、棉签、记录纸、笔,必要时备指甲剪、婴儿模型	图9-33　浴巾包裹婴幼儿
操作过程	核对解释	核对婴幼儿床号、姓名,向家长做好解释并取得配合	
	备水调温	浴盆内盛温热水(以 2/3 满为宜),用水温计或手腕测试水温	

续表

操作程序	简要流程	操作要点	图示
操作过程	脱衣包裹	护士演示,母亲同步实践:脱去衣物,保留尿布,用浴巾包裹婴幼儿(图9-33),抱至浴盆旁	
	清洗面部	护士演示,母亲同步实践:用小毛巾由内眦到外眦擦洗双眼;按照前额、鼻梁、口周顺序擦拭一侧面部,更换小毛巾部位以同法擦拭另一侧;用棉签清洁鼻孔	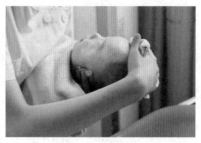 图9-34 清洗头部
	清洗头部	护士演示,母亲同步实践:抱起婴幼儿,左手托住枕部,右手涂婴儿洗发液,清洗头部(图9-34)、耳后,再用小毛巾带水清洗,拧干毛巾擦干头发	
	放入浴盆	护士演示,母亲同步实践:打开浴巾,取下尿布,左手环抱婴幼儿外侧肩背部及腋下,使其头颈部枕于手腕处;右手握住婴幼儿外侧大腿近腹股沟处,使其臀部位于手掌上,右前臂托住双腿;将婴幼儿轻轻放入浴盆水中(图9-35)	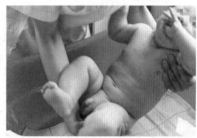 图9-35 出、入浴盆握持法
	清洗身体	护士演示,母亲同步实践:保持左手握持姿势,右手涂沫婴儿沐浴液按顺序清洗颈下、胸、腹、腋下、上肢、手、会阴、下肢、足;右手从婴幼儿前方握住其左肩及腋窝处,使其翻身,头颈上胸部俯于护士右前臂上;左手涂抹婴儿沐浴液清洗后颈部、背部(图9-36)及臀部,边洗边用水冲净浴液	
	抱出浴盆	护士演示,母亲同步实践:按入浴盆的方法抱出婴幼儿,迅速用浴巾包裹并擦干水分	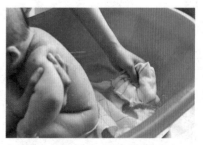 图9-36 清洗背部
	观察扑粉	观察婴幼儿皮肤及全身情况,在颈下、腋窝、腹股沟等皮肤皱褶处扑少许婴儿爽身粉	
	穿衣安置	垫上尿布,穿好清洁衣服,必要时修剪指甲,妥善安置婴幼儿,向家长交代注意事项	

续表

操作程序	简要流程	操作要点	图示
操作过程	整理记录	清理用物;洗手、脱口罩;记录盆浴时间、皮肤情况,签名	
操作评价	婴幼儿表现	安静无哭闹、舒适、表情愉悦	
	操作效果	严格查对制度;操作方法正确、动作轻柔;婴幼儿皮肤清洁;指导有效,情感交流有效	

2. 操作关键点

(1) 婴幼儿盆浴时应动作轻柔、敏捷,尽量减少暴露,防止受凉。

(2) 保证安全:沐浴时护士不得离开婴幼儿;避免水或沐浴露泡沫进入婴幼儿鼻、耳、眼内;避免爽身粉进入眼内或吸入呼吸道;脐带未脱落者,避免脐部被水浸泡,可用脐带贴保护脐部。

(3) 盆浴时注意观察全身皮肤和肢体活动情况,如有异常及时报告医生;注意观察面色、呼吸,如有异常,停止操作。

3. 操作测评标准

项目		分值	考核评价要点	评分等级				得分	存在问题
				I	II	III	IV		
护士准备		4	仪表着装规范、语言表达清晰 动作轻柔、敏捷	2 2	1 1	0 0	0 0		
操作评估		7	了解婴幼儿情况全面 检查沐浴用物正确	5 2	3 1	2 0	1 0		
操作准备	婴幼儿	2	喂乳前或喂乳后1小时	2	1	0	0		
	环境	1	符合操作要求	1	0	0	0		
	护士	3	洗手、戴口罩正确	3	2	1	0		
	用物	3	准备齐全、准确,放置合理	3	2	1	0		
操作过程	核对解释	4	核对婴幼儿正确 解释清晰到位,家长理解配合	2 2	0 1	0 0	0 0		
	备水调温	4	备水及调试水温方法正确	4	3	2	1		
	脱衣包裹	6	脱衣,保留尿布,浴巾包裹方法正确 指导母亲正确	4 2	3 1	2 0	1 0		
	清洗面部	8	擦拭眼睛及清洗面部顺序、方法正确 指导母亲正确	5 3	4 2	3 1	2 0		

项目		分值	考核评价要点	评分等级 I	II	III	IV	得分	存在问题
操作过程	清洗头部	8	清洗头部顺序、方法准确 指导母亲正确	5 3	4 2	3 1	2 0		
	放入浴盆	8	握持婴幼儿方法正确,放入浴盆动作轻柔 指导母亲正确	5 3	4 2	3 1	2 0		
	清洗身体	8	清洗身体顺序、方法正确 指导母亲正确	5 3	4 2	3 1	2 0		
	抱出浴盆	8	将婴幼儿抱出浴盆方法正确,包裹全身并擦干水分 指导母亲正确	5 3	4 2	3 1	2 0		
	观察扑粉	6	观察婴幼儿皮肤及全身情况正确 皮肤皱褶处扑粉	3 3	2 2	1 1	0 0		
	穿衣安置	4	垫上尿布,穿好衣服,婴幼儿安置妥当 交代注意事项全面	2 2	1 1	0 0	0 0		
	整理记录	6	清理用物准确 洗手、脱口罩正确 记录正确,签名	2 2 2	1 1 1	0 0 0	0 0 0		
操作评价		10	关爱婴幼儿、动作轻巧、舒适安全 目的及操作关键点表述正确、完整 操作熟练、准确、整体计划性好,操作时间不超过 10 分钟	3 3 4	2 2 3	1 1 2	0 0 1		
关键缺陷			未体现人文关怀、无沟通、查对不严、操作方法错误,致婴幼儿损伤等均不及格						
总分		100							

技能 9 母乳喂养指导

1. 操作流程

操作程序	简要流程	操作要点	图示
护士准备	素质要求	着装整洁、举止端庄、语言柔和、表达清晰	
操作评估	新生儿情况	年龄、意识状态、营养状况、进食情况、吸吮及吞咽情况	
	产妇情况	年龄、健康状况、抱婴体位、乳汁分泌、乳房畅通的情况、对母乳喂养的认知及合作程度	

续表

操作程序	简要流程	操作要点	图示
操作准备	新生儿准备	更换清洁尿布	
	产妇准备	先用温开水洗净双手后擦洗乳房及乳头	
	护士准备	沟通技巧,相关知识	
	环境准备	清洁安静,温湿度适宜,光线适中	
	用物准备	尿布、尿布桶、小凳子、清洁小毛巾,必要时备屏风	
操作过程	核对解释	核对新生儿姓名、床号,向产妇健康宣教,做好解释工作,使其能积极配合	
	喂养体位	摇篮式:指导产妇坐在椅子上,背后可垫一软枕或垫子,母亲将新生儿抱在怀里,使其头、肩枕于母亲哺乳侧的肘弯,头和身体呈一直线,面对乳房(图9-37),鼻头对乳头	
	托起乳房	指导产妇另一手大拇指放在乳房上方,示指支撑着乳房基底部,其余手指靠在乳房下的胸壁上,成"C"字形托起乳房(图9-38);	
	含接乳头	指导产妇用乳头轻触新生儿口唇,刺激其吸吮反射,待新生儿张大嘴时迅速将全部乳头及大部分乳晕送进新生儿口中(图9-39)	
	有效吸吮	新生儿慢而深地吸吮,能听到咽乳的声音;吸空一侧乳房再吸另一侧	
	滑出乳头	哺乳完毕,指导产妇用示指轻压新生儿下颌,将乳头轻轻拔出(图9-40);用小毛巾擦拭嘴边溢出的乳液	
	拍背驱气	指导产妇将新生儿竖起直抱,头部靠于母亲肩上,用手掌轻拍背部,排出咽下的气体	
	安置交代	协助产妇将新生儿置于右侧卧位,以防溢乳造成窒息,向产妇交代注意事项	
	整理记录	妥善清理用物;记录喂养时间、全身情况,签名	

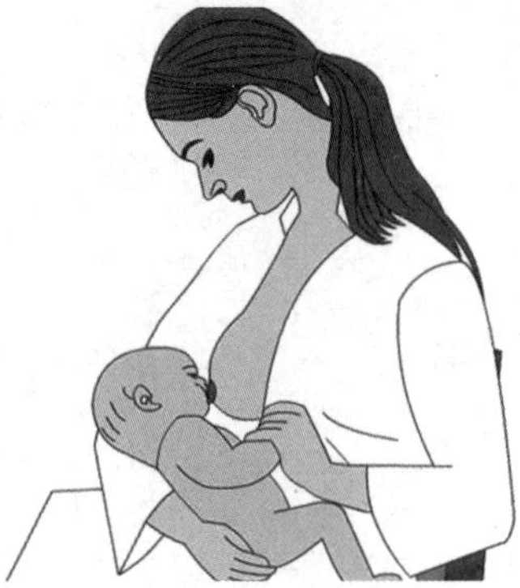

图9-37 摇篮式哺乳体位

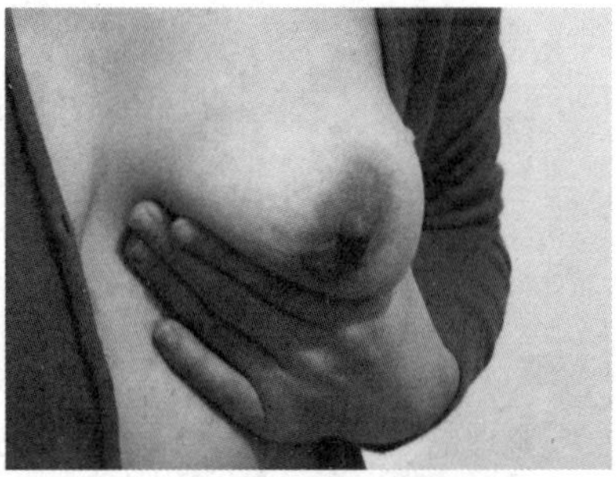

图9-38 "C"字形托起乳房

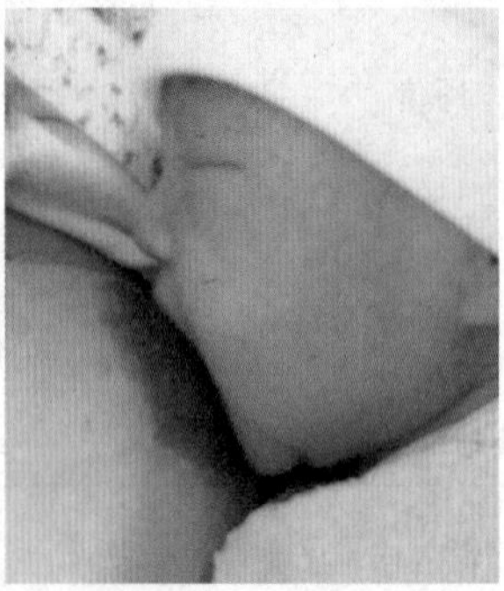

图9-39 含乳姿势

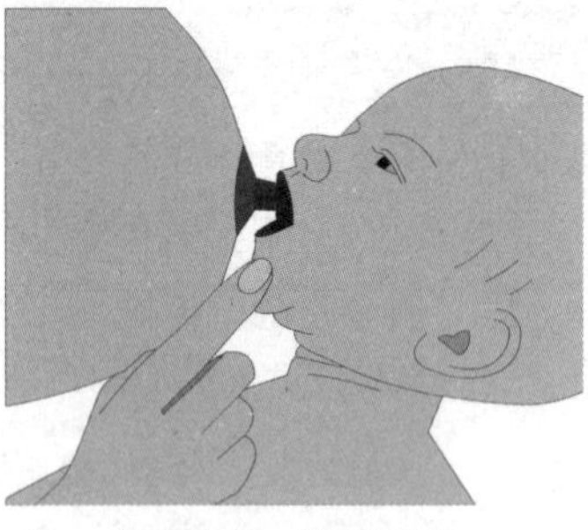

图9-40 拔出乳头

续表

操作程序	简要流程	操作要点	图示
操作评价	新生儿反应	舒适、安静入睡,无哭闹	
	产妇感受	安全、舒适、愉悦	
	操作效果	沟通有效、指导正确、母乳喂养成功	

2. 操作关键点

（1）每次哺乳时间不超过 20 分钟,两侧乳房轮流排空,先吸空一侧,再吸另一侧,下次则先吸上次未排空一侧。

（2）注意安全:哺乳时应防止乳房阻塞新生儿鼻部导致窒息;防止产妇发生乳头破裂或乳腺炎,如有乳房硬块或胀痛,应及早局部热敷或轻轻按摩将其软化,并于哺乳后用吸奶器将乳汁吸尽,防止乳腺炎;如患乳腺炎,不应停止母乳喂养,若暂不哺乳,应及时吸出乳汁。

（3）哺乳过程中指导母亲与新生儿进行语言及情感交流,使新生儿有愉悦的感受。

3. 操作测评标准

项目		分值	考核评价要点	评分等级				得分	存在问题
				I	II	III	IV		
护士准备		4	仪表着装规范 语言表达清晰	2 2	1 1	0 0	0 0		
操作评估		6	了解新生儿情况全面 了解产妇情况充分	3 3	2 2	1 1	0 0		
操作准备	新生儿	3	已更换清洁尿布	3	2	1	0		
	护士	2	沟通技巧,相关知识准备充分	2	1	0	0		
	产妇	3	已洗手、已擦洗乳房及乳头	3	2	1	0		
	环境	1	符合操作要求	1	0	0	0		
	用物	2	准备齐全、准确,放置合理	2	1	0	0		
操作过程	核对解释	4	核对新生儿正确 宣教、解释清晰到位,产妇理解配合	2 2	0 1	0 0	0 0		
	喂养体位	10	指导安置产妇喂养体位正确 指导产妇抱新生儿姿势正确	5 5	3 3	2 2	1 1		
	托起乳房	5	指导产妇托起乳房方法正确	5	3	2	1		
	含接乳头	15	指导产妇利用觅乳反射正确 婴儿含住大部分乳晕及乳头 婴儿能自由用鼻呼吸	5 5 5	3 3 3	2 2 2	1 1 1		
	有效吸吮	10	告知产妇判断有效吸吮方法正确 指导双乳轮流哺乳	5 5	3 3	2 2	1 1		
	滑出乳头	5	指导产妇拔出乳头方法正确	5	3	2	1		

续表

项目		分值	考核评价要点	评分等级				得分	存在问题
				Ⅰ	Ⅱ	Ⅲ	Ⅳ		
操作过程	拍背驱气	10	指导产妇哺乳后将新生儿竖起直抱 手掌轻拍背部,排出气体	5 5	3 3	2 2	1 1		
	安置交代	6	协助产妇将新生儿置于右侧卧位 交代注意事项全面	4 2	2 1	1 0	0 0		
	整理记录	4	清理用物正确 记录正确	2 2	1 1	0 0	0 0		
操作评价		10	关爱母婴、动作轻巧、舒适安全 目的及操作关键点表述正确、完整 操作熟练、准确、整体计划性好,操作时间不超过 10 分钟	3 3 4	2 2 3	1 1 2	0 0 1		
关键缺陷			未体现人文关怀、无沟通、查对不严、新生儿呕吐、致新生儿损伤等均不及格						
总分		100							

【评价】

1. 患儿脐部是否干燥、有无分泌物,炎症是否消退。

2. 患儿黄疸是否逐渐消退,有无发生胆红素脑病。

拓展训练

 案例

患儿,女,58 分钟。出生后反应差、呻吟,无体温不升、发绀、呼吸困难等症状。患儿系 G_6P_2,胎龄 37^{+4} 周,在本院妇产科顺产娩出。有宫内窘迫史(胎心减慢,具体不详),胎膜早破 2 小时,出生时羊水Ⅲ°混浊、量中,无脐带绕颈、扭转,胎盘、胎膜无异常,Apgar 评分 1-5-10 分钟均为 10 分。出生体重 1850g,身长 42.5cm,生后未开奶。其母患有糖尿病。检测微量血糖 1.6mmol/L,急请新生儿科专家会诊,以"①足月小样儿;②高危儿"收住新生儿科。

入院后查体:T 36.0℃、P 143 次 / 分、R 52 次 / 分、BP 85/72mmHg,体重 1850g。足月新生儿貌,营养差,精神反应差,哭声尚可。全身皮肤无黄染。心肺听诊无异常,脐部包扎,无渗血、渗液,腹软,肝脾肋下未触及。四肢末梢稍凉、无青紫。肌张力尚可,吸吮反射、吞咽反射、拥抱反射可引出。入院后给予重症监护、置温箱、洗胃、静脉输液等处理。

一、情景与任务

(一) 治疗配合

1. 情景导入 患儿由产科转入新生儿科,医生接诊后开出医嘱:重症监护、置温箱、洗胃、禁食 2 小时、10% 葡萄糖注射液 8ml+ 沐舒坦 15mg,iv(微量推注泵 3ml/h)qd。

2. 工作任务　护士为患儿实施重症监护,并执行置温箱、洗胃及静脉输液等治疗。

(二) 一般护理

1. 情景导入　2 小时后,患儿病情逐渐稳定,医嘱:新生儿护理常规、母乳或配方乳喂养(按需)。

2. 工作任务　护士按需为患儿进行乳瓶喂乳,按时进行床边擦浴与脐部护理、尿布更换及体重、身长测量。

(三) 健康指导

1. 情景导入　患儿住院治疗第 10 天,生命体征平稳,体重 2500g,精神反应好,吃奶好;脐带残端脱落,脐轮无红肿、渗出。医嘱:明日出院。

2. 工作任务　护士对患儿母亲进行婴幼儿盆浴指导和母乳喂养指导。

二、分析

(一) 指引

1. 该患儿为高危儿,置新生儿重症监护室(NICU),应先进行治疗配合,待病情逐渐稳定后,再行一般护理常规。

2. 患儿出生体重 1850g,低于 2000g,符合置温箱的条件。入箱前注意观察患儿有无禁忌证,如出血性疾病和发热等;注意正确使用温箱(附表 2),并根据患儿出生体重和日龄正确调节温箱的温湿度(附表 3)。

3. 实施洗胃时,应注意选择胃管型号、插管长度、灌注方法等与成年人有所区别。

4. 新生儿重症监护时,不宜行淋浴、盆浴和抚触。可每天清晨予以床边擦浴,晨晚间予以口、脐、臀部护理各 1 次,禁食者每 8 小时口腔护理 1 次,大小便后及时清洁臀部、更换尿布,定时测量体重、身长,监测生长发育情况等。

附表 2　温箱的应用操作流程

操作程序	简要流程	操作要点	图示
护士准备	素质要求	着装整洁、举止端庄、语言柔和、动作轻柔	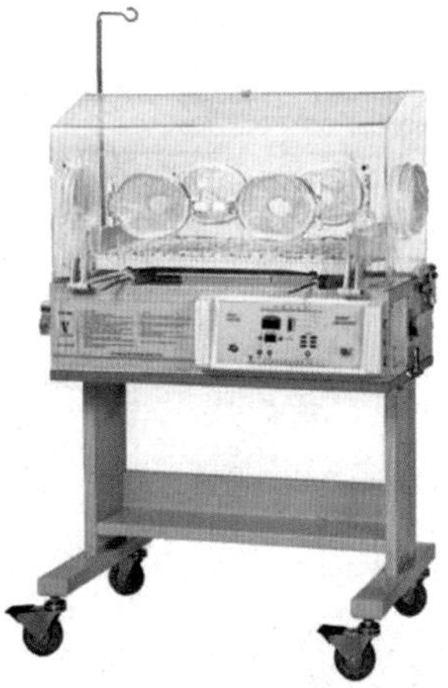
	双人核对	核对医嘱及执行单,签名	
操作评估	患儿病情	生命体征、意识状态、胎龄、日龄、出生体重、体温情况	
	温箱情况	温箱性能是否完好	
操作准备	患儿准备	测体温、体重,穿好单衣、包裹尿布	
	环境准备	清洁安静,温湿度适宜	
	护士准备	洗手,戴口罩	
	用物准备	婴儿温箱(图 9-41)、尿布、蒸馏水、体温计	
操作过程	温箱准备	① 放置:温箱避免放置在太阳直射、有对流风或取暖设备附近 ② 清洁:用清水擦拭温箱,必要时用	

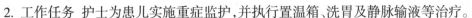

图 9-41　婴儿温箱

283

续表

操作程序	简要流程	操作要点	图示
操作过程	温箱准备	消毒液擦拭消毒 ③ 检查:接通电源,打开开关,检查温箱各项指标是否良好 ④ 铺好箱内婴儿床(图9-42) ⑤ 加水:箱内湿化器水箱内加灭菌蒸馏水或新鲜冷开水至水位指示线 ⑥ 预热:调温至所需的温度(图9-43)、湿度预热。根据医嘱及患儿出生体重、出生日龄及体温等情况调节温箱的温度和湿度(附表3)	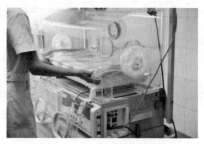 图9-42 铺箱内婴儿床
	核对解释	核对患儿床号、姓名,向家长做好解释并取得配合	
	入箱操作	为患儿测量体温、体重,穿好单衣、包裹尿布(图9-44);抱入已预热好的温箱内;记录入箱时间、箱温和体温	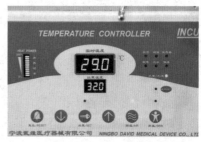 图9-43 调节温箱温度
	监测护理	① 监测体温:保持体温在36~37℃之间,在患儿体温未升至正常之前每小时监测1次,升至正常后每4小时监测1次 ② 监测体重:每天测患儿体重1次 ③ 清洁温箱:每天用清水擦拭温箱,必要时用消毒液擦拭消毒;水槽内蒸馏水每天更换1次;每周消毒、更换温箱1次 ④ 密切观察病情:观察患儿面色、体温、呼吸等病情变化;观察箱温和使用情况	
	抱出温箱	遵医嘱出温箱,为患儿穿好衣服,抱出温箱,妥善安置	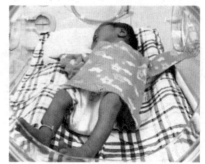
	整理记录	清理用物,温箱终末处理;洗手、脱口罩;记录出箱时间及患儿体温,签名	
操作评价	患儿反应	体温正常,无不良反应	
	操作效果	严格查对制度;动作轻柔、操作方法正确;患儿体温维持在36~37℃之间;情感交流有效	图9-44 穿单衣、裹尿布

注:操作关键点:

(1) 防止交叉感染:接触患儿前后或入箱操作、检查前必须洗手;操作尽量集中进行,避免经常开启箱门,减少污染机会。

(2) 保证温箱温度:严禁骤然提高温箱温度,以免患儿体温突然升高,造成不良后果。

(3) 出温箱条件:①小儿体重达2000g或以上;②在不加热的温箱内,室温维持在24~26℃时,小儿能保持正常体温;③小儿在温箱内生活了1个月以上,体重虽不到2000g,但一般情况良好。

附表3 不同出生体重和日龄的早产儿、低体重儿温箱温湿度参考值

出生体重 (g)	温箱温度				相对湿度 (%)
	35℃	34℃	33℃	32℃	
1000	出生10天内	10天后	3周后	5周后	55%~56%
1500		出生10天内	10天后	4周后	
2000		出生2天内	2天后	3周后	
2500			出生2天内	2天后	

(二) 实践

1. 将全班学生分成若干小组,各小组针对上述案例、情景与任务,进行小组讨论,要求书面列出该病人的主要护理诊断/问题、并初步制订护理计划。

2. 各小组成员分配任务,分别扮演护士、病人、家属、医生等不同角色,进行角色扮演、模拟综合实训。

(陈美静)

综合技能考核

一、案　例

案例1　病人入院与出院护理

张××,男,56岁,4天前无明显诱因出现上腹部疼痛,呈间歇性发作,向后背部放射,发作时伴恶心、呕吐,头晕,反酸,烧心,偶感胸闷、心悸,无发热,无腹胀,自行服用"颠茄片、左氧氟沙星"(用量不详)后疼痛加重为绞痛,来医院就诊,腹部彩超提示:①急性胆囊炎;②胆囊炎多发结石。急诊以"急性化脓性胆囊炎"收住普外科。发病以来,病人神志清,精神、睡眠差,未进饮食。入院后查体:T 39.2℃、P 108次/分、R 20次/分、BP 148/82mmHg,急性面容、痛苦表情、被动体位、查体配合,腹部膨隆,腹壁静脉无充盈,未见胃肠型及蠕动波,腹肌柔软,右上腹腹肌紧张,触及压痛,无反跳痛,肝脾肋下未触及,胆囊未触及,墨菲征阳性,麦氏点压痛阴性,肝区无叩击痛,无移动性浊音,肠鸣音正常。

入院后完善相关检查,病人手术指征明确,无手术禁忌证,做好术前各项准备后送病人至手术室,于入院当天下午在全麻下实施胆囊切除加肠粘连松解术,并留置腹腔引流管。手术过程顺利,生命体征平稳,术毕送返病房。术后给予特级护理,禁食、禁水,胃肠减压,严密心电监护,高流量吸氧,抗感染,对症治疗等。

术后半个月,病人神志清,精神好,饮食一般,大小便正常,诉伤口局部疼痛不明显,敷料干燥,生命体征平稳。专科检查:腹部膨隆,无压痛,无反跳痛,腹壁静脉无充盈,未见肠型及蠕动波,肝脾肋下未触及,墨菲征阴性,肝肾区无叩击痛,病情稳定,痊愈出院。

案例2　外伤病人的护理

患儿,男,6岁,30分钟前在广场骑自行车玩耍时摔倒,前额撞到石块致额部皮肤破损,出血不止,遂送急诊科就诊。患儿神志清楚,无头晕,无恶心、呕吐等症状。查体:T 36.4℃、P 102次/分、R 24次/分、BP 90/60mmHg。医嘱:局麻下清创缝合。术后医嘱:TAT 1500IU im st,TAT 皮试(　　　)。伤口每3天换药1次,5天后拆线。

案例3　长期卧床病人的护理

袁××,女,71岁。3天前无明显诱因出现左侧肢体无力,行走不稳,伴言语不清,无头晕、头痛、恶心呕吐,无抽搐发作,在家观察未见好转,今日来院就诊。头部CT示:右侧呈低密度影。以诊断"脑梗死"收住神经内科。入院后查体:T 36.5℃,P 76次/分,R 19次/分,BP 200/90mmHg,意识清楚,查体欠合作,双侧瞳孔等大等圆,对光反射灵敏,鼻唇沟不对称,口角偏斜,伸舌居中,无颈项强直,胸廓对称,双肺叩诊呈清音,听诊呼吸音清,未闻及干湿啰音,心肺腹检查正常,左侧肢体肌力2级、病理反射阳性,右侧肢体肌力正常、生理反射存在、

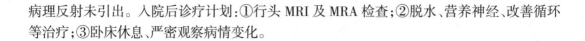

病理反射未引出。入院后诊疗计划:①行头 MRI 及 MRA 检查;②脱水、营养神经、改善循环等治疗;③卧床休息、严密观察病情变化。

案例4　手术病人的护理

李××,女,52岁。间断性大便带血半年余,血与大便相混,量少,未予重视。1周前出现便血,色鲜红,量多,前往医院就诊,拟"直肠癌"收住肛肠科。入院后查体:T 36.5℃、P 76 次/分、R 19 次/分、BP 130/80mmHg,神志清楚,查体合作,贫血貌。直肠指诊:肛管无肿块、压痛,入指 2cm 触及一环形隆起型肿物,质硬,活动度欠佳,退出指套可见指套有血迹及黏液。发病以来,病人精神、食欲、睡眠良好,近期体重减少约 5kg。入院后积极完善各项术前检查与准备,拟在硬脊膜外腔阻滞麻醉下行直肠癌根治术。

术前病人情绪紧张。病区护士遵医嘱给予备皮、清洁灌肠、留置导尿等术前准备。手术室护士将病人接入手术室后,建立静脉通道输液并协助实施麻醉,麻醉成功后,协助病人取截石位、常规消毒铺巾,术组成员均完成无菌准备,手术过程顺利。术后病人送返病房,给予抗炎、止血、对症、补液等治疗,去枕平卧 7 小时,密切监测病情,并做好伤口、造瘘口、骶前引流管等护理。

案例5　高热病人的护理

张××,女,76岁。因反复咳嗽、咳黄色或白色痰、伴发热 3 周来医院就诊,门诊胸片示:右下肺肺炎,血常规示:白细胞 15.9×10⁹/L、中性粒细胞 85.6%。既往有低钾血症、甲状腺功能减退症。门诊以"肺炎"收住呼吸内科。入院后查体:T 39.1℃、P 97 次/分、R 21 次/分、BP 110/78mmHg、SpO₂ 93%,精神疲倦,体型消瘦,双肺呼吸音减弱,双下肺可闻及少量湿啰音。入院后诊断:①肺部感染,②甲状腺功能减退症。发病以来,病人精神、睡眠、胃纳差。入院后完善三大常规、肝肾功能、痰培养等检查,并给予抗感染、止咳、排痰、退热、营养支持和密切观察病情等治疗和处理。

案例6　重症病人的护理

郑××,女,56岁。7 年前因体检发现血糖高,诊断为"2 型糖尿病",平时口服降糖药控制血糖(具体用药不详),效果欠佳,曾多次到医院就诊、调整控制血糖方案。近 2 年皮下注射门冬胰岛素 30 注射液(早 18 U,中 12 U,晚 16 U)控制血糖,效果不详。今晨无明显诱因出现恶心、呕吐(1 次、非喷射性、为胃内容物),无头痛、胸闷、胸痛,无腹痛、腹泻、黑便,来院就诊。门诊测空腹血糖 15.8mmol/L,拟"糖尿病酮症"收住内分泌科。入院后查体:T 36.2℃、P 66 次/分、R 20 次/分、BP 155/110mmHg。神志清楚,唇无发绀,伸舌居中,双肺呼吸音稍粗,未闻及湿啰音及哮鸣音。剑突下心音增强,心率 66 次/分,律齐,各瓣膜听诊区未闻及杂音。腹平软,全腹无压痛及反跳痛。左侧肢体肌力 4 级,右侧肢体肌力正常,右足背可见一 3cm×3cm 溃疡面,可见少量渗液,末梢感觉、血运一般。入院后完善相关检查,血常规:白细胞 7.2×10⁹/L、血红蛋白 86g/L。入院后 2 小时,病人再次出现恶心呕吐,呕出胃内容物、非喷射状,急查血糖 20.5mmol/L,急查尿液:葡萄糖3+、酮体 1+、白细胞(-),立即给予调控血糖、血压,改善循环,营养支持,足部皮肤清创包扎等治疗与处理。

案例7 急、危重症病人的抢救配合

陆××,女,68岁,在家中突发意识丧失,家人紧急呼叫120救护车。急诊医生、护士到达现场时,发现病人无脉搏、无呼吸,血压测不到,面色、口唇发绀,家人代述病人既往有糖尿病和冠心病史。医生护士立即配合实施抢救:给予病人现场徒手心肺复苏,氧气袋面罩法吸氧,经口鼻腔吸痰,建立静脉通道等紧急救护措施。经抢救病人恢复自主心律,自主呼吸,转送至医院收住ICU进一步诊治。

案例8 孕、产妇护理

徐女士,21岁,G_1P_0,现妊娠37^{+5}周,阴道血性分泌物7小时来院就诊。平素月经规律。停经6周时有早孕反应,孕20周左右有自觉胎动至今,孕期在本院定期产检,未见异常记录。今晨如厕后发现有血性白带,无腹痛、阴道流水,遂来院就诊。入院后查体:T 36.3℃、P 85次/分、R 18次/分、BP 102/70mmHg,身高162cm,体重68kg,全身检查无异常。经产科检查后拟"G_1P_0,宫内妊娠37^{+5}周,枕左前位,单活胎先兆临产"收住产科。入院后,产妇经常询问护士什么时候可以生产,经护士耐心解释后基本上能遵医嘱待产。产程进展顺利,于次日21时15分顺娩一活男婴,Apgar评分1-5-10分钟为8-10-10分。在产房观察2小时产妇无异常,送至母婴病房。于3天后遵医嘱出院。产后42天回院随诊,常规全身及妇科检查,未见异常。产后6个月自觉外阴瘙痒,分泌物增多2天来院就诊。白带常规显示:假丝酵母菌阳性,确诊为"阴道假丝酵母菌病"。给予氟康唑150mg顿服,阴道冲洗上药,1日1次,连续7天。

案例9 新生儿、婴幼儿护理

刘××,男,3小时。G_2P_2,胎龄40周,宫内妊娠,3小时前在我院妇产科顺产娩出。无宫内窘迫史,羊水清,脐带、胎盘无异常。Apgar评分1-5-10分钟评分均为10分。无产伤、窒息抢救史。出生体重3500g,身长52.0cm。生后10分钟开奶,吸吮可。产房观察2小时后,入母婴同室。查体:T 36.5℃、P 136次/分、R 38次/分、BP 75/50mmHg,足月新生儿貌,巩膜、皮肤无黄染,呼吸平稳,心肺听诊无异常,脐部包扎,无渗血、渗液,腹软,肝脾肋下未触及肿大。肌张力正常,吸吮反射、吞咽反射、拥抱反射正常。医嘱:新生儿护理常规、母乳喂养(按需)。

二、实 践

(一) 课前准备

1. 将全班学生分成若干小组,各小组随意抽取上述任一案例,针对该案例进行小组讨论,要求书面列出所抽取案例中病人的主要护理诊断/护理问题,并初步制订护理计划。

2. 各小组根据所抽取案例,设计2~4个护理工作情景与任务,并设定多个角色,如护士、病人、家属、医生、旁白等。

3. 各小组进行预演训练。

(二) 课堂考核

1. 教师根据各小组提交的工作情景、任务和角色设计方案,给各小组成员随意分派角色任务。

2. 要求各小组运用护理程序的工作方法,在模拟的情景与任务中,分别扮演不同的角色,模拟综合技能考核,为病人实施有针对性的个案护理。

（三）考核评价

1. 以小组为单位进行考核评价。

2. 每个小组考核时间为 30 分钟,考核时 2~4 个情景与任务可同时或前后分开进行,要求在限定时间内完成。

3. 考核评分标准,见"小组考核评分表"。

小组考核评分表

班级：

小组成员：

角色分配：

考核项目：

考核内容		分值	实得分	备注
护理评估	评估内容适宜	2		
	评估方法正确	3		
护理诊断 / 问题	护理诊断正确	3		
	陈述方式规范	2		
护理计划	护理计划周全	8		
	陈述简明扼要	2		
实施	情景设计合理	3		
	护理措施正确	5		
	角色任务均衡	2		
	操作流程顺畅	5		
	操作技能娴熟	50		
	健康教育到位	5		
评价	病人舒适安全	5		
	护患沟通有效	5		
合计		100		

评分教师：

考核日期：

（高晓梅　周雅馨　寇桂香　孙　伟　黄惠清

李　芳　肖继红　王　敏　陈美静　肖秀英）

教 学 大 纲

一、课程性质

护理技术综合实训是中等卫生职业教育护理专业一门重要的专业技能课程。本课程的主要内容是基础护理与专科护理常用技术操作的综合实训。本课程的主要任务是通过临床案例分析、讨论,设计模拟护理工作情景与任务,进行角色扮演、技能综合实训等教学活动,针对具体的临床个案,运用护理程序的思维模式与工作方法,对病人进行护理评估、明确护理诊断/健康问题、制订护理计划、实施护理操作、给予健康指导并评价护理效果等,旨在使学生能熟练掌握基础护理与专科护理的常用技术操作,并能紧密结合临床护理工作实际,运用已学专业知识、技能,综合分析、解决实际问题,提高临床护理思维能力,培养高素质的实用型、技能型中等护理人才。本课程的先修课程包括护理学基础、健康评估及内、外、妇产、儿科护理等。本课程学习结束,学生将进入临床毕业实习。

二、课程目标

通过本课程的学习,学生能够达到下列要求:

(一)职业素养目标

1. 具有勤于思考、刻苦钻研、勇于探索的良好作风。

2. 具有互相帮助、互相学习、互相关心的团队合作精神。

3. 具有观察、分析及解决问题的能力。

4. 具有良好的护士职业素养,在实施护理过程中做到仪容仪表及行为举止规范、沟通有效、应变灵活、人文关怀到位。

(二)技能目标

1. 熟练掌握临床常用的基础护理与专科护理技术操作,能针对临床案例进行护理评估、明确护理诊断/健康问题、初步制订护理计划、实施护理措施、给予健康指导,并对护理效果进行评价。

2. 学会收集临床案例、设计护理工作情景与任务,通过小组讨论、分析,能对护理诊断/健康问题给予正确的陈述、对实施护理方案进行概括性表述。

三、教学时间分配

教学内容	学时
	实践
一、病人入院与出院护理	4
二、外伤病人的护理	6
三、长期卧床病人的护理	6
四、手术病人的护理	6
五、高热病人的护理	8
六、重症病人的护理	6
七、急、危重症病人的抢救配合	8
八、孕、产妇护理	6
九、新生儿、婴幼儿护理	6
十、综合技能考核	4
合计	60

四、课程内容和要求

单元	教学内容	教学要求	教学活动参考	参考实践学时
项目一 病人入院与出院护理	一、入院前准备		项目教学	4
	技能1 暂空床准备	熟练掌握	案例教学	
	二、入院时护理		任务教学	
	技能2 病人入院护理	学会	多媒体演示	
	技能3 生命体征测量及记录	熟练掌握	技能演示	
	三、入院后护理		情景教学	
	技能4 麻醉床准备	熟练掌握	角色扮演	
	技能5 病人搬运	学会	技能实训	
	四、出院护理			
	技能6 病人出院护理	学会		
	技能7 备用床准备	熟练掌握		
项目二 外伤病人的护理	一、门诊手术治疗		项目教学	6
	技能1 卫生洗手	熟练掌握	案例教学	
	技能2 无菌技术基本操作	熟练掌握	任务教学	
	技能3 隔离技术基本操作	熟练掌握	多媒体演示	
	技能4 基本止血与包扎技术	学会	技能演示	
	二、门诊破伤风抗毒素注射		情景教学	
	技能5 皮内注射	熟练掌握	角色扮演	
	技能6 肌内注射	熟练掌握	技能实训	
	三、门诊伤口护理			
	技能7 伤口换药	熟练掌握		

续表

单元	教学内容	教学要求	教学活动参考	参考实践学时
项目三　长期卧床病人的护理	一、卧位安置与压疮预防		项目教学	6
	技能 1　卧位安置	熟练掌握	案例教学	
	技能 2　协助病人翻身	熟练掌握	任务教学	
	技能 3　压疮预防	熟练掌握	多媒体演示	
	二、功能锻炼与活动指导		技能演示	
	技能 4　被动性关节活动范围练习	学会	情景教学	
	三、清洁卫生与舒适护理		角色扮演	
	技能 5　床上洗发	熟练掌握	技能实训	
	技能 6　床上擦浴	熟练掌握		
	技能 7　卧有病人床更换床单	熟练掌握		
项目四　手术病人的护理	一、术前护理		项目教学	6
	技能 1　手术区皮肤准备	熟练掌握	案例教学	
	技能 2　大量不保留灌肠术	熟练掌握	任务教学	
	技能 3　导尿管留置术	熟练掌握	多媒体演示	
	二、术中护理		技能演示	
	技能 4　手术体位的安置	学会	情景教学	
	技能 5　外科手消毒、穿无菌手术衣和无接触式戴无菌手套	熟练掌握	角色扮演	
	技能 6　消毒铺巾配合、器械台管理	学会	技能实训	
	三、术后护理			
	技能 7　胃肠减压护理	熟练掌握		
	技能 8　胸腔闭式引流护理	熟练掌握		
	技能 9　腹腔引流护理	熟练掌握		
项目五　高热病人的护理	一、静脉输液治疗		项目教学	8
	技能 1　青霉素药物过敏试验	熟练掌握	案例教学	
	技能 2　周围静脉输液(头皮针)	熟练掌握	任务教学	
	二、协助诊断及监测病情		多媒体演示	
	技能 3　血标本采集	熟练掌握	技能演示	
	技能 4　痰标本采集	熟练掌握	情景教学	
	技能 5　尿标本采集	熟练掌握	角色扮演	
	技能 6　粪便标本采集	熟练掌握	技能实训	
	三、降温及排痰			
	技能 7　温水/乙醇拭浴	熟练掌握		
	技能 8　雾化吸入	熟练掌握		
	技能 9　体位引流及拍背排痰	学会		
	四、营养支持及生活护理			
	技能 10　鼻饲护理	熟练掌握		
	技能 11　口腔护理	熟练掌握		

续表

单元	教学内容	教学要求	教学活动参考	参考实践学时
项目六　重症病人的护理	一、协助诊断 技能1　末梢血糖监测 技能2　心电图测量 二、用药护理 技能3　皮下注射 技能4　胰岛素笔注射 三、抢救配合及病情监测 技能5　静脉注射 技能6　床边心电监护和血氧饱和度监测 四、安全防护与健康指导 技能7　跌倒预防 技能8　糖尿病足预防 技能9　保护具应用	 熟练掌握 学会 熟练掌握 熟练掌握 熟练掌握 学会 熟练掌握 熟练掌握 熟练掌握	项目教学 案例教学 任务教学 多媒体演示 技能演示 情景教学 角色扮演 技能实训	6
项目七　急、危重症病人的抢救配合	一、紧急救护 技能1　洗胃技术 二、现场复苏 技能2　电击除颤技术 技能3　心肺复苏术 技能4　简易呼吸气囊的使用 三、改善通气 技能5　氧气吸入 技能6　经口鼻腔吸痰 四、气道管理 技能7　气管切开护理 五、维持静脉输液 技能8　静脉留置针输液 技能9　输液泵的使用	 学会 学会 熟练掌握 熟练掌握 熟练掌握 熟练掌握 学会 学会 学会	项目教学 案例教学 任务教学 多媒体演示 技能演示 情景教学 角色扮演 技能实训	8
项目八　孕、产妇护理	一、产前护理 技能1　四步触诊 技能2　骨盆外测量 技能3　胎心监测 二、产中护理 技能4　会阴擦洗消毒、铺产台、接产、新生儿断脐 三、产后护理 技能5　外阴擦洗 四、妇科护理 技能6　外阴、阴道冲洗 技能7　阴道、宫颈上药	 熟练掌握 熟练掌握 熟练掌握 学会 熟练掌握 熟练掌握 学会	项目教学 案例教学 任务教学 多媒体演示 技能演示 情景教学 角色扮演 技能实训	6

续表

单元	教学内容	教学要求	教学活动参考	参考实践学时
项目九　新生儿、婴幼儿护理	一、一般护理		项目教学	6
	技能1　婴儿体重、身长测量	熟练掌握	案例教学	
	技能2　新生儿沐浴与脐部护理	熟练掌握	任务教学	
	技能3　婴儿尿布更换	熟练掌握	多媒体演示	
	技能4　婴儿乳瓶喂乳	熟练掌握	技能演示	
	技能5　新生儿抚触	熟练掌握	情景教学	
	二、治疗配合		角色扮演	
	技能6　蓝光箱应用	学会	技能实训	
	技能7　婴儿口服喂药	熟练掌握		
	三、健康指导			
	技能8　婴幼儿盆浴指导	熟练掌握		
	技能9　母乳喂养指导	熟练掌握		
综合技能考核	一、案例		案例收集	4
	1. 病人入院与出院护理	熟练掌握	小组讨论	
	2. 外伤病人的护理	熟练掌握	工作情景与	
	3. 长期卧床病人的护理	熟练掌握	任务设计	
	4. 手术病人的护理	熟练掌握	情景模拟	
	5. 高热病人的护理	熟练掌握	角色扮演	
	6. 重症病人的护理	熟练掌握	技能实训	
	7. 急、危重症病人的抢救配合	熟练掌握		
	8. 孕、产妇护理	熟练掌握		
	9. 新生儿、婴幼儿护理	熟练掌握		
	二、实践			
	1. 课前准备			
	2. 课堂考核			
	3. 考核评价			

五、说　　明

（一）教学安排

本教学大纲主要供中等卫生职业教育护理、助产专业教学使用，第4学期开设，总学时为60学时，全部为实践教学。学分为3.5学分。

（二）教学要求

1. 本课程是在完成了护理学基础、健康评估及内、外、妇、儿等专科护理课程的学习后开设。

2. 本课程重点突出以岗位胜任力为导向的教学理念，实践技能教学要求分为熟练掌握和学会2个层次。熟练掌握：指能独立、规范地解决病人的健康问题，完成护理常用的技术操作。学会：指在教师的指导下能初步实施护理常用的技术操作。

（三）教学建议

1. 本课程依据护理岗位的工作任务、职业能力要求，强化理论实践一体化，突出"做中学、做中教"的职业教育特色，根据培养目标、教学内容和学生的学习特点以及职业资格考试要求，建议采用项目教学、案例教学、任务教学、情景教学、角色扮演等教学方法，在模拟病房的仿真环境中开展教学活动。

2. 在教学过程中，应注重结合临床护理工作实际，合理设计模拟工作情境与工作任务，引导和启发学生运用已学知识和技能，运用护理程序的思维模式与工作方法，模拟护士角色，为病人提供有针对性的个案护理。将学生自主学习、合作学习和教师引导教学等教学组织形式有机结合。

3. 本课程可通过收集临床案例、设计护理工作情景与任务、案例分析、小组讨论、情景模拟、角色扮演和综合技能考核等多种途径综合评价学生。评价内容不仅要关注学生对知识的理解和对技能的掌握，更要关注学生运用护理程序的方法综合分析问题、解决问题的临床思维能力的培养和提高，重视学生人文关怀意识、有效沟通能力和团队合作精神等护士职业素质的养成和提升。

主要参考文献

1. 张美琴,邢爱红.护理综合实训.北京:人民卫生出版社,2014.

2. 张美琴.护理专业技术实训.北京:人民卫生出版社,2008.

3. 李小寒,尚少梅.基础护理学.第5版.北京:人民卫生出版社,2013.

4. 尤黎明.内科护理学.第5版.北京:人民卫生出版社,2013.

5. 李乐之,路潜.外科护理学.第5版.北京:人民卫生出版社,2013.

6. 郑修霞.妇科护理学.第5版.北京:人民卫生出版社,2012.

7. 崔焱.儿科护理学.第5版.北京:人民卫生出版社,2013.

8. 翟丽玲,黄秋杏.护理技能综合实训.北京:北京大学医学出版社,2011.

9. 彭刚艺,刘雪琴.临床护理技术规范.第2版.广州:广东科技出版社,2013.

10. 高晓梅,基础护理实训教程.郑州:郑州大学出版社,2013.

11. 王斌全,金瑞华.护理实训指南.北京:人民卫生出版社,2009.

12. 吴姣鱼,张亚妮.护理学基础.第2版.北京:科学出版社,2013.

13. 马树平,郝静.护理专业技术实训.北京:科学出版社,2010.

14. 李晓玲,白阳静.外科护理技术.北京:人民卫生出版社,2013

15. 尼春萍.外科护理技术.北京:人民卫生出版社,2011

16. 寇桂香,张瑜.外科护理技术操作指南.兰州:甘肃人民出版社,2013.

17. 叶春香.儿科护理.第2版.北京:人民卫生出版社,2012.

18. 姜小鹰.护理学综合实验.北京:人民卫生出版社,2012.

19. 王卫平.儿科学.第8版.北京:人民卫生出版社,2013.

20. 许虹,陈雪萍.社区常用护理技术操作流程与评分标准.北京:人民卫生出版社,2013.

21. 姜安丽.新编护理学基础.第2版.北京:人民卫生出版社,2012.

22. 朴顺子,尚少梅.老年人实用护理技能手册.北京:北京大学医学出版社,2011.

23. 李晓松.基础护理技术.第2版.北京:人民卫生出版社,2013.

24. 傅一明.急救护理技术.第2版.北京:人民卫生出版社,2009.

25. 古海荣,吴世芬.基础护理学.北京:人民卫生出版社,2013.

26. 孔庆亮,寇新华.妇产科护理.北京:军事医学科学出版社,2011.

27. 夏海鸥.妇产科护理学.第3版.北京:人民卫生出版社,2013.